做得到的瑜伽體式大全

YOGA WHERE YOU ARE

軟精裝可攤平閱讀、善用輔具+真人影片示範

做得到的 YOGA WHERE YOU ARE
瑜伽體式大全

[illegible]，善用輔具+真人照片示範

CUSTOMIZE YOUR PRACTICE FOR YOUR BODY + YOUR LIFE

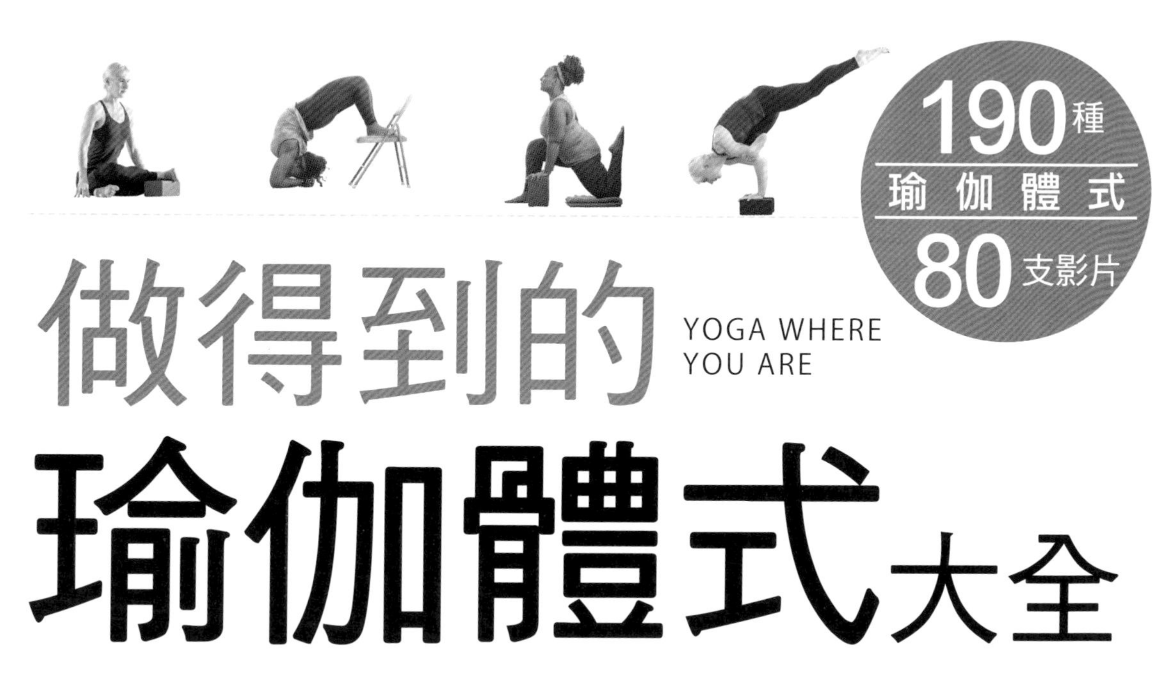

做得到的 瑜伽體式大全

YOGA WHERE YOU ARE

軟精裝可攤平閱讀、善用輔具+真人影片示範

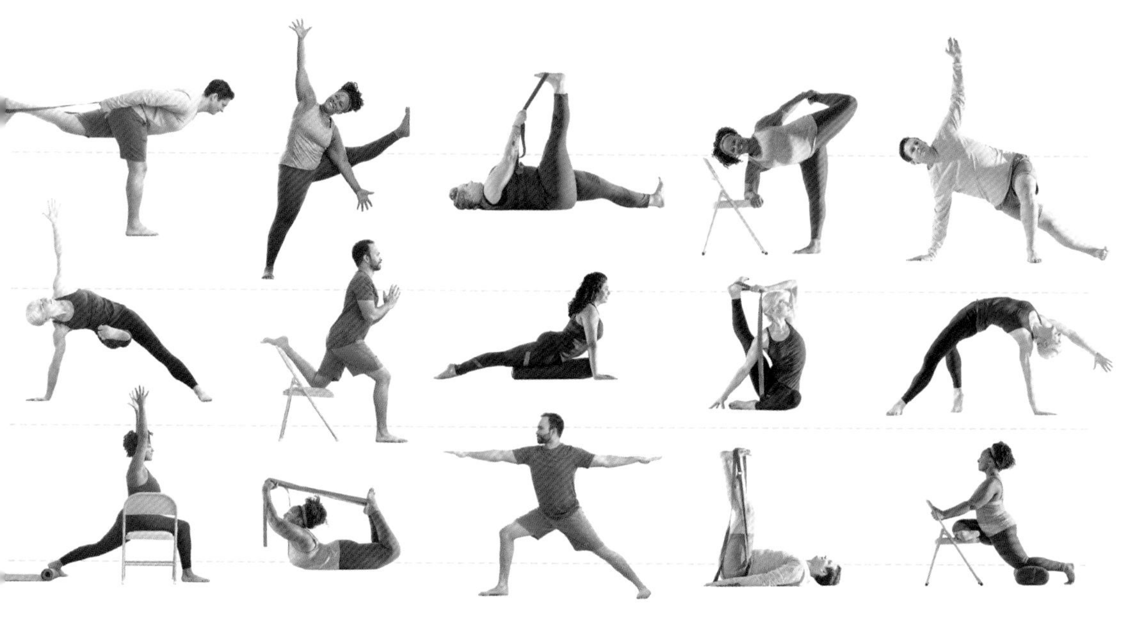

● 瑜伽磚、瑜伽繩等輔具應用 ● 增進肢體靈活 ● 強化核心 ● 改善平衡

Dianne Bondy 黛安邦迪、Kat Heagberg 凱特海伯格 合著
RYT 500 國際師資認證 許芝瑋 翻譯與影片製作

facebook：優質運動健身書

- FB 官方粉絲專頁：優質運動健身書、旗標知識講堂
- 旗標「線上購買」專區：您不用出門就可選購旗標書！
- 如您對本書內容有不明瞭或建議改進之處，請連上旗標網站，點選首頁的 聯絡我們 專區。

若需線上即時詢問問題，可點選旗標官方粉絲專頁留言詢問，小編客服隨時待命，盡速回覆。

若是寄信聯絡旗標客服 email，我們收到您的訊息後，將由專業客服人員為您解答。

我們所提供的售後服務範圍僅限於書籍本身或內容表達不清楚的地方，至於軟硬體的問題，請直接連絡廠商。

學生團體　訂購專線：(02)2396-3257 轉 362
傳真專線：(02)2321-2545

經銷商　服務專線：(02)2396-3257 轉 331
將派專人拜訪
傳真專線：(02)2321-2545

國家圖書館出版品預行編目資料

做得到的瑜伽體式大全：190 種體式 + 80 支影片 軟精裝可攤平閱讀、善用輔具＋真人影片示範/
Dianne Bondy, Kat Heagberg 著；許芝瑋 譯. --
臺北市：旗標科技股份有限公司, 2023.03　面；　公分
譯自：Yoga where you are
ISBN 978-986-312-744-4（精裝）
1.CST: 瑜伽
411.15　　112001497

作　　者／Dianne Bondy、Kat Heagberg
照片拍攝／Andrea Killam
翻譯著作人／旗標科技股份有限公司
發行所／旗標科技股份有限公司
台北市杭州南路一段15-1號19樓
電　　話／(02)2396-3257(代表號)
傳　　真／(02)2321-2545
劃撥帳號／1332727-9
帳　　戶／旗標科技股份有限公司
監　　督／陳彥發
執行編輯／孫立德
美術編輯／陳慧如
封面設計／陳慧如
校　　對／施威銘研究室

新台幣售價：500 元
西元 2023 年 3 月 初版
行政院新聞局核准登記-局版台業字第 4512 號
ISBN 978-986-312-730-7

YOGA WHERE YOU ARE: Customize Your Practice for Your Body and Your Life by Dianne Bondy and Kat Heagberg

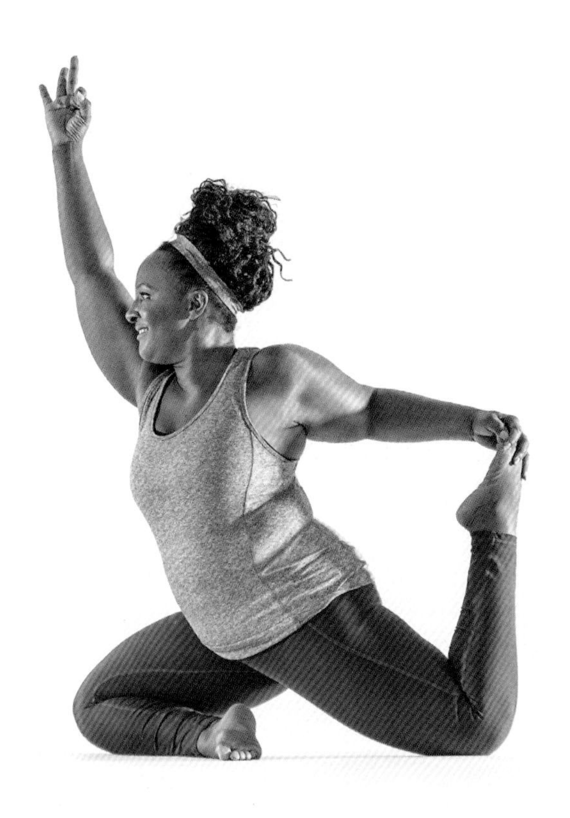

CUSTOMIZE YOUR PRACTICE FOR YOUR BODY + YOUR LIFE

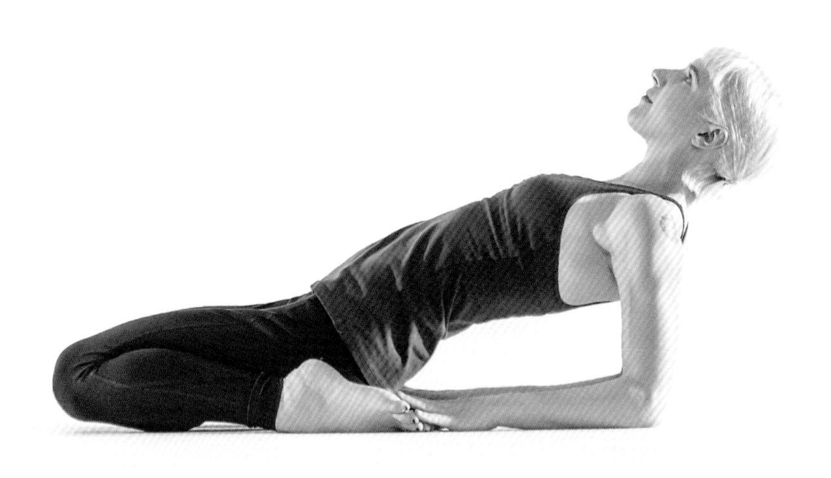

目錄

PART 1 基礎知識

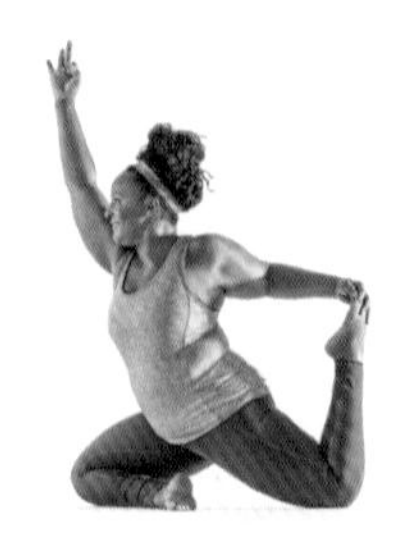
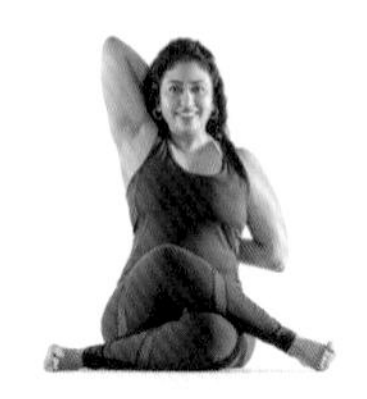
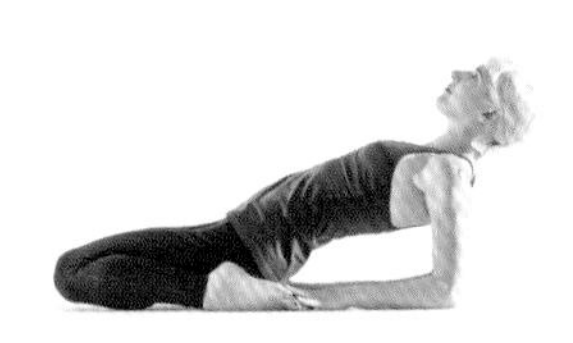

PART 2 體式練習

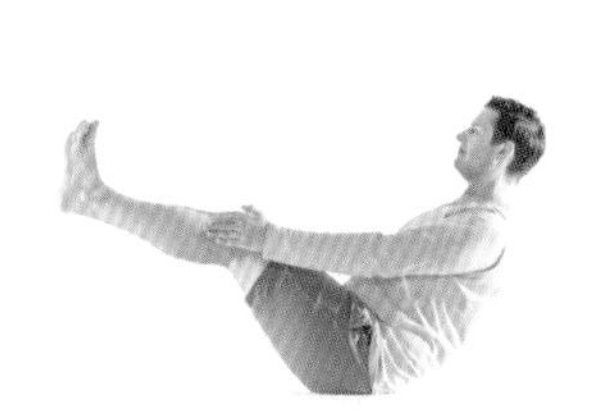

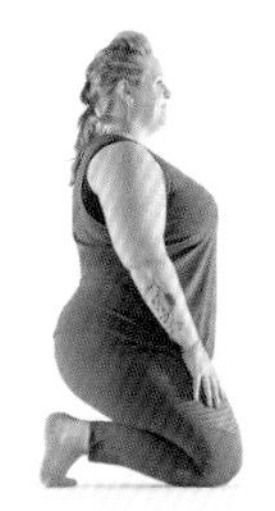

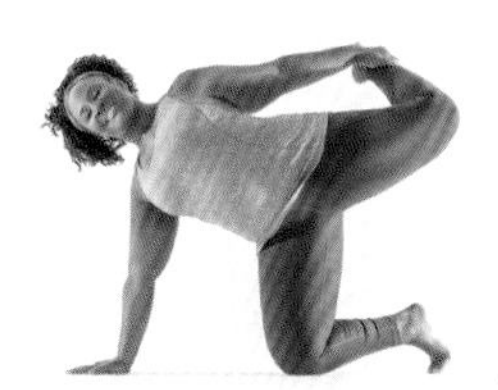

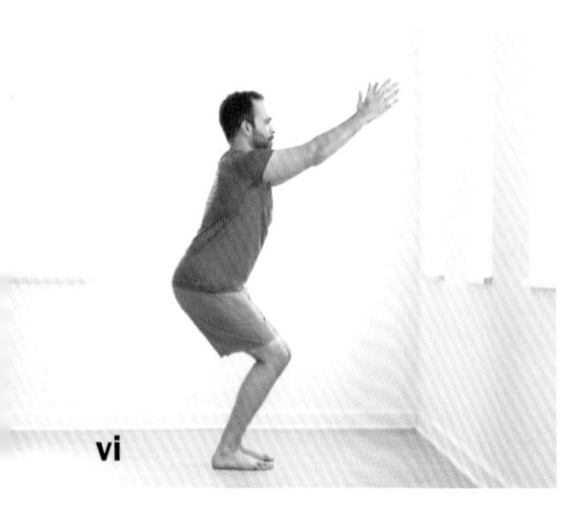
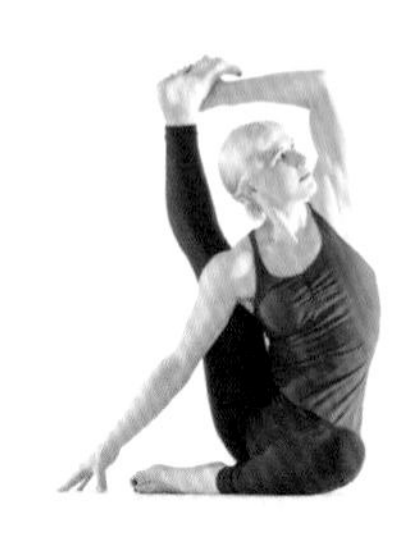
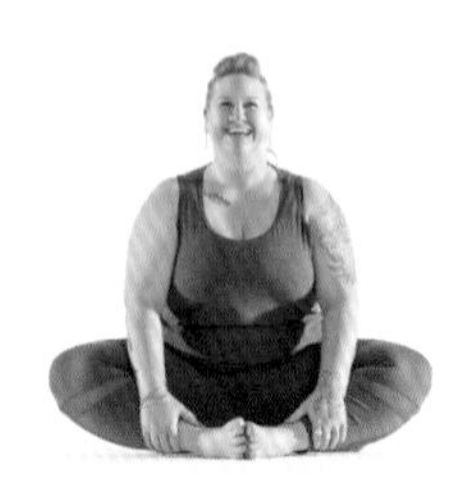

目錄

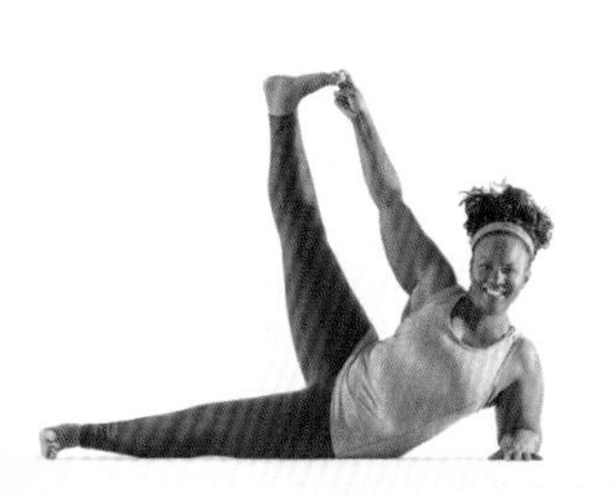
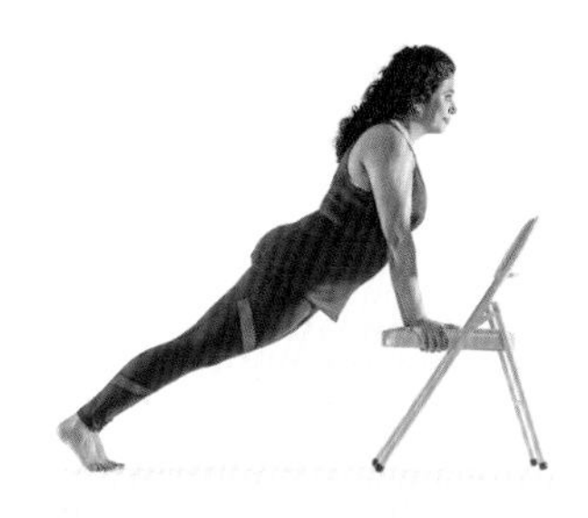
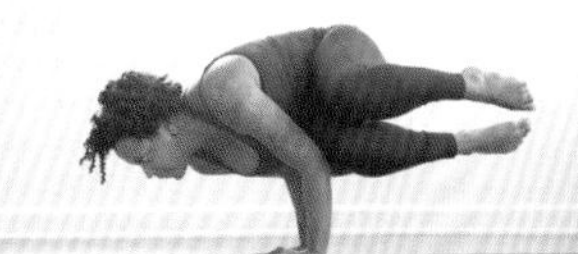

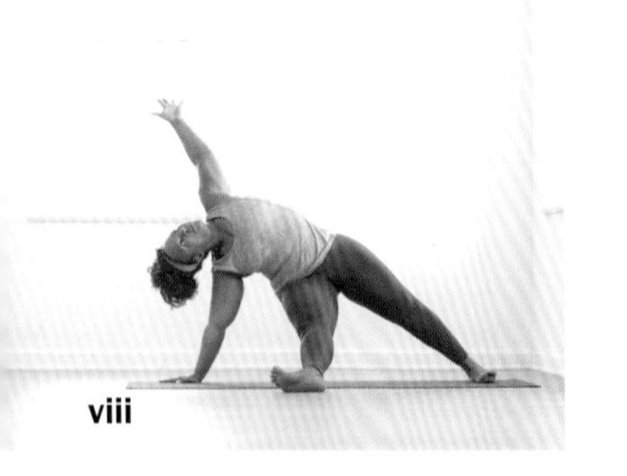
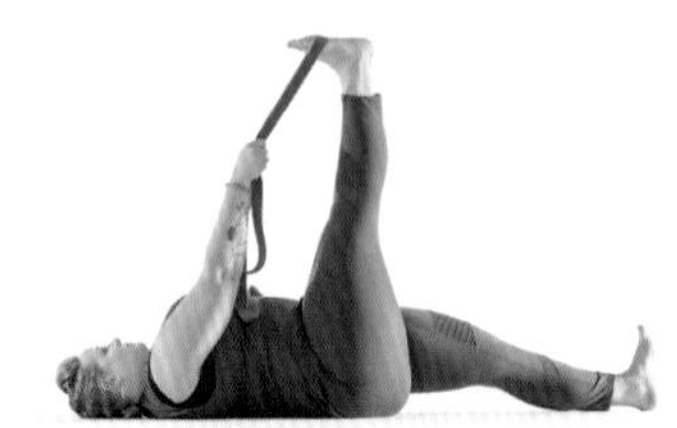
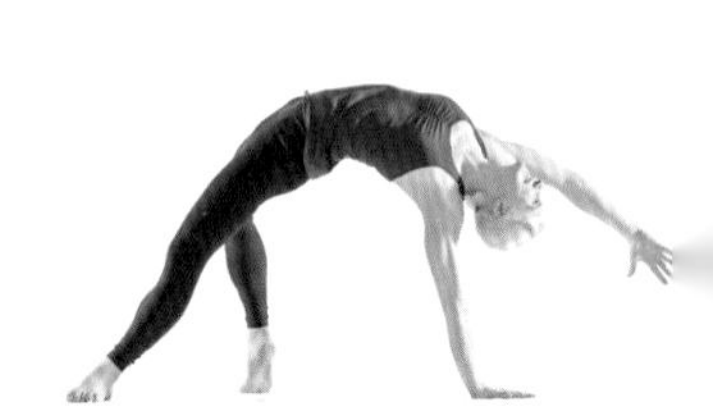

目錄

PART 3　設計屬於自己的練習

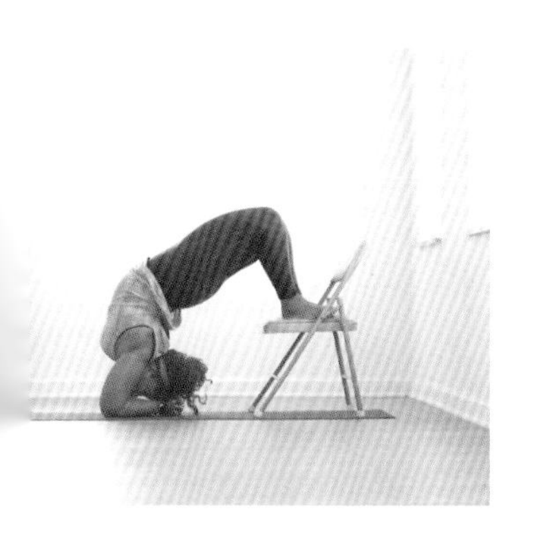
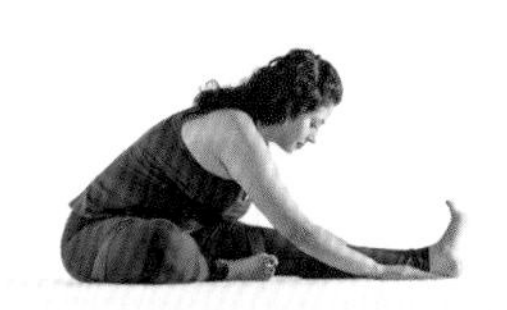
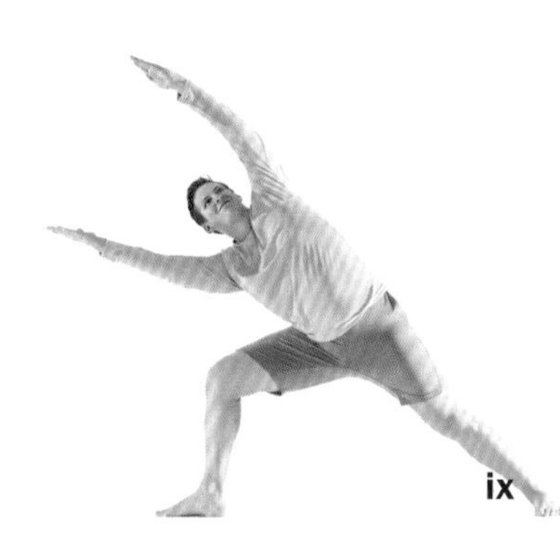

示範影片使用說明

本書《做得到的瑜伽體式大全》邀請「芝瑜伽」許芝瑋老師錄製 80 支示範影片，放在雲端供讀者學習。影片權利屬於旗標科技股份有限公司所有，非經許可請勿下載、翻錄、散佈與公開播放等。

觀看示範影片有兩種方法：

1. 如果要在手機上觀看，掃描內文中的 QR-Code 會出現本書登入畫面，請輸入通關提示文字 (需搭配書籍)，即可觀看該支影片。在連線狀態下掃描不同 QR-Code 不需重覆登入。若經過較長時間後，則請再次登入。

   經小編測試，如果是用 iPhone 內建的掃碼小工具，則每次掃碼都需要輸入通關密語，建議改用 Line 或相機所附或第三方掃碼 app。

2. 如果要在電腦上觀看，可連線到下面網址 (請注意英文字母大小寫)，並在登入畫面輸入通關提示文字，可看到全部 80 支影片的清單，點選就能播放。

https://www.flag.com.tw/bk/st/F3974

如果在 Windows 播放影片時有影音不同步的情況，應是 Windows 內建播放軟體的解碼問題，請另行安裝較新的播放軟體。小編是安裝 Media Player Classic – Home Cinema (MPC-HC) 這套自由軟體，下載網址：https://github.com/clsid2/mpc-hc/releases。

示範影片索引

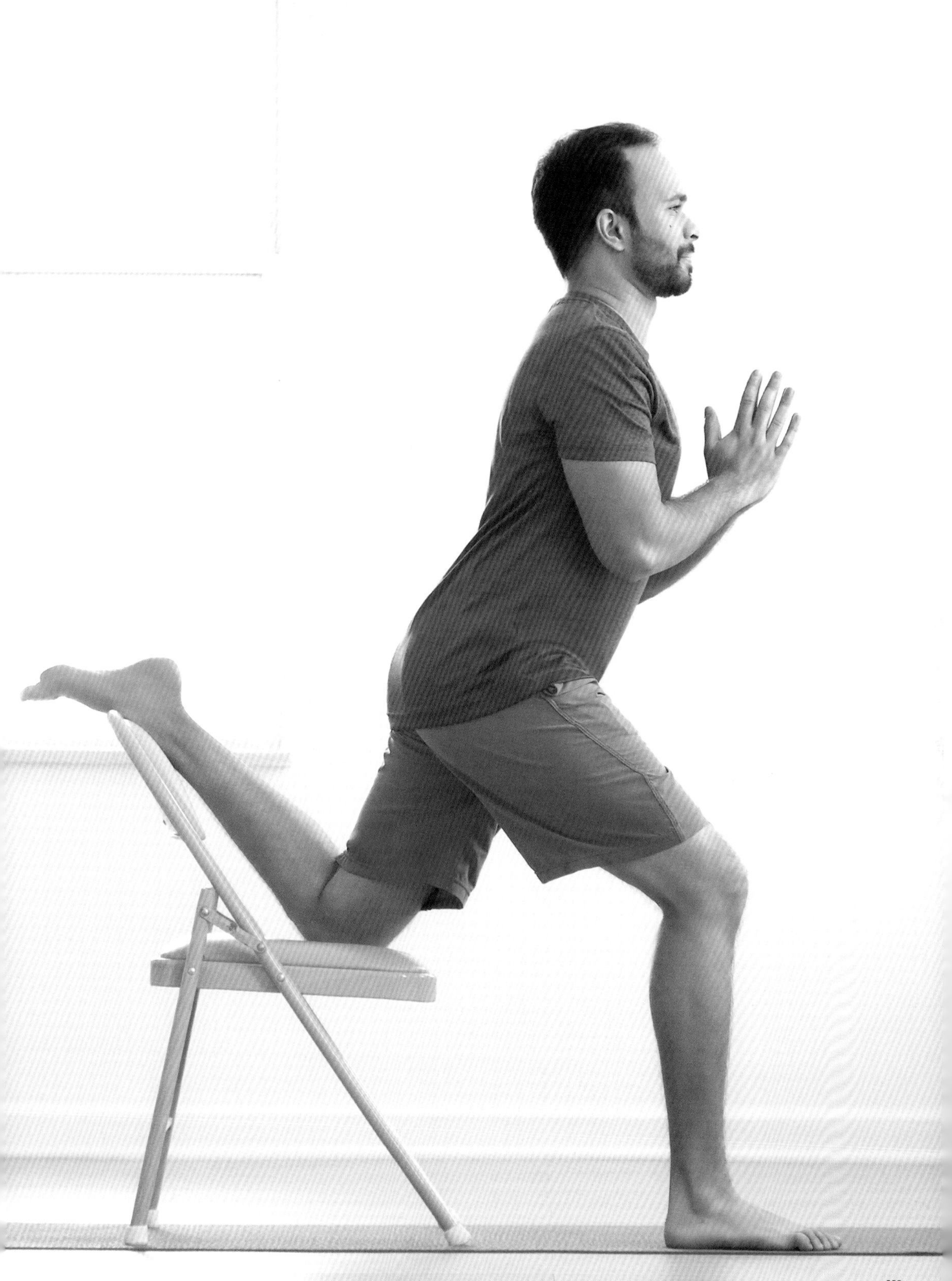

前言

潔絲貝克（Jes Baker）

我相信每個人都有權利用他們的身體自由自在地活動(不論他們喜歡什麼)，但是我看到很多人卻是為了融入社會而努力改變自己的外型。身為一個大尺碼女性與胖胖身體解放主義者，我的使命是將眼前的自我厭惡轉變成為自我接納，並在最後成為包容一切的自由。

在我的兩本書《Things No One Will Tell Fat Girls》和《Landwhale》中，我提到胖子可以做的所有事情，包括在運動中尋找快樂、探索愛情和享受親密關係。我的願望是透過這些對話以及那些令人不可置信的世界推動者，幾十年來一直在進行的類似對話，我們能夠從中學習如何重寫自我價值的描述，和決定在自我療癒的旅程中我們到底需要什麼。

我親眼目睹並也經歷過在不合主流審美期望的體型中尋找自我的掙扎。長期以來，健身文化、健康產業(這些其實就是飲食文化，只是重新命名為健康產業)，尤其是瑜伽一直受到社會對美麗的標準與飲食文化影響。但所謂的美麗標準和飲食文化只告訴我們一件事：皮膚要白晰還要夠瘦、身體四肢都要健全，因此傳統上認為好看的人就很幸運，他們能夠決定和參與自己的健康和幸福。

正是這種文化理念讓瑜伽和雜技姿勢、昂貴的瑜伽服和上流貴婦等概念劃上等號。

活動身體可以成為一種強大的工具，用來治癒我們的神經系統以重新連結身體和大腦，這是每個人都可以做到的。但對我而言更重要的是，那些因社會氛圍壓迫而遭受創傷的人，也同樣可以透過和善且具包容性的運動來找到與身體的聯繫，不會因為被歧視而放棄運動，因為自我療癒是所有人的權利。

我們在現實生活中會遇見各式各樣不同的人，他們的體型、種族、年齡或其他方面都是很多元的，但在瑜伽和健康行業所營造出的形象卻不然。本書兩位作者黛安和凱特選擇正面迎戰這些想法，這本書是描述當越多人來到墊子上練習，就越能更清晰地明瞭瑜伽，並讓每個人的身體能有更多的體式選擇而感到開心。

本書透過體式、呼吸和哲理來歡慶瑜伽的多樣性。它支持我們在團體課程中以個人經驗來探索瑜伽，同時也為老師們提供如何為學生創造更安全、更具包容性的練習空間和編排序列的建議。本書將幫助你重獲相信身體的勇氣，並在墊子上找到屬於自己的位置。

讓我們為黛安和凱特大聲喝彩吧！她們利用自己在瑜伽界的多年經驗打造了這本超棒的指南，書中對於瑜伽的探索能讓我們更深入練習，不論我們身在何處，彼此之間療癒身體的連結將永不消逝！相信我，能做到這一點可不是一件小事，我們的世界需要更多這樣的努力！

簡介

為什麼瑜伽與你同在？

不論你是誰、你在哪兒，這本書都會適合你，它也是我們自己所追求的瑜伽書！

隨著練習而成長

希望這本書能滿足你在瑜伽之旅中所處的位置，不論是初學者還是經驗豐富的練習者，都希望能夠激發你在墊子上和生活中的創造力與生命力！身為瑜伽老師、培訓師和長期學習瑜伽的學生，都可能因為缺乏全面且平易近人的瑜伽書籍而感到沮喪。

請不要誤解上述的意思，依然有許多很棒的瑜伽書，但我們也發現其中許多書要嘛太過基礎，要嘛太過深奧，無法滿足所需。因此，祈願有一本書可以陪伴彼此一起成長，一個可以讓所有的練習者在未來幾年翻閱的瑜伽伴侶，而不是一本死板的手冊來說明練習體式的「正確」方法。隨著身體和生活的發展，真正需要的是能夠激發創造力並鼓舞身心練習與教學的靈感。

包容著多樣性

絕大多數的瑜伽書籍、刊物或是影片中示範體式的，都是由主流審美觀念下的模特兒擔任，建立所謂的「瑜伽形象」。然而，瑜伽練習者跨越不同的年齡、種族、性別、體型和練習水平，因此本書會強調在上述媒介中看不到的形象。

全球有上億人口有飲食失調的問題 (根據美國飲食失調協會及相關疾病協會的數據，僅在美國就有超過 3000 萬人)，這是所有人自己都可能經歷過的事，看到在瑜伽教學中充斥著像是「淨化」、「排毒」和「減肥」等觀念，我們認為這些訊息是有害的且容易誤導。這就是為什麼我們創建了想要推薦給學生和培訓老師的資源，一個能夠接受所有人並充分展現瑜伽力量的資源。很高興近年越來越多的瑜伽書籍開始為非「瑜伽形象」的人編寫，這是我們所樂見的。

平易近人卻又不失挑戰性

瑜伽練習 (體式、冥想等) 能為生活帶來深遠的好處，但仍希望以多數人都可以接受的方式來分享這些練習，書中所分享的體式變化並非只是小細節的調整，而是能夠幫助眾多學生探索體式的訣竅，希望能有更多的學生和老師不吝於說出讚美，讚美學生能為自己的身體和生活做出明智的決定，讓瑜伽變得平易近人又充滿力量。

為每個身體提供不同的順位

這本書沒有「做什麼和不做什麼」、「經常和從不」或關於體式「應該」看起來或感覺如何的硬性規定。事實上，瑜伽的「順位、對齊 (alignment rules)」通常不是基於安全性，而是基於審美偏好。即便體式對齊被認為是通用原則，但根據我們多年的學習、實踐和教學經驗，已經意識到這並非絕對。「好的順位」取決於學生：每個人獨特的身體結構、背景和經驗，以及他們的目標和打算，下面提供我們所遇過的兩個例子做參考：

凱特：杖式（圖9.12）基本上是直身坐在地板上，雙腿向前伸展，手臂與身體並排，雙手放在臀部旁的地板上。杖式的練習目的通常是幫助學生找到延伸且中立的脊椎，坐高、坐直且不會「塌下來」。不過我是軀幹長、手臂短的人，所以當我在杖式將雙手平放在臀部旁的地板時，會容易圓背，這違背了杖式所追求的。因此為了保持脊椎長度，我通常會將指尖（不是手掌）點在地上或在手下放置磚或其它輔具，讓我能體驗到杖式所帶來的好處。

但在我的瑜伽生涯中，曾遇過很多瑜伽老師（不光只有沒經驗的老師）都會「糾正」我在這個姿勢中的對齊方式，甚至還鼓勵我將雙手平放在地上（即使會圓背），因為他們認為「這就是體式應該依循的規定。」我還得到他們的保證說：「當柔軟度變好時，就能平放手掌了」。我覺得很可笑，因為無論我變得再柔軟，手臂骨頭就是不可能再變長了！

黛安：作為一個身材豐腴的女性，我經常覺得自己被排除在那些更苗條、更精實的練習者之外，當我在體式中掙扎時，老師根本沒有能力提供幫助。多數瑜伽老師不熟悉怎麼幫助體型較大、身體僵硬或殘疾的人上課，有時老師們會過於執著在他們的瑜伽傳承或順位原則，這會讓他們錯過與學生互動並幫助他們改善體式的機會。

為體式創造變化需要獨特和開放的思考方式，跳脫傳承和傳統的訓練方式來幫助學生，所以我總是說有很多方法可以料理馬鈴薯，也會有很多方法可以練習體式，去探索與自己不同的身體是如何活動的，並將其融入瑜伽的大局中。身為胖胖一族，我不得不調整體式以適應自己的身體，並在調整過程中與他人分享心得，因此瑜伽練習便成了我的使命。

瑜伽真的與你我同在

我們很難過 (但並不意外) 有很多人來找我們說：「我找到了一本評價不錯的瑜伽書，但發現它並不適合我，因為裡面的動作我都做不到。」我們真心相信瑜伽適合每個人，希望看到的不僅僅只是一個口號。

加入我們吧！在超過三十年的綜合教學經驗下，我們有幸與肢障人士、體型較大的人、年長者和初學者一起練習，這些經歷為我們帶來知識和信心去讓更多人接受和開始練習瑜伽。

在將授課範圍擴展到全球後，我們學到了不少東西，也重新檢視了過去所學，更重要的是學會了提問和保持好奇心，並對瑜伽練習的新方法保持開放態度，我們堅持在瑜伽文化中創造多樣化和包容的熱情和決心，這教會了我們如何為體式創造各種不同的變化。

很高興能在這裡和各位分享其中許多變化，本書並不會把每個人的練習變得一模一樣，而是讓瑜伽可以真正內化，打造一個滿足自己需求和目標的練習，如果你是一名瑜伽老師，也可以透過本書更好地去滿足學生的需求和目標。

本書第一篇分享了有關瑜伽多樣化的根源，討論它如何與身體意象產生交集，並介紹練習的基礎知識。我們特別感謝加拿大里賈納大學宗教研究和人體運動學的霍爾教授 (Colin Hall) 對瑜伽歷史部分的協助。

第二篇分享了大量的體式和變化式。不論是經驗豐富的瑜伽人還是初學者，都希望能夠幫助你的練習並鼓勵你嘗試新事物。

第三篇則幫助如何設計和訂製屬於自己的練習，從序列編排到主題規劃都有。

在最後我們分享了一些有用的資源，並介紹本書出色的示範模特兒。

如何使用這本書

不論是初學者、經驗豐富的練習者或是瑜伽老師，我們為你編寫了這本書作為在瑜伽路上任何階段都可以得到幫助的資源。

如果你是初學者

首先恭喜你的新發現！如果想先進一步了解瑜伽，可以翻閱第一篇的「瑜伽：起與承」和「瑜伽、權益和身體意象」。其中第 3 章「瑜伽的練習基礎」提供馬上開始練習瑜伽的十個小技巧，幫助你跨出第一步，建立可以滿足需求和目標的專屬瑜伽練習。第 4 章「呼吸與凝視點」則教你透過呼吸和靜心來集中注意力並找到平衡。第 5 章「如何使用輔具」探討了哪些輔具可能會有幫助，並告訴你哪些常見居家用品可以用來替代專業輔具。

第二篇介紹了不同類型的體式與其變化，從第 6 章的基本體式到第 14 章的攤屍式與其替代體式，在第 15 章則介紹了冥想和培養慈悲心。

第三篇側重於如何編排自己的練習與序列 (第 16 章)。第 17 章給出了一系列 9 個序列範例，建議從基礎或用椅子輔助的幾個序列開始，可以在書中找到所有體式的詳細描述、大量變化、提示和技巧，讓它們成為專屬於你的練習。

最後，請參考本書最後的「相關資源推薦」，找到我們推薦的線上瑜伽課程 (當然也包括了筆者兩人所開設的課程)。

如果你是一位經驗豐富的瑜伽人

如果你正在找尋如何練習具有挑戰性體式的小技巧，或是想找一些有趣的新變化，可以直接跳到第二篇，裡面各章按部位類型分類 (站立體式、手平衡、倒立等)，可以輕鬆找到所需內容。

或者，如果想為練習增添額外的靈感或序列，可以翻閱第 17 章的序列範例或第 16 章中的「有創意的序列和客製化的串連」，從中找到那些客製化且能馬上使用的好點子。

如果你是老師

我們希望本書可以作為課堂安排的有用資源，最重要的是可以幫助學生找到合適、有趣，且能夠強化他們信心和平易近人的體式。從第二篇的第 6 章開始就能找到大量的體式變化。

在課程編排方面，我們也幫你想好了，包括從靈感分享到擺脫既定規則來嘗試新事物。在第三篇「設計屬於自己的練習」中，我們提供了許多有用的資源，從序列模板到設計課程的啟發性技巧，以及透過一些有創意的序列來改變既定規則，或許還可以從第 16 章的序列範例中獲得靈感。

但最重要的是，我們建議仔細閱讀第 16 章「為所有人創造安全練習空間的十個要點」，這比其他事情都來得重要。當其他老師問起要如何才能讓他們的課程對所有體型和所有水平的學生都更具親和力和包容性時，就能充分回答這個問題並提供可行的建議，去改善教學並幫助學生透過瑜伽練習感到更有自信和活力。

如果你是資深培訓師

我們都明白開設師資培訓和持續深化教學研討的不易！但我們都做到了。我們不時會感到挫折，特別是在回答學生如何「正確」做或教學體式等問題，而且必須非常努力地為學生發掘，如何能讓他們放心教課、勇於接受提問、保持創新且具臨場反應，而非死背體式細節或根據小抄來教課的技能。

這就是我們創作這本書的重要原因：為你提供真正有用的教學資源，如此便可以與培訓學員分享。

學員們可以透過體式介紹中提供的變化選擇，來了解順位的基礎知識(包括何時、為什麼以及如何打破既有規則)，並得到有關如何改變「典型傳統」形式的觀念和資訊，以更好地幫助學生，希望學員不僅僅只是探索我們提供的變化式，而是能在充分練習後創造自己所需的變化版本。

即便是培訓師也經常會有大量關於安排序列的問題，這就是為什麼我們提供這些實用技巧，你可以用來指導他們編排安全、有趣且有效的課程計劃，其中像是序列編排和設計主題課程的技巧、範例等都可以在第16、17 章中找到。第 16 章還包括一個序列的模板，好讓老師們可以在開始編排自己課程時去嘗試使用這個模板。

我們祝福你在瑜伽之旅中一切順利，不論你身在何處，希望這本書能成為當下和未來的資源。加油！你可以的！

—— 黛安與凱特

Part 1

基礎知識

01 chapter

瑜伽：起與承

瑜伽被普遍認為是一項可以透過持續不間斷的練習來獲得自我提升的運動，其單純只是身心的修練，卻在世界各地逐漸商業化並激起了人們不斷消費的欲望，在運動養生和身心靈產業裡創造出百億美元的商機。對於在瑜伽產業裡謀生的筆者，也不可否認這樣的衝突相當錯綜複雜。

根據瑜伽聯盟近年的研究顯示，美國的瑜伽練習者約有 3700 萬人，另外也有數百萬人表示曾經嘗試過瑜伽，但實在太難了以致於無法繼續下去。其實，無論是瑜伽練習者或是徘徊於門外的人，尤其最重要的是瑜伽從業者，都應該了解我們在瑜伽的領域中身處何處，如何到達這裡，以及未來要去到哪裡，因此必須回溯歷史，了解和欣賞瑜伽的起源，以及它是如何傳入西方、如何變成有形的商品，因而能夠更全然地體認到瑜伽改變個人與社會的強大潛力。

瑜伽一詞含有「合一(union)」與「連結(to yoke)」之意。一旦意識到我們天生就是合一且完整的，便有了改變自己的契機，瑜伽便可成為強而有力的媒介，改變我們的生活與世界。

瑜伽在數千年前作為精神解放、自我實現和靈魂昇華的管道，但現今卻被視為追求美麗、瘦身和營利的工具。我們想用全新的視角去詮釋瑜伽歷史，尊重其多樣化的起源，並訴說我們如何適應與摸索。在瑜伽宏遠的發展史中，我們僅能透過有限的文字呈現，為各位起個頭，希望能夠點燃瑜伽廣闊與合一的深刻意涵，因此不論身處人生的哪個階段與狀態，我們要能持續探索練習的意義以及與自身的連結。瑜伽就像人類文明一樣持續發展，並有許多古老的練習法可以依循，進而演變成現代許多正念運動 (mindful movements) 的練習方法。

瑜伽和正念運動的起源與發展

學者已經證實瑜伽並非僅起源於印度，在非洲部分地區，特別是古埃及文明地區，都能看到瑜伽的根源。瑜伽最早是由棕色與黑色人種創建，並被作為達到靈魂昇華、身心靈合一的工具。隨著時間的長河，瑜伽的練習方法以多種形式流傳下來，然而現今的人們更傾向於追求瑜伽的外在形式，更在乎「看起來」是否夠瑜伽，模仿姿勢反而讓瑜伽遺失了最初被創造的目的。

如果我們將現代瑜伽視為正念運動的一環，就可以看到其他文化對瑜伽的歷史演變產生的大量影響，例如，可以透過無障礙瑜伽和以健身為導向的瑜伽觀察到西方文化的影響。許多不同的文化透過像是舞蹈、體位法 (體式) 各種運動與呼吸相結合，創造出心靈修練的實踐方法，其中一種就是下一頁要介紹的埃及瑜伽 (Kemetic yoga)。

編註：許多瑜伽體位法 (asana) 挑戰性較高，一般人難以理解要如何做到，因此無障礙瑜伽 (accessible yoga) 就由較簡單的體位法開始，猶如分解動作般完成難度高的體位法。

譯註：體位法與體式的區別

體位法 (asana) 與體式 (posture) 這兩個用詞經常混用，譯者在本書中將兩者做區別。體位法是從瑜伽經裡頭描述瑜伽八肢裡的其中一肢，與體式或動作的意涵是相當不一樣的。因為體式可以是替代體式或是變化體式等較接近於身體動作，但體位法除了有更多哲學上或是印度神話與歷史的意涵，也包含身印或者印度的脈輪理論，比如傳統瑜伽體位法的結尾都是 asana，並且多有來源典故。

埃及瑜伽（Kemetic yoga）

起源於埃及的埃及瑜伽專注於身體的能量流動，目的是為了與更高的神性與智慧連結。相較於一般的瑜伽課程，埃及瑜伽以更緩慢的速度進行，更著重在冥想與關照脈輪（能量中心）。埃及瑜伽裡的動作被記載於象形文字與諸神的壁雕與繪畫中，可惜的是這些源自非洲的練習系統被主流的瑜伽文化排除在外。在美國種族主義對非洲後裔殖民統治與民族偏見的發展下，這一點也不讓人意外，有色人種對現代社會的貢獻很少被記錄下來，儘管他們在世界文明的發展中扮演著不可或缺的角色。

幾位傑出的埃及文化研究學者，特別是安赫（Sehu Khepera Ankh）、德雷克（St. Clair Drake）和霍德普（Yirser Ra Hotep 亦或稱 Elvrid Lawrence）三人致力於推廣埃及瑜伽，宣揚非洲對當代靈修的影響。越是深入了解非洲與瑜伽的連結，筆者（Dianne Bondy，非裔）就越是確定這樣的練習記憶早已存在血液裡。

Kemet（或稱為 KMT）是古埃及在法老時期的名稱。據研究顯示，最早埃及人的膚色比較偏向黑皮膚，來自於蘇丹、衣索比亞與南阿拉伯（巴比倫）[(1)]。埃及人除了設計和建造了金字塔，更在許多領域有著重要貢獻，包括數學、建築、化學、醫學等，他們透過記載在金字塔和圖坦卡門王之墓中的神聖符號傳遞思想。

霍德普是美國資深的埃及瑜伽引導師，擁有超過三十年的習練和教學經驗。他發表了大量埃及符號與瑜伽關聯的文章，他寫道：「在現代人眼中，這些古代抽象的繪畫和雕刻所傳達的含義過於隱晦神秘。若能透過一雙開明的眼睛，那個世界的壯麗與燦爛便得以一覽無遺。」[(2)]

霍德普曾描述圖坦卡門王之墓中，刻於椅背上名為『舒（Shu）』的人所象徵的意涵：

> 他長而彎曲的鬍鬚象徵古埃及人將他視為神或大自然的力量，在古埃及宇宙科學系統中，**舒**代表著我們的一吸一吐，給予我們源源不絕的生命能量，也是無所不

在、環繞地球大氣及土、風、水、火四大元素的起源。考古學家對埃及古文明雕刻的研究已有數千年歷史，但從未有人將**舒**與瑜伽相連。

當我們不經意地觀察到他的姿勢與刻於椅上的符號：頭頂上的太陽圓盤與兩隻眼鏡蛇，如此一來，他與瑜伽的關聯性便顯而易見：頭頂上的圓盤象徵更高智慧與啟蒙的頂輪及能量中心，兩隻眼鏡蛇代表瑜伽科學裡提到的左脈與右脈，也就是人體中負責滋養、啟動我們生命能量的通道。**舒**與大量古埃及藝術文學中見到的體位法並不只存在於埃及文化裡，也可以在非洲其他地區和西半球找到它，暗示著非洲人的足跡早於哥倫布幾千年前就已遍佈各處[3]。

霍德普和其他學者們皆提出足以證明瑜伽與非洲遺址彼此關聯的強力證據，向我們展示瑜伽文化起源的多樣性與其在不同地區的影響力，發展出獨具一格的傳承。如同在東方武術中追求的精氣神，以及北美原住民傳統鼓聲與舞蹈的關聯性。最終，我們透過不斷探索瑜伽的起源，讓瑜伽文化的樣貌更豐富多元。

做為比學員具有更高意識的瑜伽教學與實踐者，更需要開放的思想，體認到瑜伽的廣闊超越我們所思、所想、所傳達與被教導的一切，這是一場永無止盡的自我學習歷程。瑜伽的起源更是多彩多姿，遠遠超過我們所能理解與定義的現代瑜伽。重要的是對於有色人種而言，歷史淵遠有據，他們的經歷以及對世界的貢獻不容忽視。

黑色、棕色人種（編註：主要分佈在大洋洲）對世界的貢獻比較少被提及，承認他們的遺產和傳統並不會對主流價值有任何影響，更不會取代主流文化，反而更豐富了所有人的經驗，這個社會和世界也才能被全然療癒。

南亞瑜伽

現在我們練習的瑜伽是來自世界各地身心靈合一的鍛鍊，其中也包括亞洲。儘管瑜伽流傳至南亞的印度可追溯到數千年前，但對現代瑜伽的教導和傳承格外具有影響力的是一位印度教僧侶：維韋卡南達大師（Swami Vivekananda，他出生時的名字是達塔 Narendranath Dutta），他在 1800 年代後期向西方世界介紹了印度的吠檀多和瑜伽哲學[4]。

提魯瑪萊 (Tirumalai Krishnamacharya) 是另一位傳承自西藏並對 20 世紀深具影響力的偉大印度學者和瑜伽大師，他將健美訓練、體操和摔跤揉合進哈達瑜伽 (Hatha Yoga) 的技巧中。他的眾多學生，如 B.K.S. 艾揚格 (B. K. S. Iyenga)、喬艾斯 (K. Pattabhi Jois)、黛維 (Indra Devi)、得悉卡治 (T. K. V. Desikachar)，提升了這套練習方式的體位法技巧，並在世界各地發揚光大，當今最廣為人知的老師們大多與這套傳統練習一脈相承 [5]。

貫穿歷史重要的瑜伽經典

世上沒有任何事物是靜止不變的，如同我們對瑜伽歷史的了解也在不斷增長與革新，下面透過介紹幾部重要的經典來窺見瑜伽歷史與演變的一部分，或許這些經典你在瑜伽老師的引導下已略知一二。

吠陀經 (The Vedas)

《吠陀經》中的梨俱吠陀 (梵文 Rig Veda，Rig 指『讚頌』、Veda 指『知識』)，其內容記載了對瑜伽已知的最初描述，也被認為是印歐語系文本中最古老的其中一部。依據研究顯示，它的 1,028 首讚美詩中有一些甚至是在公元前三、四千年就已創作出來，在梨俱吠陀的第三章裡 (3.62.10) 可以找到智慧之母梵咒 (Gayatri mantra)，它仍經常在現代許多瑜伽課上作為背景音樂或是唱頌的梵咒。

吠陀經還包含另外三部讚美詩，耶柔吠陀 (Yajur Veda，祭祀的知識)、娑摩吠陀 (Sama Veda，頌歌的知識)、阿塔發吠陀 (Atharva Veda，著名火祭司阿塔發的知識)。

博伽梵歌 (The Bhagavad Gita)

《博伽梵歌》(梵文指“上主之歌”) 被許多人認為是寶貴的瑜伽經典。它包含七百多節經文，鼓勵閱讀者透過以行動為核心的力量對抗邪惡，在生命中有所作為、超越自我去克服生活中的種種挑戰。有證據表明《博伽梵歌》寫於公元前 500 年左右，源自印度兩部偉大的民族史詩之一《摩訶婆羅多》(Mahabharata) 中，另一部是《羅摩衍那》(Ramayana)。

帕坦伽利瑜伽經 (The Yoga Sutras of Patanjali)

世人對《瑜伽經》作者帕坦伽利 (或多位作者們) 的生平所知甚少，但這本書卻被許多教學者與學習者當作瑜伽練習的核心。

學者們將《瑜伽經》的年代訂定於公元前四世紀左右，內容包含 196 條 (或在某些譯本中為 195 條) 瑜伽格言，非常有趣、值得注意的是這些經文中只有第二章裡的三條 (2.46 - 2.48) 提到體位法，對這些體位法的描述甚至只可能是有助於冥想的坐姿，而不是各式各樣瑜伽課上經常見到的體式。《瑜伽經》分為四章或稱四品 (padas)，第二章修煉品 (Sadhana Pada，sadhana 意指練習) 專注在如何練習，在此會了解到瑜伽的八肢，也就是通往自由解脫之路的八部功法：

1. **持戒 (YAMA)** – 約束、道德紀律或誓言

   持戒是八肢之首，指導我們如何與周遭世界共存的準則與作為，含五項戒律：ahimsa (非暴力、不傷害)、satya (真實)、asteya (不偷竊)、brahmacharya (智慧的運用能量、自律) 和 aparigraha (不執取、不貪婪)。

2. **精進 (NIYAMA)** – 遵行

   八肢之二是精進，與我們個人的修為和能夠提升這個世界願景的方法有關，五項精進旨在透過奉守和行動幫助我們更接近開悟，分別是 saucha (潔淨)、santosha (滿足)、tapas (紀律、燃燒慾望，抑或是如火的熱忱)、svadhyaya (研究或省思自我，以及研讀聖典) 和 ishvarapranidhana (安住於至上、信任更高的力量)。

3. **體位法 (ASANA)** – 安穩且舒適的體式

   體式這個詞在梵文字面上的意思是指「姿勢」，在這裡不是指能夠做出完美的輪式或複雜的手平衡動作，而是能安住在體式中，冥想並見證自己活著的一個契機，帕坦伽利以「sthira sukham asanam」這句話定義了體位法：「體式必須是安穩且舒適的。」

譯註：當我們能夠安住在體式中，因此能到達體位法，但不是所有做到體式的人都做到了體位法，如果沒有達到安穩且舒適的狀態，只是做到體式，但不是體位法本身。

4. 生命能量控制法(PRANAYAMA) – 呼吸方法和技巧

prana 意指「生命能」或「生命力」，是讓我們活著的本質或能量，生命能量控制法又被稱為調息法，可以幫助我們平靜心靈，使我們更全然活在當下的呼吸技巧和鍛鍊，也可以作為與身體連結、減輕壓力的一種方式。

5. 攝心(PRATYHARA) – 感官收攝

pratya 的意思是「回收」、「內斂」或「撤回」，而 ahara 則指我們所「吸收」的任何事物，包含思想以及我們所觸摸到、看到、聽到、聞到的。感官收攝的練習主要是保持覺知，並意識到任何會讓我們遠離攝心的干擾，這個概念主要是臨在當下的體驗，如此一來，感官以及外在事物就不會輕易影響我們的心念。

6. 心靈集中(DHARANA) – 制心於一處、集中注意力

dhar 的意思是「支撐」或「維持」，而 ana 則指「其他」或「其他事物」。心靈集中(Dharana) 和 攝心(pratyahara) 是相連的，為了將心靈全身貫注於某處，必定要收攝感官，如此所有的覺察力才能被集中在一個觀照點上。

7. 禪那(DHYANA) – 禪定

當我們全神貫注於冥想而不分心時，我們就達到了禪定，這就是真正冥想時的狀態。

8. 三摩地(SAMADHI) – 啟蒙

三摩地這個詞來自 sama，意思是「相同」或「平等」，dhi 則指「看到」。三摩地代表著「看見合一」或「看見真實」的能力，能夠全然地覺知著我們身處的世界，抵達平靜，完全融入我們通過八肢學習到的一切。

哈達瑜伽經 (The Hatha Yoga Pradipika)

本書也可直譯為「哈達瑜伽之光」，哈達可譯為「有力量的」，代表著兩極的「日與月」，也同樣是另一個廣為人知的詮釋。一般而言，「哈達瑜伽」專指在身體層次上的鍛鍊。哈達瑜伽經的歷史可以追溯到公元十五世紀，作者為斯瓦特瑪拉摩 (Svatmarama)，他討論了體位法 (特定的姿勢)、調息法、清潔法 (使身心潔淨的技巧) 和三摩地。在體位法的部分介紹了十五個姿勢及其好處，雖然它們主要都是坐姿，多數仍然常見於當代的練習裡 (筆者也將其中一些放進這本書裡)。

二十世紀的瑜伽

許多研究瑜伽發展史的學者認為，現代瑜伽開端於維韋卡南達大師 1893 年在芝加哥世界宗教議會上向美國公眾的演講，並獲得全場起立鼓掌。雖然瑜伽教學者們在他的參訪之前已經在西方教學，但維韋卡南達大師的到訪產生了最直接、長遠的影響。維韋卡南達受到他的老師羅摩克里希那 (Ramakrishna) 的鼓勵，到海外分享瑜伽的教義，他的瑜伽知識對許多人有著非常深遠的影響，當時他在北美旅行時吸引了許多新生前來學習，並讓他們了解到瑜伽的力量。

另一位幫助瑜伽普及西方的著名瑜伽士是於 1920 年抵達波士頓的尤迦南達大師 (Paramahansa Yogananda)，他是悟真會 (Self-Realization Fellowship，又譯自明友誼會) 的創辦人，也是瑜伽經典《一個瑜伽行者的自傳》一書的作者，該書至今仍廣為流傳。

兩位瑜伽大師都展示了在深厚的自我提升和精神啟蒙熏陶下，西方文化對瑜伽的領悟，在瑜伽傳入西方之前，哈達瑜伽 (身體上的鍛鍊) 在印度通常被視為街頭藝人用來賺錢的技藝，或是密宗成員過度儀式化的做法。然而，隨著瑜伽身心合一的觀念開始在西方世界中激起廣大的興趣，人們對哈達瑜伽的看法也在印度和印度教文化中悄然轉變。

在 1920 年代，瑜伽在西方持續受到越來越多的歡迎，另一位必須認識的瑜伽士名為尤根德拉 (Shri Yogendra)，他於 1919 年抵達紐約長島，並以哈達瑜伽的力與美迷住了美國人，西方人喜歡他在靈性修練上對於物質身鍛鍊的觀念，他在美國創立了卡瓦拉亞達瀚慕瑜伽研究中心 (Kaivalyadhama) 的分部，這個印度組織是由已故的庫瓦拉亞南達 (Swami Kuvalayananda) 創建，該組織幾十年來在瑜伽的科學研究上有許多重大的貢獻。

在整個 20 世紀經由多位教學者的影響下，瑜伽從不同起源的靈性修行不斷轉變為覺知身心與正念運動的練習，其中最著名的是被譽為「現代瑜伽之父」的克里希那馬查 (Tirumalai Krishnamacharya)，他培育出當今最受歡迎的瑜伽派別之一：流動瑜伽 (Vinyasa yoga 或 Flow yoga)。

流動瑜伽將呼吸與動作連結，並將教學重點放在練習者的個體性，許多現代瑜伽課程側重於流動風格的動態序列，幫助學生更融入與享受類似於舞蹈或健美體操的身體鍛鍊。

此處有一點要提醒，許多在西方瑜伽文化中享有盛譽的印度瑜伽士都接受過西方教育，另外，在本章中提到過有影響力的老師們的生理性別也幾乎都是男性，這並不是說只有男性或者有受過西方教育的人才有資格練習或是傳承瑜伽，不過，這確實反映了社會規範和價值觀。

另一點非常重要的是，瑜伽的歷史中並非沒有醜聞或傷害，例如，在筆者撰寫本書期間，阿斯塔加瑜伽 (Ashtanga yoga) 創始人喬艾斯對學生的性醜聞被報導出來，雖然更全面的資訊不在本書討論的範圍之內，但我們認為讓讀者意識到這一點很重要，能夠開啓瑜伽老師和學生們對如何創造安全的學習環境有更多的認知，除了保護性暴力受害者的權益，並追究肇事者責任，無論他們多麼「有名」或「有權威」。

當我們回顧歷史，重要的是反思：有什麼被遺漏了？哪些故事沒有被流傳下來，為什麼？現今還有誰仍被排除在討論之外？我們能做些什麼來改變現狀？

今日的瑜伽

瑜伽在西方社會歷來以自我身心發展的個人練習為主，但今日焦點又再次轉化，我們對瑜伽的認知正從一個自我實現的身體鍛鍊，轉變為可以對抗壓迫與塑造意識的工具。

瑜伽有著合一的意涵，而合一也意味著我們所有人因此消除不平等、創造和平、治癒世界是一條必經的道路，我們開始意識到瑜伽能夠作為釋放與重塑意識的工具，更大範圍的解放思想、身體、精神和靈魂，訴說了我們內在都有著神聖源泉的真相，我們每個人之中都有一道光，連結到我們是誰的根源，也知道世上還存在的不公平必須被停止，問題是：我們要如何行動？

瑜伽等身心或自我省思的練習，可以幫助我們以新的視角看見當今最迫切的問題。例如，種族的社會結構。世上存在許多不同種類的花，但不會因為是雛菊不是玫瑰而貶低它，在兩種花中都能夠看到美，大自然多樣化的美，為什麼對人類而言會有如此不同的標準？為什麼我們仍然允許著種族主義、性別歧視和其他形式的不平等發生在身邊？為什麼我們確實看到周圍的世界正受苦，卻讓它繼續下去？以及我們如何透過瑜伽練習緩解苦痛並創造平等？

瑜伽練習可以拓寬我們的視野，幫助理解每個人都是更大的意識、能量或存在世上的一部分，只有當我們不斷的傳遞著這份領悟，那麼才能夠打破世界上不公平和不公正的制度。

瑜伽可以成為一股全球變革的動力，如擴展與激活社群 (Amplify and Activate)、瑜伽服務委員會 (Yoga Service Council)、行動技巧團隊 (Skill in Action)、無障礙瑜伽 (Accessible Yoga)、身心解決方案適應性瑜伽 (Mind Body Solutions)、城市中的聖地計劃 (Sanctuary in the City) 和瑜伽和身體意象聯盟 (Yoga and Body Image Coalition) 等非營利組織鼓勵以行動主義、自我省思和瑜伽精神來改變世界。

這些組織揭示了不平等的現象，並幫助我們學習如何擴展包容與接納的空間，透過面對面的活動、社交媒體和線上課程等媒介，讓理念沒有阻礙的被傳遞著，正義是同理的、公平的和大愛的，瑜伽將我們於這場革命中團結在一起，關鍵就是要提高集體改革的意識。

人們開始意識到改革的力量來自內在，在我們目前的意識狀態下，總會跟隨著瑜伽哲學中所謂的自我主義(asmita)，也可解釋為「我執、我慢、自我」，認為自己是一切的主宰者，對周圍的世界自私也缺少覺察，不知道我們的言行也會對他人的生活產生影響，更重要的是，忽略了不作為和冷漠也會破壞正義的事實，正如偉大的民權運動領袖馬丁路德金恩告訴我們的：「我們可能都乘坐不同的船前來，但現在我們在同一條船上。」

人體中沒有任何一個器官或肢體可以脫離整個系統而獨立存在，所有的部位必須協力工作才能發揮作用，心臟不能獨立於肺運作，胃也不能獨立於其他消化系統。雖然人群的運轉也是如此，但卻經常遺忘其實我們都正在為這個世界的共同目標：幸福、愛和富足而努力，必須了解到大家是一體的。

不該用偏見、排斥和仇恨傷害彼此，必須為改變騰出空間，只要仍有「排除異己」的心態，改變就永遠不會發生。如果我們不允許所有人都自由，就不可能達到民族、社會或文化的真正自由，為了完整深入瑜伽的練習，我們必須將「合一」的意義銘記在心，尊重它豐富多元的歷史。

02 chapter

瑜伽、權益與身體意象

就算再不想牽扯到政治的人也要認知到我們的身體自帶政治，它從過去以來就一直是各種權力互相競爭的場域。身體是我們可以穿行在世界上的唯一管道，外貌通常會伴隨著被如何對待以及享有什麼樣的權益。在西方文化中，更有能力的、皮膚更白的與身材更纖細的比起其他樣貌者通常擁有更多的資源，在傳統上也認為具有吸引力的身體能被賦予「美即貨幣」的價值。

無論性別，追求社會認定的「美」可以打開許多大門，通往獲取更多資源的捷徑，但並非所有人都享有同樣的司法、公正和資源，例如醫療保健和財富分配，我們的身體都被掛上標籤，在白人主導的世界觀之下，有色人種必須不斷證明自己的價值，那些不符合傳統審美的人要非常努力才能讓自己的人格、經歷和專業知識得到認可，膚色、殘疾、年齡和體型等外在條件嚴重影響著社會如何看待我們。

自我懷疑很大程度上是社會文化條件的副產品，不符合社會主流價值的人將產生自我懷疑和自卑感內化，向自己灌輸這些自卑的想法被稱為「內在壓迫」，主流文化替什麼是「正常的」或「有價值的」訂定了準則，使得少數群體難以發揮真正的潛力，結構性的限制使之成為不利的一方。

我們不應該忽視結構性的種族歧視、性別歧視、性向歧視、年齡歧視、身材歧視，在追求安全和成功的生活中，每個人可能會遭遇不同程度的挑戰，為什麼會因為身體的差異而產生差別待遇？

黛安(筆者)：說到我的經驗，我這又黑又胖的身體當然有它的挑戰，無論在職場或面對外界都或多或少受到過不舒服的對待。可是，我如何被這個世界看待，不應該取決於膚色、性別、體型這些外在的東西。

透過不斷的自我省思與提問，可以幫助我們更全面去審視人道精神：為什麼皮膚白的人更受到歡迎？男性的地位要高於女性？身材纖細要勝過胖子？四肢健全者會比肢障者工作能力更好？這些問題可以幫助我們更深刻地去思考。

我相信所有的身體都能因與生俱來的本質在社會上平等立足，但事實通常並非如此美好，我們相信所有的身體都是美麗與無價的，所有身體都值得我們去愛、尊重和關心，無論他們的膚色、體型、肢體健全與否或性別如何，我們必須開始放下對完美和美麗主義的崇拜，並給予任何樣貌的身體珍視與歡慶。

瑜伽八肢持戒裡的不傷害 (ahimsa) 原則提醒我們停止對不同身體的鄙夷，當然包括對自己的身體，對自身的敵意也會創造著對彼此的敵意，自我迷戀以及社會文化主流定義下的身分認同，會阻礙我們看清內在真正的偏見和歧視。

負面的身體意象直接影響我們的想法，如果沉浸在自我憎恨中，就會忙著挑剔自己的身體，資本主義就是依靠這種內心衝突激起對自己的不滿意、不滿足，然後打著自我提升的幌子說：你需要做得更好、成為更好的人，買得更多就可以給自己更多。相反地，接受自己有助於更好地接受他人，正面的身體意象使我們不需要跟著世俗的美麗準則購物，就可以慶祝與生俱來的美麗和生活周遭的美好。

身體意象

身體意象是指我們看待自己身體的方式，以及假設別人如何感知我們的身體，這是一連串對自身的想法，建立於我們如何感受自己與外在世界的關係，我們是否認為自己是有吸引力的、女性化的、男性化的、非二元性別的、健全的、身體殘疾的、年長的身體、年輕的身體、碩大的身體，還是嬌小的身體？

我們的身體意象受到朋友、家庭、宗教、文化、媒體和社會傳遞的訊息影響，通常不是基於事實，卻可能是正面或是負面的。瑜伽經第二章 (2:35) 的教義提到，安定心靈可以停止仇恨，我們首先停止對自己的敵意，接著停止對他人的敵意，當我們允許心靈安定下來時，便可以擺脫循環在生活中有意識或無意識的不安全感，當我們停止把自我價值建立於外在樣貌時，就會體認到對傳統審美的崇拜是不必要的。

身體意象大多是透過經驗學習而來，以下是關於身體意象的一些事實：

» 透過市場行銷讓人們專注對身體的不滿，有助於化妝品與營養品行業保持盈利。宣傳難以實現和維持的理想外型，使這些產業得以持續增長與獲利，根據市場調查指出：「2018 年美國的減肥產品市場總額估計增長 4.1%，從 698 億美元增至 727 億美元，預計整個市場到 2023 年每年都持續增長至少 2.6%。[6]」

» 華盛頓州立大學發現，現今美國女性的平均服裝尺碼下降至 16、18 之間[7]，是加大碼的下限，時裝模特的平均尺碼為 0 到 4[8]。（譯註：美國 16 號女裝腰圍約 33 吋，平均體重約 79.5 公斤，18 號女裝則腰圍約 34 吋半，平均體重約 81.7 公斤）

» 對大多數女性來說，纖細的理想外型是不可能實現的，甚至可能導致自我貶低、焦慮、抑鬱和無助的感覺[9]。

» 如帕爾默 (Mario Palmer) 所言：「約有 91% 的女性對自己的身材不滿意，並透過節食來達到理想的體型。不幸的是只有 5% 的女性天生擁有媒體經常展示的體型。[10]」

» 「在一項調查中，有超過 40% 的女性和 20% 的男性表示未來有可能進行整型手術，統計數據顯示在性別、年齡、婚姻狀況和種族各方面都保持相對穩定。[11]」

» 「學生族群尤其是女學生，與不經常消費的學生相比，受主流媒體影響而消費的學生更在意他們是否有魅力和整體的外在形象。[12]」

瑜伽中的身體意象

從根本上說，體位法 (或身體上) 的瑜伽練習就是為了促進整體健康，讓我們達到身心合一的目標，健康和規律的瑜伽練習應該被視為一種自我保健方法，同時也是安全且舒適的自我探索工具，從這個觀點出發，是不可能忽視瑜伽練習和身體意象發展之間的關聯性。

仔細研究瑜伽如何影響身體意象，應該是每位練習者的首要任務，尤其是經驗豐富和有抱負的老師，以及從事瑜伽媒體工作的人。瑜伽老師和相關媒體能對學生的身體意象產生非常大的影響，可以支持他們正面的自我價值，也可以強化負面的身體意象，對於老師和專業人士而言，了解在談論自己時使用的語言，以及將會被如何投射到他人身上是非常重要的。

多年來，瑜伽主流的出版品、網站和服飾公司一同精心打造出非常具體的瑜伽形象，宣傳中大量出現的幾乎都是纖細、膚色白的女性，我們很少看見一個「普通」或「正常」身形的人做瑜伽動作，更少看到身障人士、男性、非二元性別人群、年長者或其他的多樣性元素。

纖瘦、有魅力、柔韌、皮膚白皙的女性被刊登在瑜伽書籍或廣告上，這種審美觀念被精心打造為成功的行銷方式，社會創造了這樣的形象以便相關產業可以繼續利用消費者對自我身體的不安全感賺錢。

「瑜伽的身體」必須是年輕、苗條和柔韌的概念，呈現出我們對美麗的追求是如何漫延在瑜伽圈子裡。許多瑜伽老師天生有著良好的柔軟度和健全的身體，但這種優勢會不經意地影響對不同身體條件者的教學，由於缺乏理解，我們可能不知道如何為班上不同體型與能力的學生調整姿勢，而他們反而最需要老師的指導。

雖然不是故意因為缺乏理解或不熟悉而將學生排除在外，但這確實經常發生！當我們不重視在課堂上為不同的身形和能力提供同理和欣賞的氛圍時，可能會讓學生感到被邊緣化甚至疏遠練習！

這樣一來，可能會讓學生誤以為他們無法做到或嘗試特定的體式，或者更糟糕的是，讓他們覺得好像所有的體式練習都超出了他們的能力範圍，更可悲的是，這還會導致潛在的暗示，學生會認為自己的身體存在某些「問題」，使負面的印象、想法、感受和評斷不斷延續。

我們堅信所有人的身體都是瑜伽的身體。

事實上，不需要讓學生的身體去適應體式，而是使用輔具和相對應的支撐來創造體式本身的空間，讓體式去承接身體，而不是將身體擠進體式中。作為老師，需要為班上所有人創造同理和欣賞的氛圍，因此無論學生的體型或能力如何，都可以為他們帶來幫助，改善和提升積極健康的生活方式。

在個人的瑜伽練習裡可以倚仗相等的同理，自己的身體就是瑜伽的身體，我們對自己說的話語是有力量的，不需要跟隨任何信念而改變自身以配合體式、課程或生活方式。相反地，可以創造體式、課程或生活方式來配合我們所處的位置，慶祝與自己獨特的身體和經歷相遇，定製屬於自己的瑜伽練習，滋養每個獨一無二的身體、心靈與精神。

欣賞我們的身體

欣賞我們的身體最重要的就是在當下看見自己。

作為瑜伽老師，我們可以透過同理和欣賞不一樣的身形和能力，加上了解如何因應不同條件去調整、改善體式，來創建一堂真正有包容性的瑜伽課。可以與不同領域的老師們分享靈感並激發彼此的工作，可以不斷的鼓勵學生回到墊子上並享受他們自己的練習歷程，意識到每個練習者都會帶著與生俱來的特質來到墊子上，以瑜伽練習讚頌所有的身體。

這些概念同樣適用於個人實踐，試著聽見自己在墊子上與墊子外的對自我價值、力量與美麗所訴說的故事，無論現在看起來如何，開始去質疑負面的故事，開始去慶賀當下的生命以及當下的練習，選擇注重權益和包容性的老師和媒體，在任何時候我們都可以回到墊子上專注在練習裡，理解不需要為了迎合理想而改變。

無論身體看起來如何都可以成為健康的人，要尊重每個身體、挑戰既定的假設、實踐同理的自我照護，積極嘗試改變瑜伽和健康領域的主流思想。我們不需要克服身體，我們需要克服的是執著。

如果能夠克服對飲食文化、美容產業和名人文化的執著，如果能夠滿意自己的身體而非不信任地看待，會是怎麼樣的呢？

執著的根源是來自於恐懼和不安全感，當遺忘了真正的自我，也就是傳統瑜伽中所謂純粹的意識與潛能，會以為需要透過自我之外的事物才能獲得幸福。

然而，不是這樣的，你本身就是值得的。

這本書提供如何讓體式為各種體態服務的練習方法，老師可以訂製自己的練習，或是支持不同的學生，也談及對待體式和身體時支持性的語言，學習如何與自己或學生對話，希望本書可以作為一個工具，幫助你開始接受所有的身體，包括自己的和他人的。

在你的旅程裡也許可以想想以下問題：

» 接受身體的第一步是放下對主流審美觀和完美的執著，我們是否可以平等看待所有的身體，無論膚色、體型和性別？
» 我們將瑜伽視作個人追求，還是促進與他人連結的工具？
» 我們是不是能將自己的瑜伽和正念練習與社會正義的團體工作結合？
» 在自我學習的歷程中，能不能看清自己的偏見並意識到它如何影響我們的生活和周圍的世界？
» 如何與不同於我們的人們交流？
» 如果相信瑜伽即合一，那我們該如何支持社區服務，也許能與當地組織或瑜伽服務委員會等更大的團體合作？

03 chapter

瑜伽的練習基礎

本章是為瑜伽初學者準備的，下面將告訴你 10 個開始練習瑜伽的小秘訣。各位瑜伽老師和進階練習者們，如果下次你們聽到有人說想練習瑜伽卻不知道從何開始時，也可以將這 10 個小秘訣分享給他們。

1. 準備基本用品

首先，練習瑜伽不需要花很多錢去買那些花俏昂貴的瑜伽用品，這是一項非常生活化且親民的運動，不需要太大的空間或是高級設備，只需要準備以下一些基本的東西就可以在家中練習：

» **舒適的衣服：**不需要準備動輒數千元的瑜伽褲，只要可以不受限制、輕鬆走動的褲子即可 (在家裡甚至穿著伸縮牛仔褲，也能抽空練習個幾分鐘)。上衣需要避免過於寬鬆或飄逸的款式，因為在臉朝下的體式中 (如下犬式) 可能會遮蔽視線，從而影響到體式的進行，同時也觀察不到腳與腿的擺放位置，女生可能會需要一件有支撐性的運動內衣。雖然多數人都赤腳練習瑜伽，但如果不習慣赤腳，建議購買抓地力強的襪子以防止滑倒 (在網路商店搜索『瑜伽襪』，會有很多選擇)。對於某些人來說，穿著喜歡且感覺自在的瑜伽服也可以成為練習的動力，當然那就得增加花費了。

» **瑜伽墊：**雖然不用瑜伽墊也可以練習，不過，如果是在瑜伽工作室或健身中心練習的話，可能會需要自備，而且往往在瑜伽墊上練習會比在家中的地毯上或是地板上練習更舒適，雖說有些瑜伽墊不便宜，但在店面和網路商店上也還是有很多價格實惠的選擇。

» **任何你認為有幫助的輔具：**如果是在瑜伽工作室練習，可能會提供輔具給學生使用，但如果是在家中練習，手邊有些輔具會讓練習更加順利。本書第 5 章會介紹一些常見的瑜伽輔具，以及哪些居家用品可以作為輔具的替代品。

2. 尋找對初學者友善的課堂或可在家中練習的影片

對於學生和老師來說，重要的是理解到「初學者」並不一定意味著「輕鬆容易」，初學者只是剛接觸瑜伽的人，每一位初學者的目標和需求可能與另一位初學者有很大的不同。還要記得！瑜伽有許多不同的種類，如果試上了一堂課但不喜歡，也只表示那堂課不適合你，不需要因此認定自己不適合瑜伽。以下的幾點提醒可以幫助你找到適合的課程：

» 如果打算去瑜伽工作室，請聯絡他們並告知自己是初學者以及想上的課程類型，例如：身心放鬆的**療癒瑜伽**(restorative yoga)或是較具挑戰性的**流動瑜伽**(Vinyasa yoga)，看看他們有什麼學習的建議。

» 如果目前身體有傷或舊疾，請尋找**無障礙瑜伽**(accessible yoga)或**適應性瑜伽**(adaptive yoga)，此外**椅子瑜伽**(chair yoga)也很適合。請注意！有些椅子瑜伽是全程坐著進行的，但有些會有站立或躺著的動作，並使用椅子作為輔具或是平衡支撐。如果有特殊需求，在嘗試上椅子瑜伽課之前，建議先詢問該課程是否全程坐著進行。

» 如果喜歡放鬆且節奏較慢的瑜伽，請找**溫和瑜伽**(gentle yoga)或**療癒瑜伽**，大部分的課程都適合初學者。**陰瑜伽**(yin yoga)的節奏也較慢，而且更偏向於冥想，不過並不見得所有課程都適合你，所以請在線上搜尋「陰瑜伽初學者」先看一看，或報名時讓工作室和老師知道你的程度到哪裡。

- 如果你想增加靈活性及活動度，可以試看看陰瑜伽課程。陰瑜伽會停留在體式 (主要是坐姿或臥姿) 一段時間 (通常每個體式約幾分鐘)，並盡可能地朝你的「邊界」前進，這裡的邊界是肌肉拉伸到極致的感覺，並非那種極度不舒服甚至感到疼痛、無法輕鬆呼吸的感覺。也可以嘗試結合瑜伽和**肌筋膜鬆動** (MFR, myofascial release) 課程，其中包括使用筋膜球和泡棉滾筒等工具進行自我按摩。

- 如果希望瑜伽能夠成為交叉訓練 (cross-training) 或運動後恢復的一種方式，請尋找適合專項運動的課程，例如：**跑者瑜伽**或**單車瑜伽**，這些課程的內容通常會更貼近同是瑜伽新手的運動員。不過要注意的是！有些課程非常注重「恢復」，強調伸展、肌筋膜鬆動和舒緩；有些課程則更注重提高運動表現 (例如耐力)；還有一些課程會更著重在交叉訓練上，幫助加強那些在專項運動較少使用的肌群，根據個別的需求和目標，向工作室或老師詢問，或詳閱課程說明以了解課程內容。

- 如果你正在尋找對身體有挑戰性或更快節奏的課程，可以試試**流動瑜珈**或**強力瑜伽** (Power Yoga)，如果在工作室看到類似「不分級別」的課程，這些課程通常歡迎初學者參與，但一定要讓老師知道你是初學者，這樣老師會在練習前先解釋『瑜伽術語』。有些工作室還為初學者提供「流動瑜伽 101」的課程，如果是在線上練習，可以搜尋一些初級課程，如果需要較高強度的鍛鍊，可以嘗試 HIIT (高強度間歇訓練) 瑜伽課！這些課程通常包含一些簡單但對身體具有挑戰性的動作，像是伏地挺身、波比跳和深蹲跳，並在中間穿插瑜伽體式。

編註：想要瞭解 HIIT 的功能與動作，可參考旗標科技出版的《HIIT 高強度間歇訓練科學解析》。

- 如果想專注於達到每一步體位法的正位，可以嘗試基礎正位瑜伽課，或非常著重正位的**艾揚格**體系 (Iyengar yoga)，大多數艾揚格瑜伽工作室都提供初學者課程。

» 如果不確定自己想要什麼，只是想試試看瑜伽，那麼就多嘗試幾種為初學者設計的瑜伽課程會是很好的起點，然後從中找出自己喜歡什麼、不喜歡什麼，讓你對瑜伽的探索更加精準。

3. 在生活中空出一段時間

想知道瑜伽歷久不衰的秘密嗎？那就是：不需要很長的練習時間！當然，你可能會發現有些人說瑜伽課「應該要上滿九十分鐘」，但老實說，我們不認同這樣的說法，即使時間有限，規律的練習都比久久一次的長時間練習更加重要。請相信我，你將從每天 (或較多天數) 的少量練習中受益，而不是偶爾想到才突然補償性的大量練習，如果生活中能空出練習的時間不多，那麼可以考慮線上課程，可以找到許多不同風格且每堂時長從 10 分鐘到 45 分鐘不等，雖然瑜伽工作室的課程時長在傳統上較長，但也有越來越多的工作室提供 60 甚至 45 分鐘的課程選擇，也有些工作室提供短時間的「午休」課程，可利用上班的休息時間練習，這樣就能真正將瑜伽融入生活，從小處做起是讓瑜伽成為習慣的好方法！

4. 打造專屬瑜伽的空間

在家裡找到一個專門的練習空間，可以鼓勵你規律地回到墊子上練習，把瑜伽墊和所有輔具都放在那裡，這樣就可以在需要的時候輕鬆地「停下腳步、放下一切、專注瑜伽」。這個地方可以在床旁邊、客廳的角落，或者任何可以容納墊子大小的地方，如果可以的話，設置一個瑜伽空間會很有幫助，這樣就不用四處移動傢俱，和瑜伽之間也就少了一個障礙！

5. 和瑜伽來場主題式的約會

把瑜伽練習放在行事曆並設置一個鬧鐘，讓這段「私人時間」只有瑜伽，沒有其他雜事。請記住！瑜伽練習不必花費很長的時間，只需要一點點就可以走很長遠的路。例如，你決定要在週一、週三和週五的上午 7:00 上一節 15 分鐘的瑜伽課，就把行程放在手機行事曆中 (甚至可以放上網路課程的超連結以方便打開！) 或寫下來，選擇一個對自己來說現實可行的方式，如果你不是一個早起的人，那就來場瑜伽午後約會，或是晚間練習也不錯，練習瑜伽的最佳時間就是每刻當你起身練習的瞬間！

6. 找朋友一起練習

俗話說：「獨樂樂不如眾樂樂。」如果身邊有瑜伽同好者一起練習是最好，要不然可以找找看瑜伽相關的臉書社團和其他社群媒體，來和其他初學者交流，這些社群媒體也是強力的支柱和有用的提問場所，動動手指頭搜尋一下，說不定就能找到與你志趣相投的瑜伽好友！

7. 建立自己的首要序列

不論是線上課程還是本書中的任何一個練習序列 (在第 17 章提供許多選擇)，找到一個自己喜歡的簡短序列並將其作為你的首選。如此一來，當你在家中打開瑜伽墊時，就不需要開始想今天要練什麼而感到迷惘，因為已經有了方向，可以在任何時間全心投入！

8. 設定目標

在瑜伽旅程上設定目標是開始和保持練習的好方法，雖然可以訂立學習特定體式的目標，但我們更建議從容易記錄的內容開始，例如：「一個月內每天至少練習十分鐘瑜伽」或「一週上三堂瑜伽課」，建立目標要採取**聰明 (SMART)** 作法，分別說明如下：

- **具體的 (Specific)：**避免像「開始練習瑜伽」這類超級模糊的概念，反而像是「上班前練習十五分鐘瑜伽」會更加清楚。

- **可計量的 (Measurable)：**讓瑜珈練習可以被計量，例如哪幾天有練習或沒練習。
- **可實現的 (Attainable)：**確保你真的可以完成，不要像是每天凌晨 3:00 練習一個小時這種難以達成的目標，除非你本來就習慣夜生活。
- **相關的 (Relevant)：**讓瑜伽與你的興趣產生連結，希望各位練習瑜伽是因為本身就想練習。
- **有時限的 (Time-bound)：**設定一個時間限制，並下定決心在設定的時間內完成練習，例如一個月或一週，不要讓它成為「永遠」無法完成的事情。在設定的時間結束時，可以檢視哪些練習有效、哪些無效，如果接下來想增加或減少某些特定的練習，都可以有所依據去訂定全新的目標。

9. 覺察呼吸

瑜伽不僅僅只有體式，瑜伽意謂著合一或連結，只要任何時候你和自己在一起，讓思想、身體和呼吸相互連結時，就是在練習瑜伽，也就是瑜伽的另一個秘訣。花點時間單純的覺察呼吸：當你一吸一吐的呼吸時，身體有哪些地方在起伏？如果可以的話，能透過鼻子吸氣、鼻子吐氣嗎？如果不能也沒關係，用舒適的方式呼吸就好。能讓你的吸氣和吐氣的長度相同嗎？也許可以數息 (吸氣三秒，呼氣三秒，或者更長或更短，這取決於如何能感到更輕鬆自然)，如果可以保持覺知地給自己五個呼吸，你知道嗎？現在就是在做瑜伽！

10. 讓瑜伽變得好玩！

開始任何新習慣並能夠堅持下去的最佳方式就是去享受吧！請記住！瑜伽並不是要完美地完成任何事情，而是為了更好地了解自己，就像在任何關係中一樣，樂趣很重要，偶爾傻乎乎的也沒什麼不好，放首喜愛的音樂創造居家練習的氛圍。允許自己大笑，甚至放縱一下，在體式之間跳個舞，組成自己的趣味體式，別擔心！這並不會毀了一切。不過這裡還是要提醒：練習瑜伽不是胡鬧，而是享受當下！

04 chapter

呼吸與凝視點

呼吸和凝視點(視線的定點)是瑜伽練習的兩個元素，無論是在課堂上還是在家裡都可以幫助我們與身體連結，並建立專屬自己的練習。

本章概述什麼是呼吸與凝視點，這又會如何影響著我們的練習，以及該如何選擇與運用這些方法。

瑜伽與呼吸

你可能曾經聽說瑜伽與其他運動最大的不同在於「瑜伽就是呼吸」，儘管除了瑜伽之外也有其他以呼吸為重點的運動，例如皮拉提斯，但這種說法並沒有不對，這是什麼意思呢？呼吸在瑜伽中又有什麼樣的作用呢？

問題的答案取決於回答的人以及他們練習或教學的派別，不同派別的瑜伽著重的呼吸面向都不同，也使用不同的呼吸技巧，但簡而言之，所有派別的瑜伽都共同強調著：「練習瑜伽，就是在覺知你的呼吸。」

這是因為呼吸是自主神經系統的功能，我們不需要隨時隨地有意識地控制它。

雖然這本來就是一個人體完善的功能，但當我們透過刻意練習、有意識地覺知呼吸會發現一些正面的影響，例如，呼吸能當作減緩壓力的工具，也可以開始發現自己習慣性的呼吸方式是如何對情緒產生影響，運用呼吸幫助我們專注，更能夠為瑜伽墊上的每個動作帶來輕鬆自在與合一的感受。

接下來，我們將探索在瑜伽課上經常出現的幾種重要呼吸方式，還有一些常見的調息法(pranayama)。

橫隔膜呼吸

在一般人的認知中，我們都是用橫膈膜呼吸，是因為橫膈膜為主要幫助肺部擴張的肌肉。當我們吸氣時，位於中下肋的橫膈膜會收縮下降，使肺部膨脹並充滿空氣，當我們呼氣時它會放鬆上升。你可能會說。橫膈膜是將空氣送到肺部的主要肌肉，那麼當瑜伽老師說「用橫膈膜呼吸」或「從你的橫膈膜呼吸」時，這是什麼意思呢？

注意：瑜伽老師注意！請不要告訴學生將呼吸『送進』橫膈膜，那是不可能的！

當我們感到壓力過大，交感神經系統中「戰鬥或逃跑」反應也會過於活躍，呼吸往往會變得短淺，這一般會以「胸式呼吸」來描述，意謂著我們會更依賴「輔助呼吸肌」(胸腔周圍較小的肌肉群) 來呼吸。當我們有意識地調整呼吸，減少使用輔助呼吸肌，增加「主動呼吸肌：橫隔膜」的作用，可以幫助激活副交感神經系統「休息和消化」反應，擺脫「戰鬥或逃跑」反應。但這是如何辦到的呢？其實是刺激一條稱為迷走神經的重要神經，它支配著橫隔膜，當受到刺激時會向副交感神經系統發出「啟動」信號，很酷對吧？

那我們要如何「用橫膈膜呼吸」並啟動「休息和消化」的神經系統呢？我們的目標是使呼吸可以順暢均勻且飽滿。在剛開始觀察自己的呼吸時可能不是特別順暢，會感到有點緊張或不太順，這很正常，當你越常觀照自己的呼吸，自然而然會變得越來越順暢。

接著開始覺察自己現在正在吸氣，或是正在呼氣？如果可以的話，能用鼻子吸氣和呼氣嗎？可以讓呼吸的長度與質量均勻嗎？這意謂著吸氣與呼氣一樣重要，也許可以嘗試數息，例如，吸氣三秒，呼氣三秒，在自然且輕鬆的前提下，慢慢增加至四秒、五秒或六秒的吸氣與呼氣，接著注意呼吸時身體的移動，哪些部位在擴張或收縮？答案當然也與身體擺放的位置息息相關。

如果處在挺直的坐姿或站姿，能否透過吸氣擴張胸腔的後側和兩側 (可以嘗試將手掌放在胸腔周圍感知起伏)，也可能會注意到上腹部的起伏；下腹部因為核心肌群需要保持姿態挺直而相對收縮、靜止。接著當你呼氣時，嘗試喚醒下腹部更多的參與，微微緊縮並保持一些張力，就好像兩邊髖骨前側有一條拉緊的繩子。

試試看能不能在下一次吸氣時，更有意識的擴張胸腔的兩側與後側？以及能不能在下一次呼氣時啟動下腹維持張力？

如果處在仰臥姿，腹部在吸氣時更容易擴張，順其自然就好。當吸氣時，橫膈膜會收縮並向下移動，推入下方的器官，腹部因此向外推 (並不是真的將空氣吸入腹部，而是腹部會隨著呼吸起伏)，而當呼氣時，橫膈膜向上移動，腹部自然會向內收。

如果處在俯臥姿，如鱷魚式 (見第 14 章) 或腹部壓在大腿上的嬰兒式等，腹部的起伏範圍會被下方的地板或大腿限制，所以你會發現胸腔背部與側面 (包括下背部也可能) 會有更多的擴張空間。

以上只是舉幾個例子，藉由觀察不同體式對呼吸運動的影響會有更多發現。通常只需要花幾分鐘觀察呼吸、調整呼吸，自然而然地呼吸會慢慢趨於平緩。

一般來說，瑜伽中的「橫膈膜呼吸」是指有意識地、順暢地、全然地呼吸，這並不代表要盡可能深長地呼吸，而是覺察你的呼吸，有意識地放掉任何可能憋著、抓緊或限制呼吸的緊張，並讓呼吸可以自由的流動在身體裡的空間。

鼻吸、鼻吐

瑜伽練習主要透過鼻子吸氣和呼氣，與其他常以鼻子吸氣和嘴巴呼氣的運動不同，如皮拉提斯或者更多的有氧類課程如飛輪或森巴等，我們經常需要用嘴巴才能呼吸！但為什麼呢？如果是因為感冒或其他原因導致無法順暢地以鼻子吸氣和呼氣，這不在我們的說明範圍內，只要能維持正常呼吸就好。

用鼻子呼吸有一些好處，比如將氧氣更多地帶入副交感神經接收器較多的肺下葉，進一步幫助橫膈膜呼吸，並釋放更多一氧化氮，使細胞獲得更多氧氣，而且鼻子也有著比嘴巴更有效的過濾系統。在一般的情形下，如果鼻腔暢通且能夠舒服呼吸，就用鼻子呼吸吧！

給瑜伽老師們的提示：在練習呼吸上給予學生好的提醒和建議很重要，但同時也要非常注意！不要對學生的呼吸進行細節管理。課堂上的任何人都很有可能經歷過創傷，雖然呼吸練習可以是對應創傷時有效的工具，但是否有用或是否合適則因人而異，並非所有的呼吸練習都適合所有人，老師的工作不是試圖以呼吸或者任何形式的練習「治癒」任何人的創傷，而是營造一個安全、包容的環境，鼓勵所有學生做出適合他們自己的選擇。

喉式呼吸（Ujjayi breath）

在流動瑜伽(Vinyasa yoga)的課堂中，可能會特別教導練習喉式呼吸，雖然Ujjayi字面上的意思是「勝利」，不過因為呼吸時會發出聲音的特性，有時也被稱為「海洋呼吸法」(Ocean Breath)或「達斯維達呼吸」(Darth Vader Breath)。譯註：達斯．維達是電影《星際大戰》的虛構人物。

以下是練習方法：

> 首先，用鼻子正常吸氣，然後想像你正在用嘴哈氣讓鏡子起霧(譯註：嘴巴張開發出「哈～」的聲音，喉嚨會打開)，這樣重複做幾次。

然後，同樣用鼻子吸氣，但在呼氣時把嘴巴閉上(維持喉嚨打開狀態)氣從鼻子出去。當你以這種方式呼氣時，會輕微地使用喉嚨後方的肌肉，發出能讓自己聽得見的聲量，甚至連站在旁邊的人都可能聽到。譯註：也就是將呼吸帶到喉嚨的後方。

你可以只在呼氣時使用喉式呼吸，也可以嘗試在吸氣時啟動相關肌肉產生輕微的聲音。

即使在練習喉式呼吸時，也要保持吸氣和呼氣順暢。有些人發現，喉式呼吸在練習時可以作為收攝心念的焦點，幫助他們回到覺知與當下。

常見的調息法 (Pranayama)

Prana 和 Yama 皆是梵語，前者的意思為「生命力」，雖然 prana 並不單指呼吸運動，但根據瑜伽傳統解釋，它是一股推動呼吸的力量，是讓所有生命得以延續的力量，「氣」是 prana 的另一種常見翻譯。Yama 意思是「控制」，儘管 prana 並不完全是「呼吸」的同義詞，但 pranayama 通常被翻譯為「呼吸控制」，指有意識地使用不同的方式練習呼吸以達到特定的效果，比如幫助我們感到平靜或充滿活力。

解釋 pranayama 的另一個觀點是將其拆分為 Prana 和 Ayama (在梵語中，將一個以 a 結尾的詞與另一個 以 a 開頭的詞組合時，會省略其中一個 a，這時候 pranaayama 就會寫為 pranayama)。Ayama 的意思是「非控制」，因此根據這個定義，調息法並不是控制呼吸，而是讓呼吸本身 (或者更準確地說是推動呼吸的生命力) 發揮作用，有些教師和學生更喜歡這個定義，因為相較不那麼嚴格、死板，更多的寬容而非強迫。

無論選擇如何觀看詞源，在當代瑜伽裡，調息法通常意指呼吸練習，我們接下來會介紹一些最常見的調息法。

鼻孔交替調息法 (Nadi Shodhana)

鼻孔交替調息法通常是瑜伽學習的第一個調息法之一，一般在瑜伽課開始或結束時練習，以達到平靜的效果，也是冥想練習時很好的引導，可以將它放進任何時刻的自我練習中。

也可以翻譯為「經絡清潔」(另一個寫法是 nadi shodhanam)，指的是瑜伽傳統描述存在於我們體內的精微能量通道，但是從字面上的物理意義來看，則是一次透過一個鼻孔呼吸。

練習鼻孔交替調息有很多不同的方法，我們來探索其中一種比較簡單的方法：

開始時於地板或椅子上坐直(也許可以在屁股下放毯子或墊子找到舒適的位置)，如果想要閉上眼睛也很好。

收起慣用手的食指和中指，彎曲到手掌中，留下拇指、無名指和小指伸出來。

把手放在鼻子前方，如果右手是慣用手，將右手拇指輕輕放在右鼻孔外，右手無名指輕輕放在左鼻孔外。

如果左手是慣用手，將左手拇指輕輕放在左鼻孔外，左手無名指輕輕放在右鼻孔外透過兩個鼻孔吸氣。

然後，輕輕蓋住左鼻孔，透過右鼻孔呼氣。

輕輕地蓋住右鼻孔，從左鼻孔吸氣。

總共三遍：用右鼻孔呼氣，左鼻孔吸氣。

然後，在左側第三次吸氣後，透過左鼻孔呼氣。

然後輕輕蓋住左鼻孔，透過右鼻吸氣。

總共做三遍：用左鼻孔呼氣，右鼻孔吸氣。

在右側第三次吸氣後，鬆開手並透過兩個鼻孔呼氣。

透過兩個鼻孔進行三次規律的吸氣和呼氣後，便完成了一個回合的練習。

請記住這個練習 (右側呼氣，左側吸氣 3 次；左側呼氣，右側吸氣 3 次) 是在瑜伽課和培訓中可能遇到的眾多鼻孔交替調息法之一。

提示：如果不能或不想從物理上堵住其中一個鼻孔練習，也可以改為想像空氣一次只透過一個鼻孔進出，以進行類似且有效的練習。

頭顱發光調息法 (Kapalabhati)

這種調息法通常在瑜伽課開始時進行，或在其他調息法和冥想之前練習，使鼻子更暢通，呼吸更容易。

提示：練習之前先擤鼻涕！

Kapalabhati 的意思是「閃爍的頭顱」或「發光的頭顱」，也許是因為許多瑜伽修行者在做完之後感受到頭腦的清晰和「光明」。它是以快速、有力的呼氣，接著被動的吸氣，有時被稱為「火焰之息」，不同的瑜伽派別以不同的方式教授，我們要探索其中一種方式：

開始時坐直，如果有需要可以閉上眼睛。

做這個練習時，盡可能以腹部起伏為主，同時保持胸部相對靜止，將一隻手放在下腹部會很有幫助！

先用鼻子正常吸氣和呼氣。

然後，吸氣吸到一半。

透過鼻子用力呼氣，收縮下腹部並透過鼻子發出擤鼻涕時的聲音，這讓下次的吸氣自然產生。重複以上，開始時慢慢來 (每秒呼氣一次)，總共做 11 次。

以有力的呼氣結束，然後自然吸氣，完成後進行幾次輕鬆的呼吸。

如果願意，可以再重複兩回合。

當你能夠駕馭上述的練習後，可以加快速度並在每個回合增加更多呼氣，常用的回合次數包括 27、54 和 108，數字 108 在瑜伽傳承中很重要 (108 是 27 和 54 的整數倍)，經常出現在經典和傳統儀式或練習中，例如用作冥想工具的念珠瑪拉 (mala) 通常也有 108 顆珠子。

記住：用力呼氣，被動吸氣。

風箱式調息法 (Bhastrika)

Bhastrika 的意思是「風箱呼吸」(想像一個搧動壁爐火焰的風箱)，其與頭顱發光調息法相似，但吸氣與呼氣都要用力，據說有帶來活力的特殊效果。

練習方法如下：

坐直，這個練習一樣是以腹部的起伏為主，而不是胸部，所以將一隻手放在下腹部會很有幫助。

先透過鼻子正常吸氣和呼氣。

然後，吸氣吸一半。

透過鼻子用力呼氣，收縮下腹部並透過鼻子發出擤鼻涕的聲音，接著立即用力吸氣，同時發出嗅探聲。

慢慢開始，以每秒各一次呼氣與吸氣為目標，重複十一次。

以有力的呼氣結束，然後進行幾次輕鬆的呼吸。

如果願意，可以再重複兩回合。

與頭顱發光調息法一樣，一旦能夠駕馭上述的練習，就可以加快速度並增加重複回合數。

記住：有力的呼氣和有力的吸氣。

找到你的凝視點

在瑜伽中，凝視點指的是視線與凝神的焦點。在阿斯坦加瑜伽 (Ashtanga yoga) 中，有九個非常明確的凝視點：鼻尖、眉心、肚臍、手、腳趾、最右邊、最左邊、拇指和向上望，這些特定的凝視點對應特定的姿勢 (例如，在阿斯坦加課堂上，可能會被要求在下犬式時凝視肚臍，或在坐姿前彎時凝視腳趾)。

然而，在其他瑜伽流派中 (包括筆者練習和教授的瑜伽)，凝視點的概念更廣泛，指的是每瞬凝視或眼神的所在，通常會在具有挑戰的平衡姿勢中 (例如單腿站立姿勢) 被引導尋找凝視點作為幫助平衡的方式。例如，你可能聽過瑜伽老師說「在英雄三 (Warrior III) 中找到你的凝視點」，不過其實在任何體式中凝視點都可以幫助你回到當下並保持覺知。

「找到你的凝視點」不是代表需要「盯著你面前的任何事物」，而是將你的視線與心神凝聚到一個點上，可以支持你的需要與練習的目標，例如：想要感到更穩定與踏實嗎？想挑戰平衡的體式嗎？以下這些提醒可以幫助你在站姿平衡中找到凝視點：

- 選擇一個距離自己不會太近的位置 (前方大約 1.5 公尺到 2.5 公尺會是剛剛好的距離)。
- 選擇不動的物品 (否則可能視線會跟著移動而掉出體式)。
- 靠近地面的凝視點比較容易讓你保持穩定，但如果想要挑戰平衡，則應該選擇更高的凝視點。

05 chapter

如何使用輔具

不論是初學或是有經驗的瑜伽練習者，輔具都是可以增進練習效果的好工具，但有些學生或老師可能對使用輔具有排斥感，擔心可能會讓他們看起來能力不足以做到一些體式。我們深信這並非事實，相反地，輔具反而會轉化在體式當中的經驗，可以創造出更接近或是更有挑戰性的進階練習，同時也可以更有智慧地選擇適合自己當下體況的練習，使用輔具並不代表軟弱或能力不足，反而是創造更多的選擇來幫助身體找到專屬於自己的練習方法。

以下列舉我們在這本書裡提到的多種變化體式會使用到的輔具並介紹如何使用，除了到商店購買以外，也可以善用居家常見的物品替代，也會分享輔具使用時常見的迷思並瞭解真相！

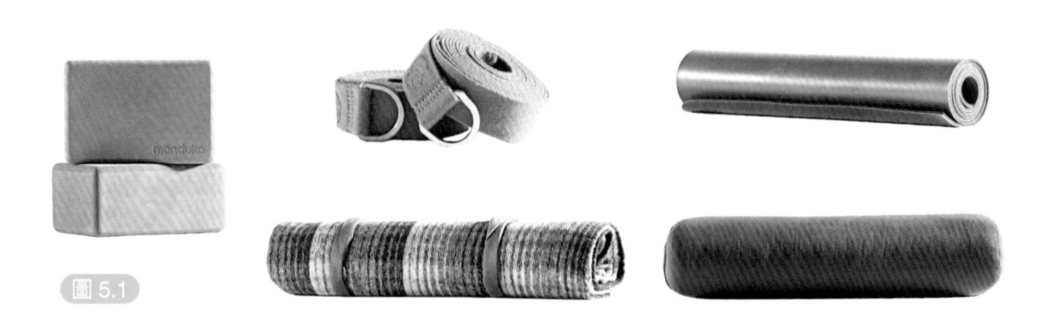

圖 5.1

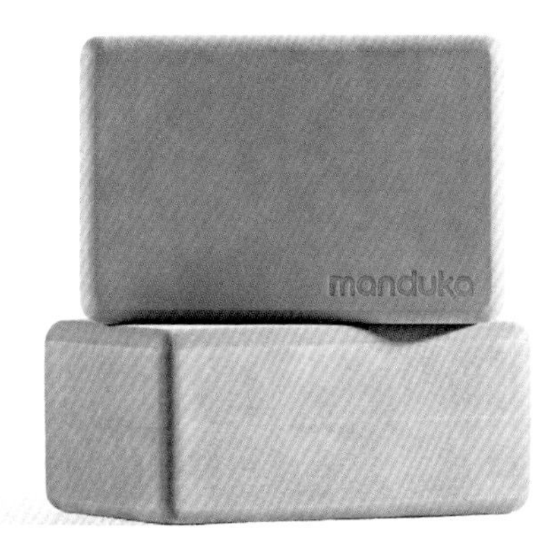

圖 5.2

瑜伽磚

常見用途

瑜伽磚可以做為手或腳的延長，創造與地板或長或短的距離變化；透過推擠、施加壓力來激活特定肌肉；支撐身體特定部位，增加舒適度；促進手平衡和倒立體式的練習。

種類與選擇

瑜伽磚的材質和厚度種類多樣(一般厚度約 5 到 10 公分)。泡綿材質較輕、較便宜，但不太環保。木頭或竹子材質較重、堅固，且相對是較環保的選擇。

哪裡可以購買

生活於現代，瑜伽磚在很多地方都可以買到，包括運動用品店、百貨商場，甚至住家旁邊的大型超市都可能有銷售，網路購物平台更是琳琅滿目。

居家替代物品

許多人推薦用厚書作為替代品，但瑜伽老師應注意某些人基於文化背景或宗教信仰的原因，並不接受將書本擺在地上。如果需要可供支撐的替代物品，可用堅固的水瓶、啞鈴、硬箱子等都會是很好的選擇。如果需要可以施加壓力的替代物品，那麼橡皮球、折疊的毯子或毛巾也可以發揮很好的作用。

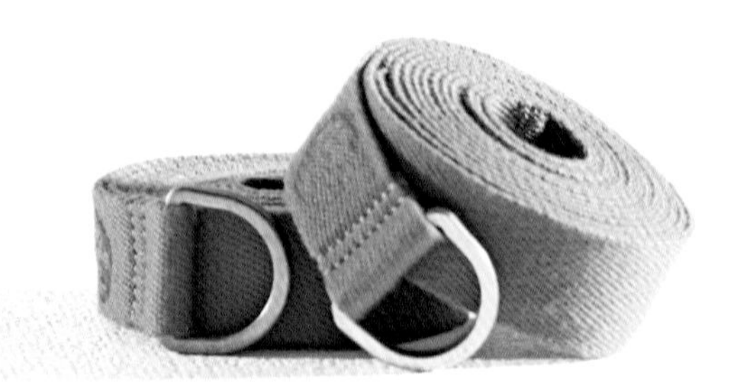

圖 5.3

瑜伽繩

常見用途

瑜伽繩可以套住你可能扣不著的肢體部位，也可以創造「拉開」或是「擠壓」的張力來增加阻力。

種類與選擇

瑜伽繩有不同的長度(通常從 15 到 25 公分不等)，也有不同類型的扣環(通常是塑膠環扣或金屬 D 形環)，我們傾向長一些的瑜伽繩，因為用途可以更廣泛，金屬 D 形環通常比塑膠扣環更容易繫緊，也更耐用。

哪裡可以購買

瑜伽繩也是很常見的輔具，通常可以在有賣瑜伽磚的地方找到它，大型網路商店也有。

居家替代物品

浴袍綁帶、狗繩、跳繩、皮帶、領帶皆可，如果需要的長度較短，也可以採用長襪。譯註：瑜伽繩不具彈性，市售的彈力帶並不適合替代瑜伽繩。

瑜伽毯

常見用途

瑜伽毯可以用來墊高身體部位 (如坐骨或腳跟等)，提供緩衝或支撐。

種類與選擇

毯子有不同的尺寸、材質和厚度，這裡要特別注意是否對特定材質過敏 (例如羊毛)，或者需要以特定方式折疊的毯子。在瑜伽網站、工作室出售的毯子，以及那些標示為「馬鞍毯」的毯子通常很容易折疊起來，以因應常見的體式變化。

哪裡可以購買

網路、瑜伽工作室或是手工藝品店，甚至可能就在你家客廳的沙發上！

居家替代物品

大型毛巾、被子、毛毯或薄睡袋。捲起來的瑜伽墊通常也可以替代需要捲起來使用的毯子。

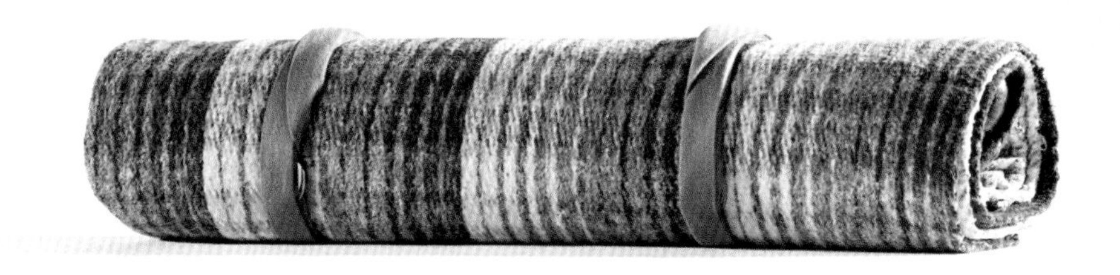

圖 5.4

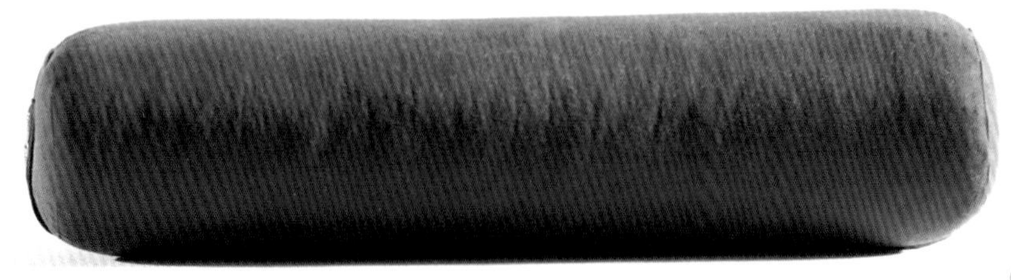

圖 5.5

瑜伽枕

常見用途

瑜伽枕可用於填充空隙，增加緩衝或提供支撐，能以任何可以想到的方式「hold 住」你的身體！

種類與選擇

有各種不同的形狀、尺寸、密度和高度，可以依自己的需求挑選。

哪裡可以購買

瑜伽工作室、網路或是販賣瑜伽輔具的地方 (例如百貨商場和運動用品店)。

居家替代物品

厚枕頭、靠墊或捲起有厚度的毯子皆可，也可以將幾條毯子摺疊在一起 (或者在捲好的瑜伽墊上再捲上一兩條毯子)，然後用幾條瑜伽繩或皮帶來組裝固定，如此一來就擁有一個特別厚實、堅固且舒適的臨時抱枕。

牆面

常見用途

可以站在牆壁的前面或旁邊來協助支撐；在推牆時感受反作用力；並在進入或維持倒立體式時保持穩定。

在家中、瑜伽工作室或任何室內空間都可以輕易找到一面牆來練習，如果身在戶外也可以選一棵穩固的樹木為輔助！

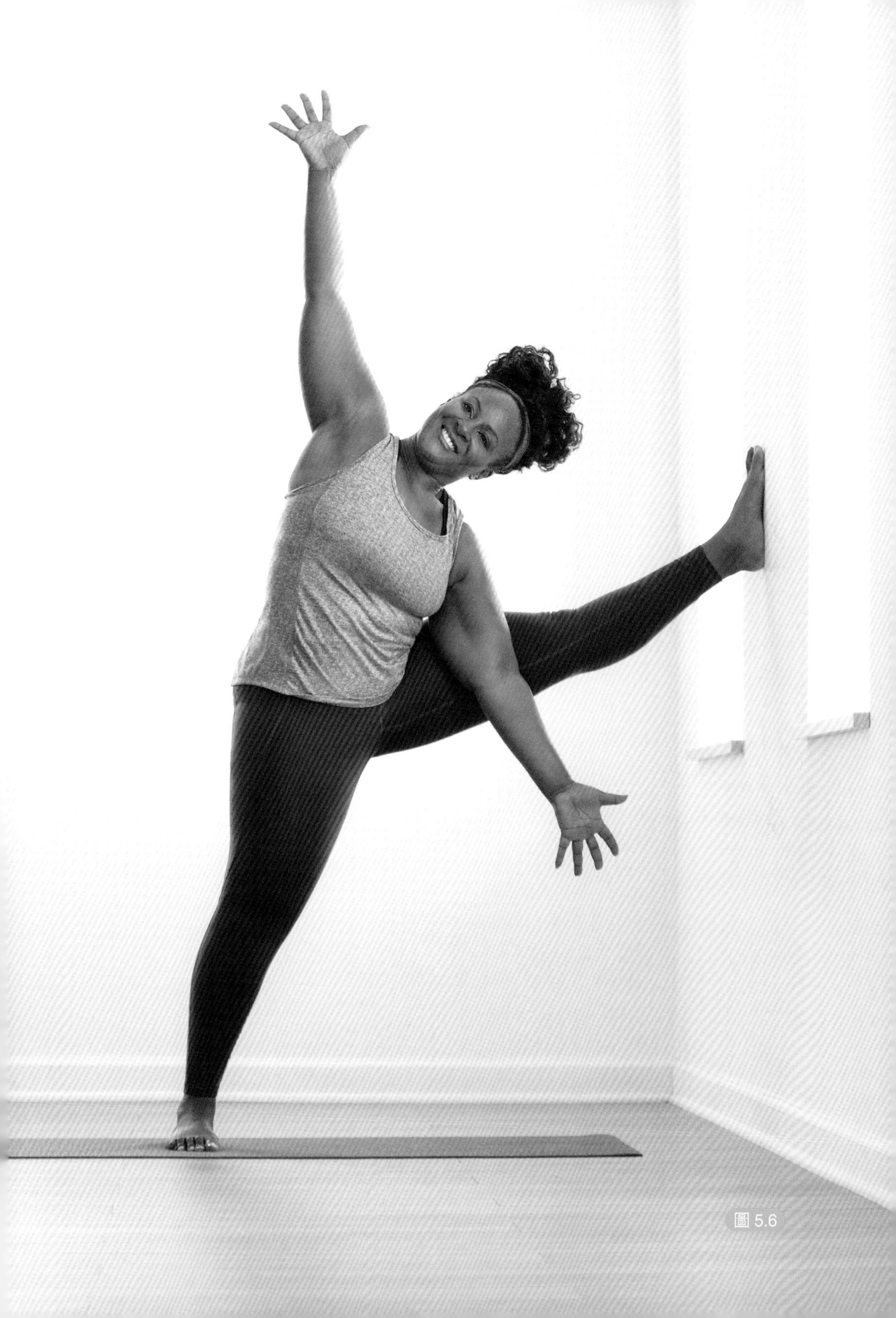

圖 5.6

椅子

常見用途

提供保持平衡的支撐；提升地面或墊高手腳；改變體式的對稱性以拉伸或加強不同肌肉群的鍛鍊；作為開始探索手平衡的穩定平台。在練習透過椅子支撐的變化體式時，每個椅腳都需特別注意穩固在墊子上，以防止操作時椅子滑動。

種類與選擇

可以選擇特殊無靠背的「瑜伽椅」，使用起來會更加靈活，但多數時候用簡單的折疊椅甚至普通的居家椅就可以了。

哪裡可以購買

可以在網路上找到無靠背的瑜伽椅（有時被稱為「艾揚格椅」），而普通的折疊椅在網路上或許多百貨商場、賣場都有販售。

居家替代物品

大多數堅固的椅子都適合練習，根據姿勢的不同需求，還可以替換成沙發、腳凳、咖啡桌、床或其他傢俱。

捲起來的瑜伽墊

常見用途

將捲起的瑜伽墊放在膝窩下方或墊在特定的肌肉群幫忙支撐；可以墊高腳尖或腳跟減少或加強體式的延展；在站立的體式支撐腳後跟。

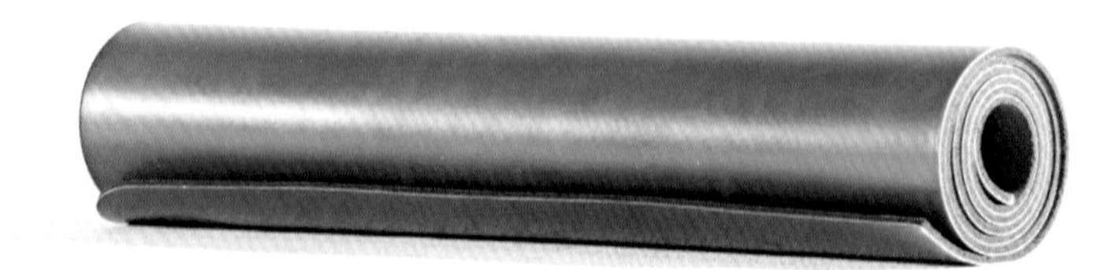

圖 5.7

種類與選擇

可以隨心所欲控制墊子捲起來的厚度。一般來說，如果是較厚的墊子，可能不適合一直捲著，但如果是薄墊就可以直接捲起來收納，隨時使用。

哪裡可以購買

當地的瑜伽教室或百貨商場，很多地方都可以買到瑜伽墊，網路商店當然也有很多選擇。

居家替代物品

如果你只有一條瑜伽墊，通常是用來鋪在地上練習用，此時就可以用捲起的毯子替代捲起的瑜伽墊。當然，如果你有另一條多的瑜伽墊更好。

破解關於輔具的常見迷思

迷思 1：輔具僅適用於初學者？

並非如此！輔具是用於體式中促進特定經驗的工具，適用於所有級別的瑜伽練習者。例如，輔具可能用於增強特定動作 (例如在大腿之間放一塊瑜伽磚以鍛鍊大腿內側肌肉)，適應每個人不同的肢體比例 (無論是多麼進階的練習者，你的手臂長度都是固定的)，讓體式具有修復效果 (有時我們都需要靜下來放鬆)，或者使體式更具難度 (見迷思 2)。

迷思 2：輔具只是用來讓體式更容易做到？

輔具當然可以用來讓體式更容易做到，這很棒，但也不全然如此。

以倒立為例，僅將雙手撐在地板上，抬起腳尖後將臀部移動到肩膀上方，透過雙手推地的反作用力，在不使用任何蠻力的情況下進入倒立體式，是一個非常具有挑戰性的動作。

因為初期很難讓臀部超過肩膀，所以多數人會站在瑜伽磚上開始，在起始點就先將臀部墊高。用這種方式練習一段時間並掌握平衡技巧後，就可以嘗試在沒有瑜伽磚的輔助下倒立，假設做到了，就能再準備迎接新的挑戰。

如果是進階的練習者，可以改成在手下放置瑜伽磚，這會需要更多上半身的力量，使推地更加困難。顯然，輔具不只是讓體式變得更容易，也可以變得更難！

再舉一個例子，試著在練習拜日式時，在大腿之間放置一塊瑜伽磚並且全程不要讓它掉下來，試試看吧！這絕對不會讓拜日式變得更容易。在本書中，我們提供了各種輔具選擇，有些可能會讓體式更容易，有些可能會讓體式更難，還有一些可能變得更有趣！

迷思3：如果使用輔具，就不是在做「完整」或「真正」的體式？

我們想大聲且清晰地聲明：絕對不是！百分之百不是！

「真正」的體式就是你現在正在做的，真真切切的存在於當下，只要是全然真誠的做出屬於你的體式，那就會是最「完整」的體式，世界最棒的體式就是適合自己的體式！

迷思4：輕鬆做到體式的最佳方法就是使用很多的輔具？

眾所皆知我們都愛輔具！輔具是讓體式更容易完成的超讚工具，但濫用它不見得是件好事，大量的輔具可能會讓人不知所措，有時甚至是不必要的。關鍵是找到真正能夠增加體式經驗的輔具，才能從中獲益。有時候可以在練習中加入多種不同輔具的幫忙，但有時候只需要簡單地把手放在牆上或捲起毯子放在膝窩後方即可。雖然我們認為選擇使用大量輔具的老師沒什麼問題，但我們自己是更傾向極簡主義，同時使用太多不同的輔具確實可能會有點慌忙，因此更鼓勵去嘗試僅用少許的輔具就能變化出多樣的練習。

迷思5：頂級的輔具要花很多錢？

老實說，有些瑜伽輔具確實很貴，但不一定要買最貴的呀！仔細想想，其實瑜伽毯就只是毯子，瑜伽繩只是繩子，對吧？買頂級的輔具並不會使練習更加充實，而且事實上很多瑜伽輔具都可用普通的居家用品替代，正如上面提到的。要記得！持續的練習並不需要建立在大量花費上。

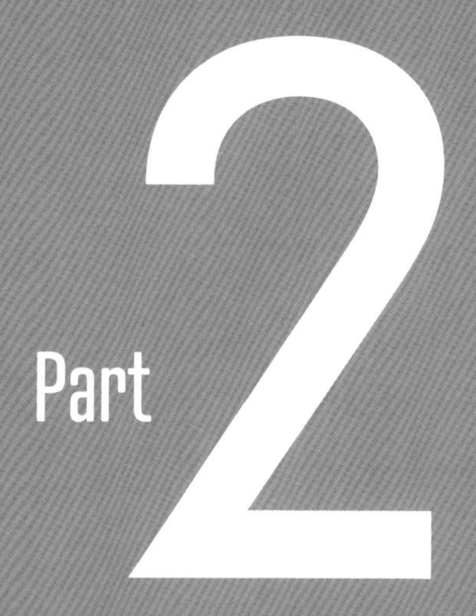

體式練習

06 chapter

動作的串聯和過渡，以及拜日式的基本體式

山式 *Tadasana*

山式是所有站立瑜伽動作以及許多坐姿、仰臥和倒立姿勢的基礎。

好處：山式最大的好處是透過雙腳與墊子之間牢固的連繫，能為瑜伽練習提供穩固的基礎。山式可以用來喚醒和創造整個身體的覺知，並能有意識地在練習時改善姿勢。

練習

1. 雙腳舒適地分開站立，讓體重均勻分配在雙腳。
2. 以足弓為中心，雙腳打開與髖部等寬 (或大於兩個拳頭的距離)，只要能保持站姿穩定，也可以隨意將雙腳分開或靠近。兩個腳板可以選擇平行或稍微向外，這取決於自身的感受，要確保膝蓋和腳趾朝同一個方向，並讓膝蓋與腳尖對齊。
3. 保持雙臂在身體兩側自然放鬆，手掌張開，掌心朝前或朝向自己皆可。
4. 吸氣，由頭頂向上延伸拉長脊椎。
5. 吐氣時保持延伸感受，視線輕鬆朝前，呼吸平穩且均勻 (圖 6.1)。

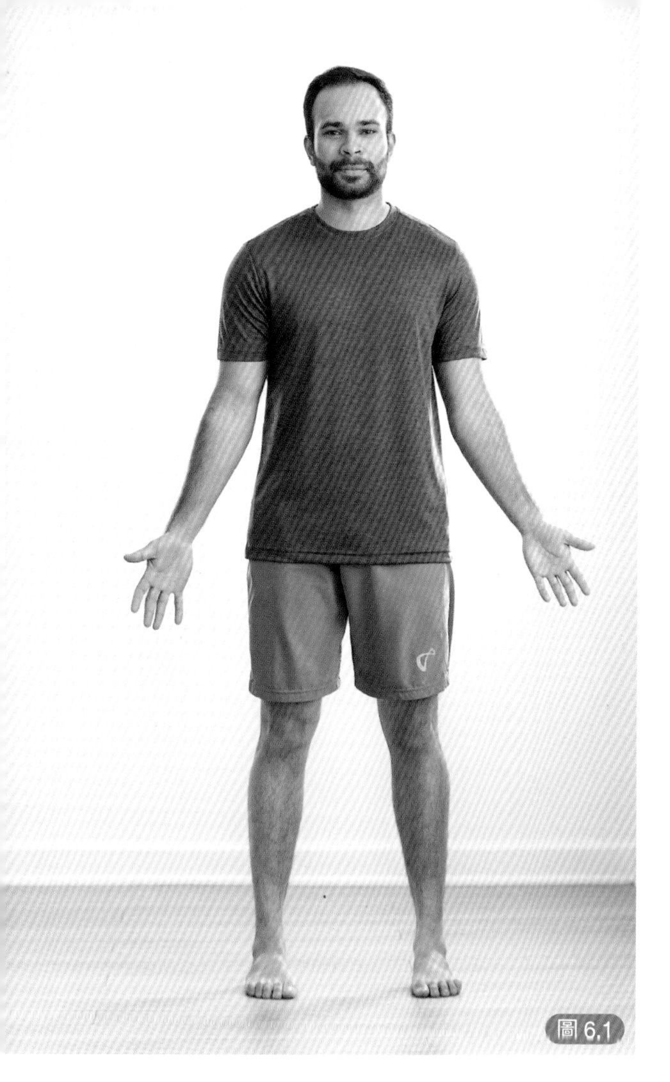
圖 6.1

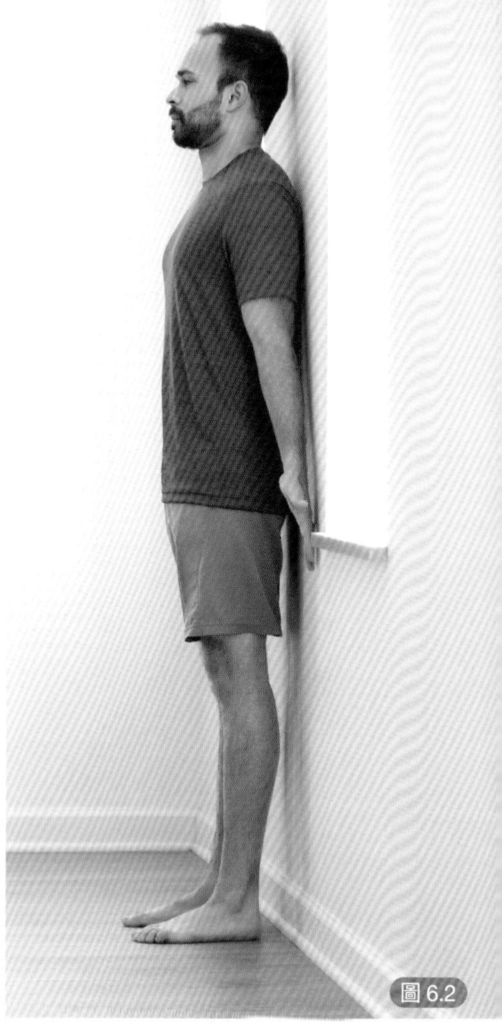
圖 6.2

變化式 1：靠牆輔助

牆壁可以成為提供山式穩定的絕佳工具。

1. 背對牆面站立，腳跟離牆數公分，並將腳、膝蓋和腳踝像無須靠牆的山式一樣對齊 (圖 6.2)。
2. 接著讓臀部、肋骨後側、上背部、肩膀後側以及後腦勺輕貼牆壁。你可能需要向前走一小步才能貼牆，或許稍微彎曲膝蓋會更為舒適。不過，一開始靠在牆上可能會感覺怪怪的，因為我們日常在看電視、手機、書籍時，頭部總是位於肩膀前側。
3. 最後將手掌轉向前方，雙腳往下踩實，同時由頭頂向上延伸脊椎。

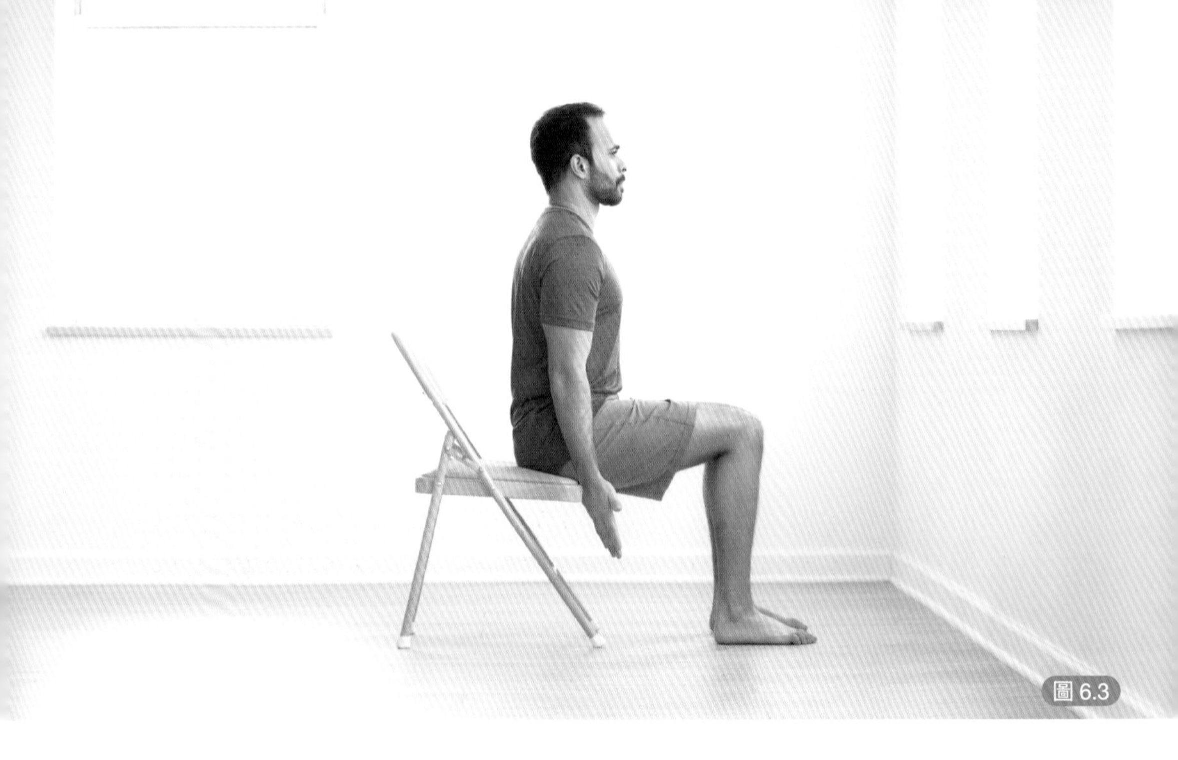
圖 6.3

變化式 2：坐姿山式

這個體式的要領就是坐著成為一座山！

1. 舒適地坐在椅子上，讓腳跟大致位於膝蓋正下方，雙腳踩穩地板且挺直脊椎。
2. 接著將手臂輕鬆放在身體兩側，手掌朝前或朝內 (圖 6.3)。
3. 感覺腰部兩側拉長，並將兩側肩胛骨後收靠近，最後確保耳朵、肩膀和臀部在同一個垂直平面上。
4. 透過呼吸將坐骨和腳掌向下紮根，讓頭頂能夠向上延展，可以試看看在吸氣時能否坐得更高一點，並在吐氣時保持延伸的感受。

> **小提醒：**如果腳垂放時碰不到地板，可以換一個稍矮的椅子，或是用瑜伽磚或墊子放在腳下。如果還是不行，那就專注在坐骨向下紮根的感受。

變化式 3：臥姿山式（*Supta Tadasana*）

如同靠牆的變化體式一樣，地板可以為山式提供絕佳的支撐，這個體式更容易保持脊椎拉長且中立，也可以作為任何仰臥姿勢 (見第 13 章) 的起點。

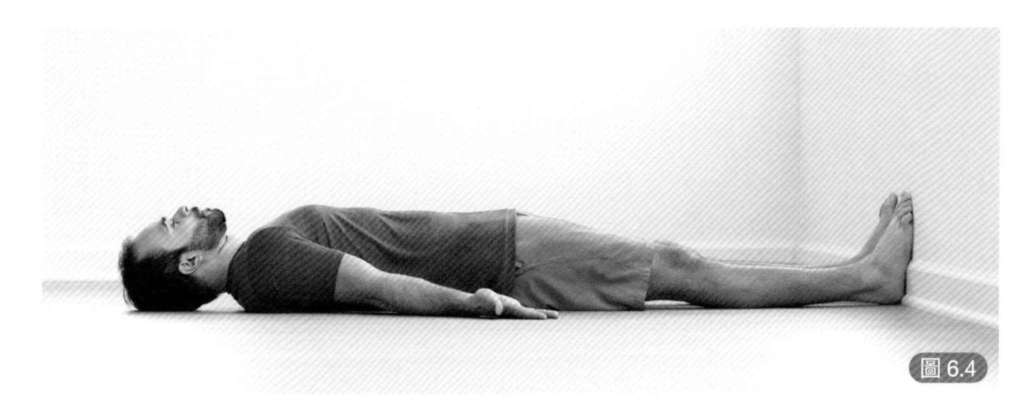
圖 6.4

1. 慢慢躺下來讓腳底靠牆，雙腳分開約與髖部同寬，掌心朝向天花板(可以幫助打開胸腔和肩膀前側的空間)。注意肋骨下緣是否向前突出，如果是，將它們稍微向內收，並從你的肋骨後側向骨盆延伸。
2. 將雙腳蹬向牆壁，並透過頭頂向前延伸脊椎，保持下巴輕收。
3. 如果感覺頸部後側有壓迫感，可在頭下枕一條折疊毯子。

變化式4：
延伸山式（*Urdhva Hastasana*）

在許多流動序列(包括拜日式的變化)中，延伸山式是我們在向前折疊成站姿前彎(*uttanasana*)之前的進入體式，以及站姿前彎起身回到山式前的體式。

1. 從山式開始，將雙臂向身體兩側展開，於頭兩側向上延展，並讓掌心相對。
2. 接著將小指轉向彼此相對(有助於緩解頸肩的緊張感)，最後保持後腦勺與骨盆後側垂直對齊。
3. 手臂向前一點會讓頸部和肩膀感覺更輕鬆，也可以嘗試將手靠近或分開一些，看看哪個位置最感舒適。

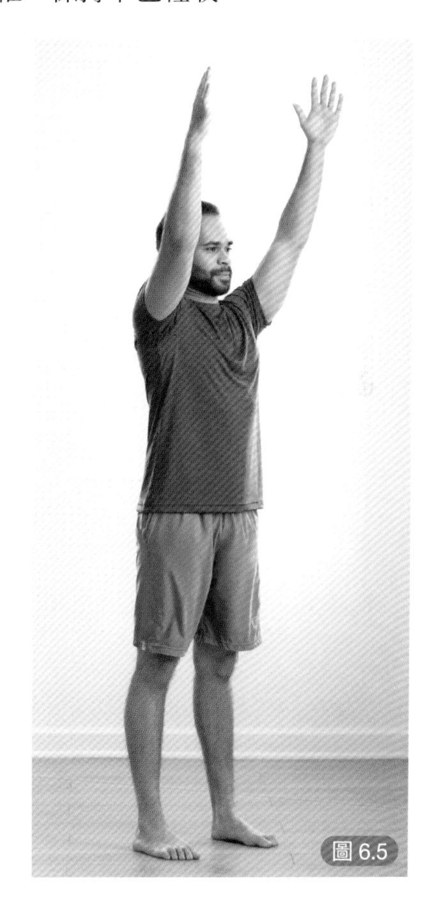
圖 6.5

幻椅式 *Utkatasana*

幻椅式或稱為坐椅式，也被稱為「兇猛的姿勢」(*utka* 在梵語中的意思類似於兇猛)。幻椅式通常是拜日式和流動瑜伽中重要的體式之一，因為它是一個提供良好暖身效果的體式，並且可以作為一個很好的過渡體式。

好處：幻椅式可以加強體式流動性並增強肌耐力。

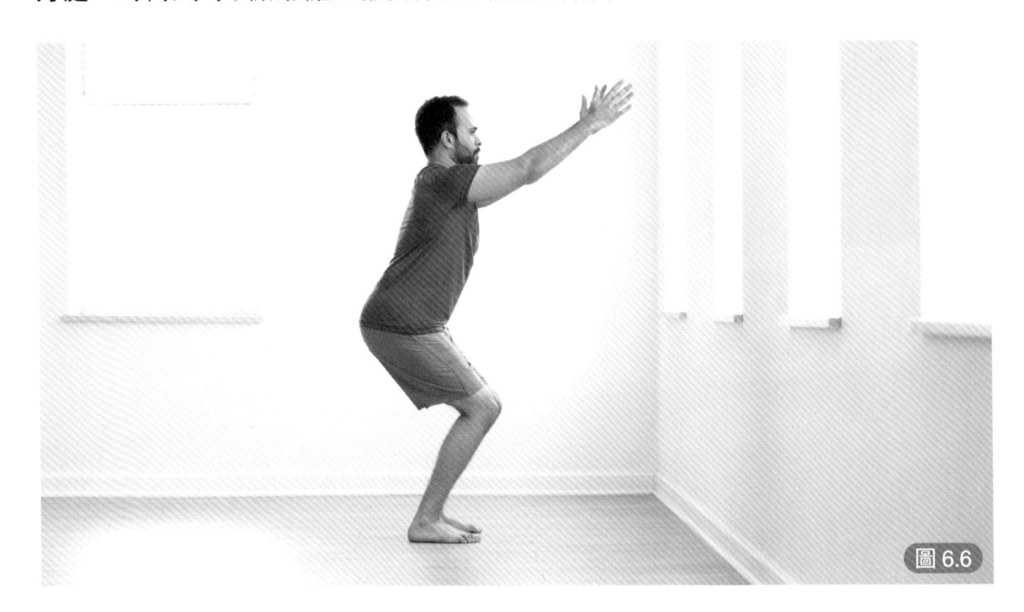

圖 6.6

練習

1. 以山式站立開始，身體重心均勻分配在雙腳。如果雙腳大拇趾靠得太近，請在腳跟之間保留一小段距離不要完全併攏。保持膝蓋和腳趾朝同一個方向，並讓膝蓋與腳尖垂直對齊。
2. 首先將臀部向後坐(坐得深或淺皆可)，如同坐在一張椅子上。幻椅式的關鍵不只有向下移動臀部，還要向後推動。
3. 接著視線請向下看，檢查膝蓋有沒有超過腳趾，如果有的話，請將重心轉移到腳跟上，將膝蓋和臀部一起向後推。
4. 再來讓頭部保持在和脊椎成一直線的中立位上，收腹並順勢抬起頭。
5. 最後可以把手放在心口或向前延伸至雙耳旁，或者任何感覺舒適的位置。停留三到五個呼吸後起身，放鬆。

示範影片

變化式1：使用牆壁和瑜伽磚輔助

牆壁能為幻椅式帶來穩定和支撐，瑜伽磚則有助於鍛鍊大腿內側肌群、骨盆底肌和深層的核心肌群，同時防止膝蓋內扣。

1. 以山式站立開始背對牆壁，腳跟距離牆壁大約一個腳掌(可以根據需要調整)。
2. 接著在大腿內側中間夾一塊瑜伽磚並坐進幻椅式，直到臀部能碰到牆壁支撐。
3. 最後把手放在心口或向前、向上延伸雙臂。停留三到五個呼吸，再慢慢解開動作。

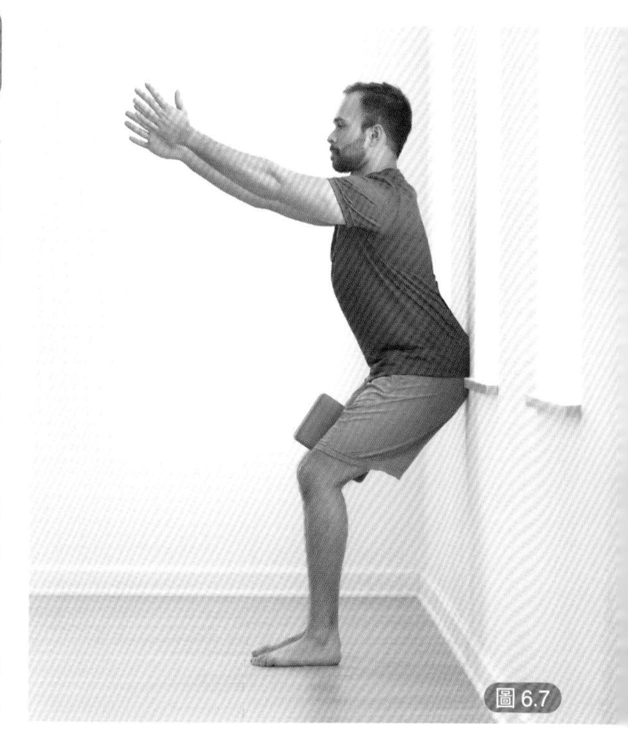
圖 6.7

變化式2：腳跟墊高

如果你在進入幻椅式時感覺腳踝有很大的阻力，可以試試將腳跟用捲起的墊子(或毯子)墊高，減少腳踝的彎曲角度。瑜伽墊捲起的厚度一開始建議捲起三分之二就好，之後再依情況調整。

1. 腳跟墊高於捲起的墊子，腳掌置於前方的地板上，然後坐進幻椅式。
2. 仔細觀察這個變化式給你帶來的感覺，有些人會發現這讓腳踝感覺更舒適，並且可以將臀部往後坐得更深一些。

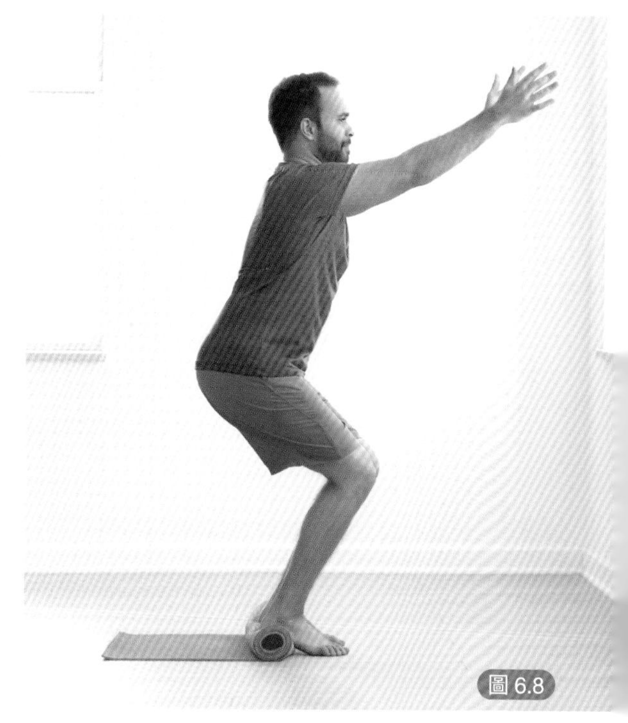
圖 6.8

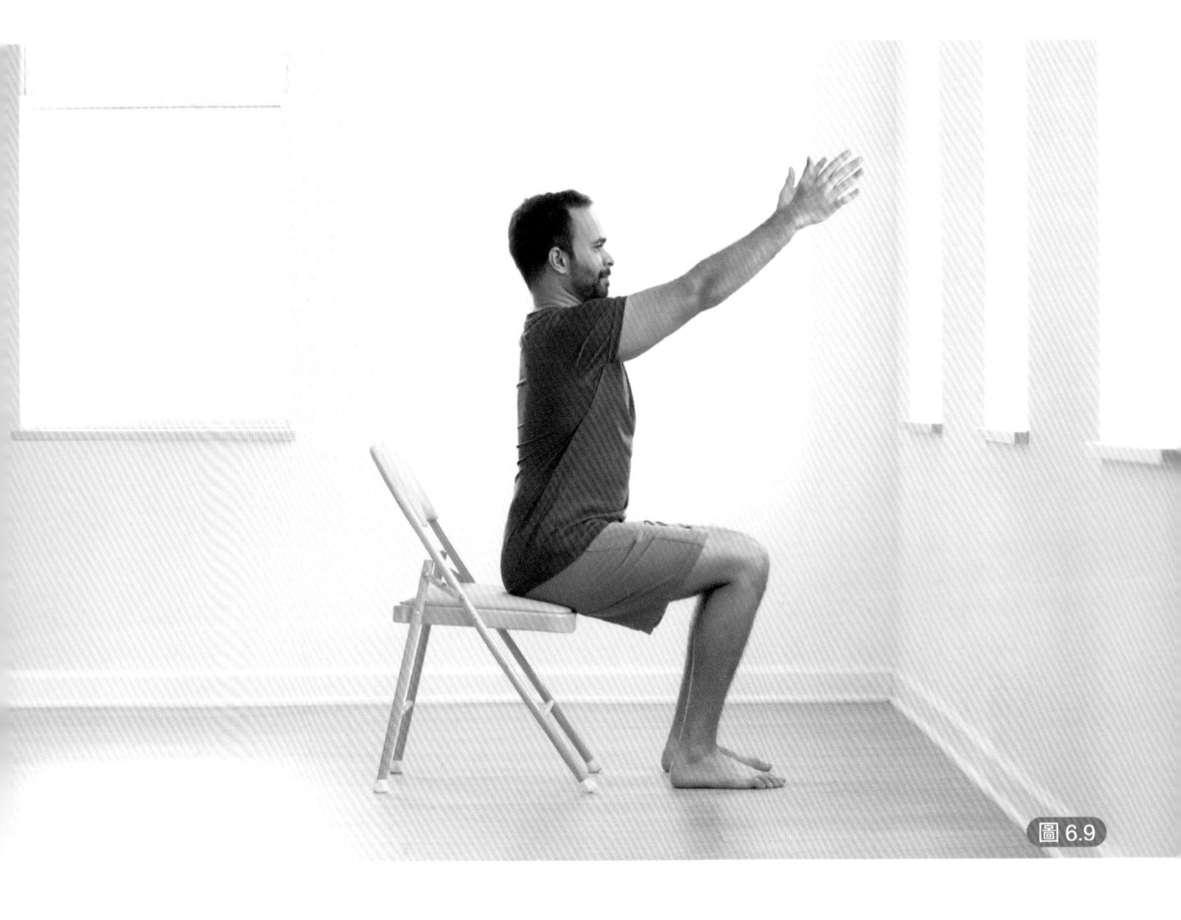
圖 6.9

變化式 3：使用椅子輔助

示範影片

1. 坐在椅面前方，雙腳打開保持舒適的距離，腳掌向下踩穩。
2. 接著，腳往下踩地，拉長脊椎同時手臂向前或向上延伸。
   可以選擇停留在這裡，或繼續屈髖向前 (甚至可以讓身體與椅子呈四十五度角) 讓身體離開椅子。
3. 最後將上臂內側兩兩相對並停留三到五個呼吸。解除動作時請回到延伸直立的坐姿，輕鬆放下雙臂。

小提醒：為了增加一點挑戰性，可以試試看將坐骨離開椅子懸空，停留一到兩個呼吸，再往後坐回，放鬆。

站姿前彎 *Uttanasana*

示範影片

站姿前彎或稱為立姿前彎式，是一種功能性的人體運動模式。我們每天都會不假思索地做出前彎動作，例如彎腰撿東西、穿鞋或繫鞋帶等。正因如此，有意識的前彎練習有助於保持背部筋膜的健康。

好處：許多瑜伽練習者發現前彎可以使人感到平靜，站姿前彎也可以很好地拉伸腿後肌、臀大肌和背部肌群。

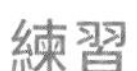

練習

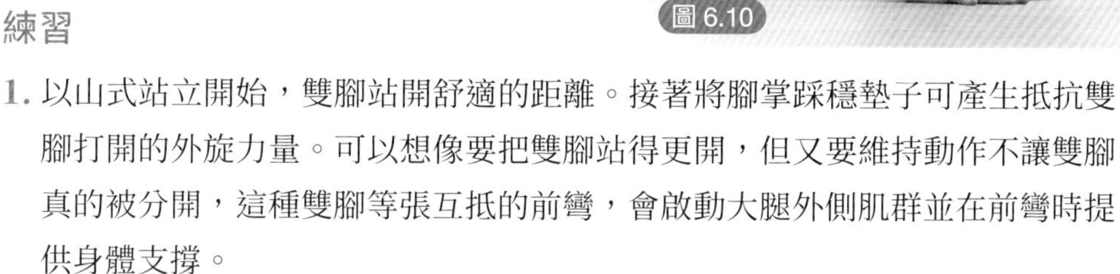

圖 6.10

1. 以山式站立開始，雙腳站開舒適的距離。接著將腳掌踩穩墊子可產生抵抗雙腳打開的外旋力量。可以想像要把雙腳站得更開，但又要維持動作不讓雙腳真的被分開，這種雙腳等張互抵的前彎，會啟動大腿外側肌群並在前彎時提供身體支撐。
2. 吸氣時，拉長脊椎延伸向天空。
3. 吐氣時，從髖部向前俯身，手臂往兩側展開，膝蓋稍微彎曲，讓胸部向大腿貼近。前彎時要儘可能保持脊椎的延伸，可將手或指尖輕放在腳前、腳邊，或是瑜伽磚上。如果腹部和大腿之間有空間，表示處於圓背的狀態，可以彎曲膝蓋直到腹部能夠貼到大腿。
4. 頭部和頸部自然放鬆下沉，讓重心落在足弓上 (很常見的是重心會偏重於腳跟上)。可以嘗試將更多的重量轉移到腳掌前側，觀察是否會改變腿後拉伸的部位。
5. 繼續保持腳掌踩穩墊子，維持雙腳互抵的力量。停留幾個呼吸後，將雙臂向兩側伸展，接著直起身體，保持脊椎延伸 (彎曲膝蓋會有所幫助)，並在起身時將雙臂高舉過頭，再慢慢將雙臂放回身體兩側。

小提醒：如果感到腹部或胃部受到擠壓，請將雙腳向外跨開，為身體讓出空間。如果覺得下背或中背部有拉扯的不適感，可以彎曲膝蓋，將臀部向後推 (屈髖)，讓胸部更加放鬆，再把手輕放在地面或瑜伽磚上。

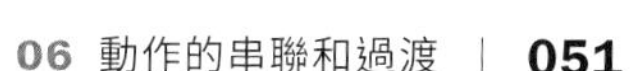

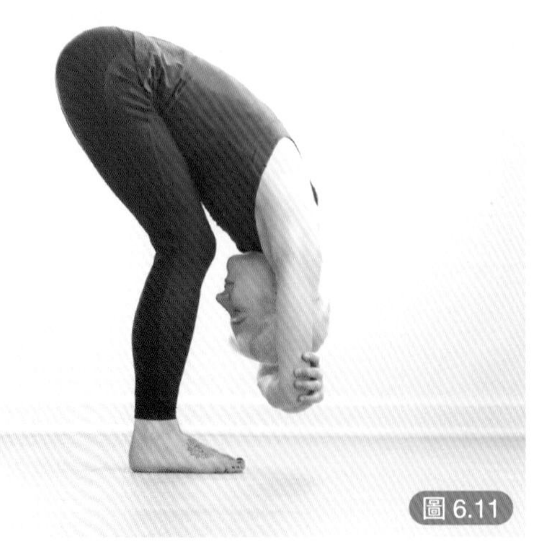
圖 6.11

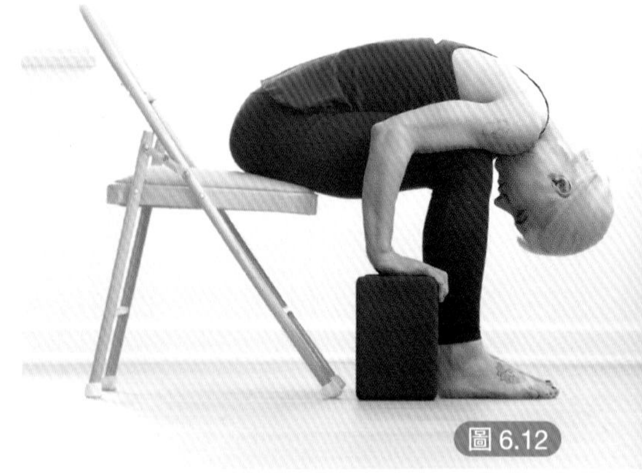
圖 6.12

變化式 1：懸掛式

如果腿後肌很緊，難以做到完全下彎，那麼懸掛式就非常適合 (圖 6.11)。可以在瑜伽練習開始或結束時，或者想放鬆的任何時候都可用懸掛式做前彎，關鍵是要身體與大腿貼近，並保持整條脊椎均勻的彎曲弧度 (避免過度圓背)。

1. 從站姿前彎開始，適度的彎曲膝蓋，彎曲幅度取決於你的身體感受。
2. 接著手肘互抱，讓重心均勻分佈在足弓上，並拉長你的脖子，讓頭自然放鬆下垂。如果可以，試著在這裡停留幾個呼吸。
3. 解除動作時，雙手放在骨盆兩側再慢慢站起身，保持脊椎向上拉長的感受。

示範影片

變化式 2：使用椅子和瑜伽磚輔助

在這個變化式中，你需要準備兩塊瑜伽磚和一張椅子。

1. 從坐姿山式 (圖 6.3) 開始，將瑜伽磚放在椅子前腳的前方，並用三樓高度 (最高的位置，見下頁下方說明) 開始。坐在靠近椅面前緣，這樣就有向前彎的空間。
2. 接著把腳伸到感覺舒適的位置，可以讓雙腳和椅腳對齊。
3. 配合吸氣將雙臂延伸向天空。吐氣時將手臂輕鬆落下，同時從「髖部」前彎，最後將手搭放在瑜伽磚上 (圖 6.12)。若感覺瑜伽磚太高，可將它們調低。
4. 動作的要領是盡可能的延伸拉長脊椎，並保持肩膀放鬆柔軟，放心地把頭和頸部的重量沉入地板。可以選擇停留幾個呼吸，再慢慢坐起身，讓脊椎保持向上延伸的感受。

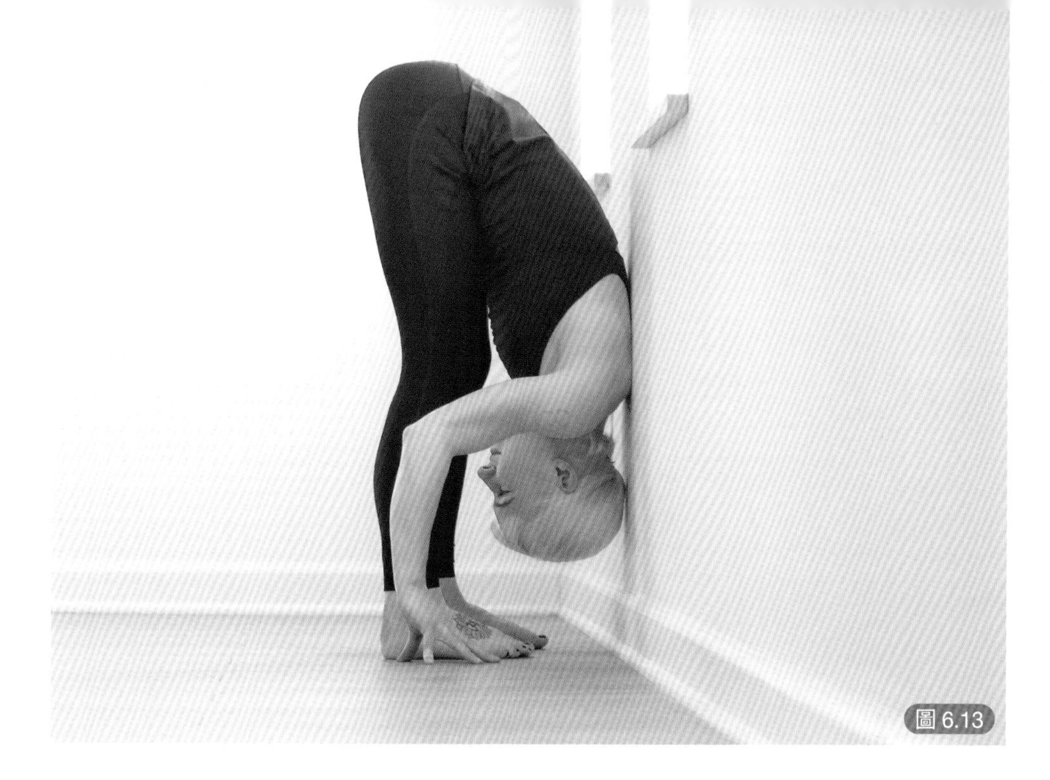

圖 6.13

變化式 3：靠牆的站姿前彎

牆壁可以為站姿前彎提供良好的支撐，還可以加深對體式的感受。

1. 面向牆壁、站在離牆約莫 30~40 公分處，然後膝蓋彎曲慢慢前彎。接著讓你的手腳像毛毛蟲一樣小步小步地朝牆壁靠近，直到上背部和後腦勺接觸到牆壁 (圖 6.13)。
2. 輕輕用上背部抵住牆壁，看看你是否能找到更多脊椎延伸拉長的感受。這種輕柔的壓力可以幫助你從上背部帶出適當的曲度，並使整個背側脊椎更均勻的延展。
3. 如果感覺還行的話，可以稍微打直雙腿。當你在進行這個體式時，可以根據自身感受調整手腳的位置 (也許可以讓你的腳踩得更近或更遠，或者讓手和腳離牆壁更近或更遠)。
4. 解除動作時，請慢慢地遠離牆壁，以便騰出可以往上站起來的空間。最後一樣將雙手放在骨盆兩側，再輕鬆站直。

譯註：瑜伽磚依擺法有三種高度：直立起來的最高位置一般習慣稱為「三樓」，側放的中間高度稱為「二樓」，平放的最低高度稱為「一樓」。

高弓步

高弓步在流動瑜伽中是非常基礎的體式，經常出現在拜日式和其他瑜伽序列中，作為下犬式(圖 6.28)和站立體式之間的過渡。

好處：要在瑜伽中找到平衡並不簡單，但高弓步可以幫助我們建立平衡。此外，還能拉伸到大腿後側的髖屈肌、臀肌和腿後肌以及大腿前側的股四頭肌，同時將手臂伸過頭頂也能讓肩膀得到伸展。

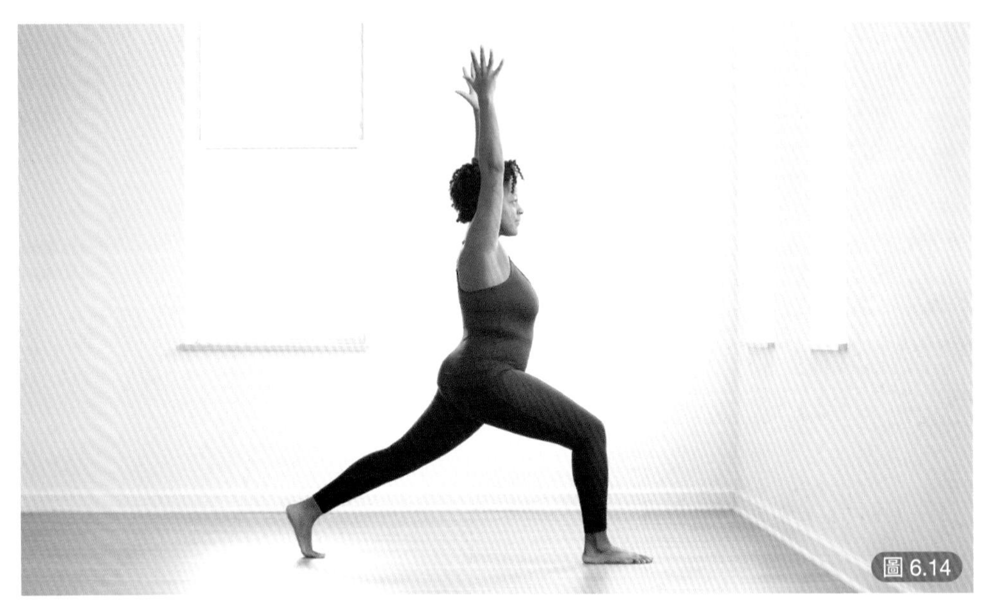
圖 6.14

練習

1. 從站姿前彎的姿勢(圖 6.10)開始，膝蓋彎曲並將左腳往後踩成弓箭步。
2. 接著右腳掌踩穩墊子，讓右膝位於右腳跟上方，同時保持左腳跟抬起並位於左腳掌上方。保持脊椎延伸，再稍微彎曲後腿膝蓋(這能幫助穩定骨盆並在站立起身時喚醒更多的核心力量)。
3. 然後手指離地，在維持雙膝彎曲的情況下慢慢挺直上身，並將雙手輕鬆放在骨盆兩側。
4. 身體挺直後，請收束下腹：將前側的髖骨內收，感受會像拉緊褲頭的抽繩一樣，並將恥骨向上提往肚臍的方向(如同拉拉鏈)，保持下腹收束的感受，彎曲右膝，伸直左腿並拉伸。

5. 試試看將手臂靠到耳朵旁邊，或伸到感覺舒適的任何位置。停留三到五個呼吸，再將雙手放回墊上後換邊。

小提醒：如果你在高弓步或任何變化式中感覺不穩定，可以試著將前腳往旁邊移動一點擴大站姿，或是將手放在骨盆兩側或心口上幫助平衡。如果想進一步拉伸身體前側，可以把手臂向後帶，並將兩側肩胛骨靠近以利胸腔向前擴展。

示範影片

變化式 1：用瑜伽磚抵住牆

高弓步對臀腿肌肉力量具有一定的挑戰性，特別是當前腿膝蓋超過腳踝的情況下，有可能會造成膝關節不適，這時使用瑜伽磚抵住牆壁做個支撐，能穩定維持膝蓋的位置。

1. 右手握住瑜伽磚並以山式(圖 6.1) 面向牆壁。
2. 接著將左腿往後踩進入弓箭步，然後在右脛骨和牆壁之間抵放瑜伽磚，讓它貼穩牆壁。
3. 前腿適度施壓在瑜伽磚上使其不會掉落，並將後腿調整到舒適的位置，最後讓軀幹與臀部垂直對齊。
4. 拉長脊椎且雙臂延伸向上，肩膀放鬆自然下沉。停留三到五個呼吸後換邊。

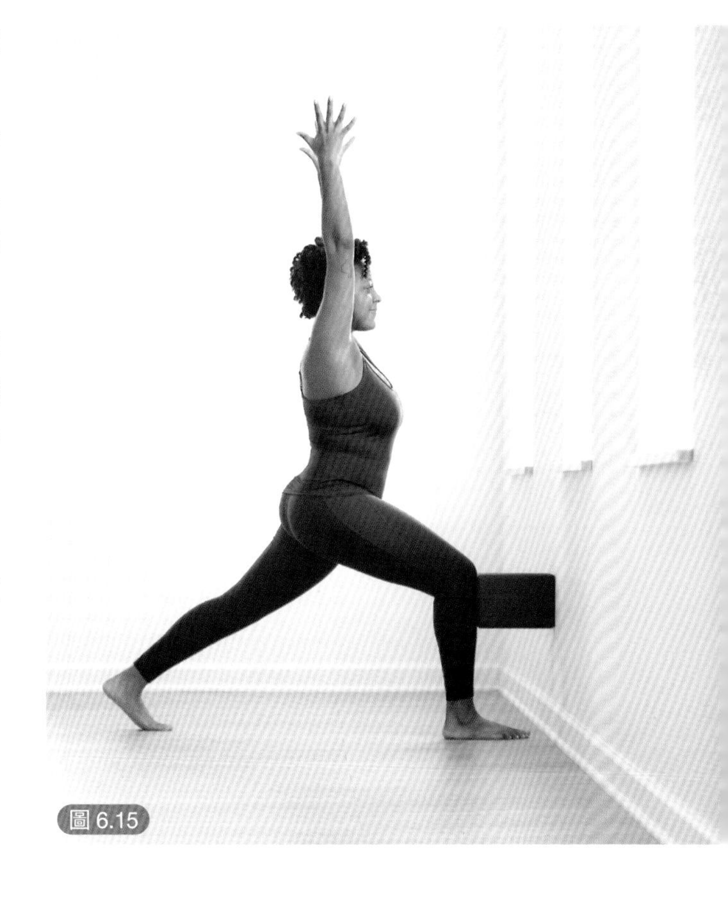

圖 6.15

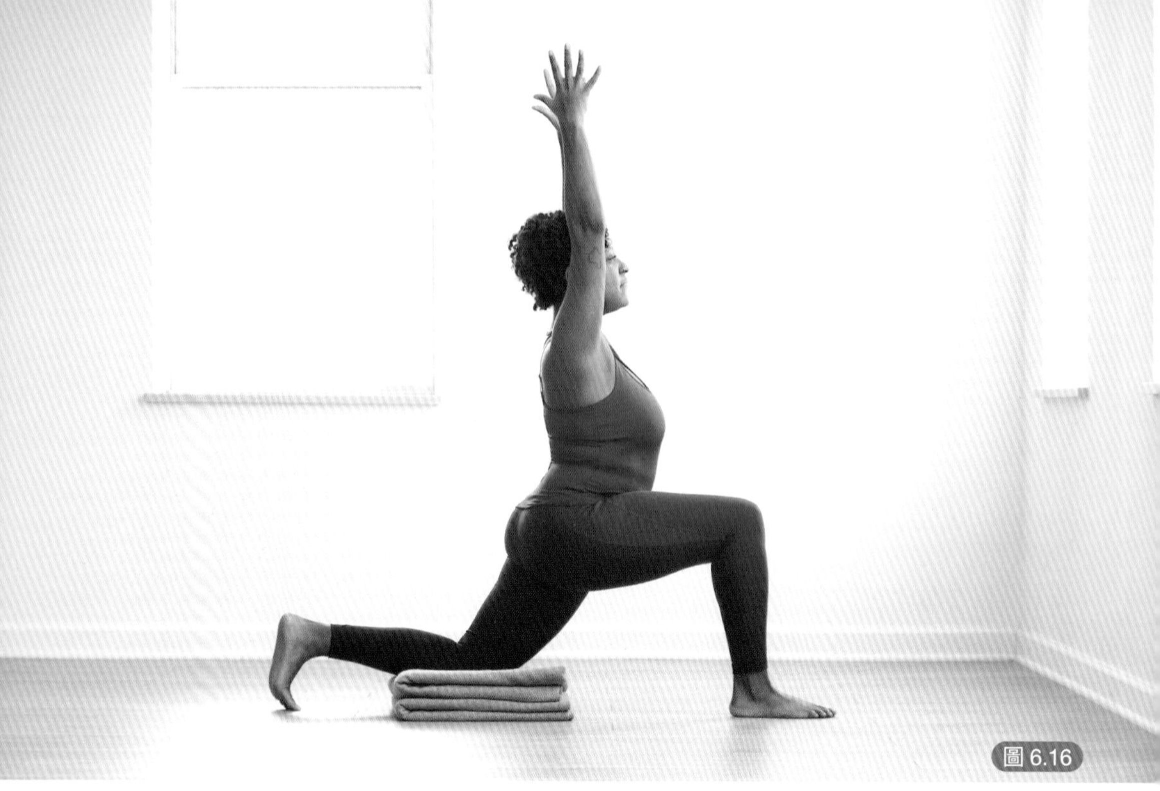

圖 6.16

示範影片

變化式 2：後膝點地（新月式 *Anjaneyasana*）[13]

做高弓步時，在後腿膝蓋下方放一個毯子，通常可以幫助姿勢更穩定。

1. 將一或兩個毯子折疊成需要的厚度，放在瑜伽墊的後三分之一處。然後站在墊子的前緣，膝蓋彎曲並以雙手或指尖在靠近腳的位置點地(或放在瑜伽磚上)。
2. 左腿往後一大步呈弓箭步，接著慢慢將左膝放到毯子上。可根據需要調整位置，將左膝稍微向後移動，使其位於左臀後方而不是在臀部正下方，這可以幫助減輕膝蓋骨的壓力。
3. 後腳腳趾可以選擇放平或踩地，看看怎麼樣能讓膝蓋感覺最為舒適。如果感覺還行，可以試著讓前腳膝蓋超過腳踝，或者對正腳踝上方就好，重要的是確定整個右腳掌都平踩墊上。
4. 接著手指按住墊子(或瑜伽磚)延伸脊椎後，再將雙手搭放到前腿上讓身體打直。手除了可以搭在前腿，也可以放在骨盆兩側或高舉過頭(圖 6.16)。停留三到五個呼吸，然後回到站姿前彎並換邊。

變化式3：使用椅子輔助

1. 選擇一個有椅背的椅子，然後站在椅子後方並將雙手搭在椅背上。
2. 左腳往後踩成弓箭步，彎曲右膝並將脛骨貼在椅墊後側以獲得額外的支撐。
3. 向上延展脊椎，並將左臂延伸向天空，右手搭在椅背以保持平衡。停留三到五個呼吸後換邊。

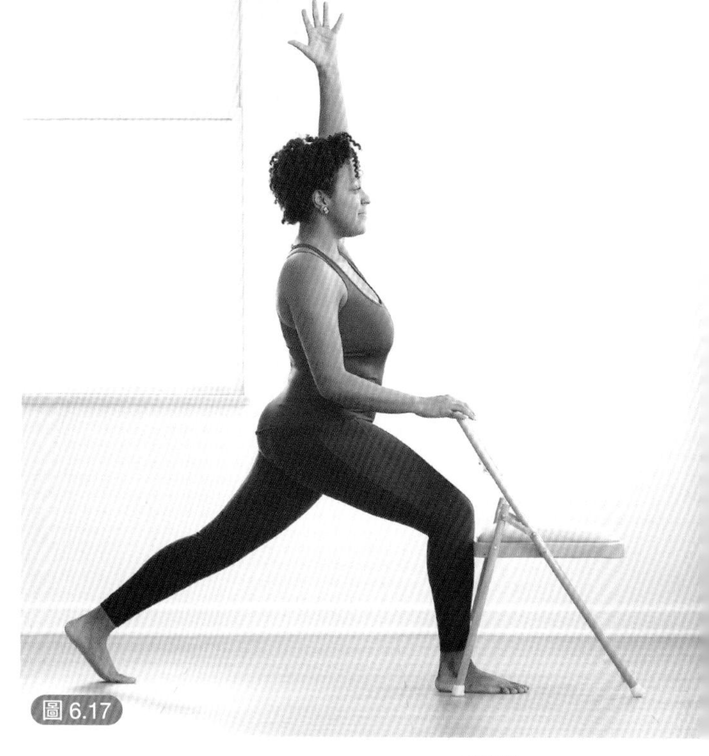
圖 6.17

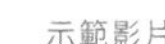

從下犬式過渡到弓箭步

雖然從下犬式（圖 6.28）向前跨到弓箭步是瑜伽課中常見的過渡，但對許多人來說並不是一件容易的事，這裡有幾個技巧能更容易達成這個具有挑戰性的過渡動作。

- 將瑜伽磚（一樓，最低的位置）放在雙手下方做下犬式，這可以讓你的動作更加寬敞，創造出更多往前跨步的空間。
- 當抬起一條腿向前跨步時，記得保持臀部抬高，如果向前跨出的是右腳，身體順勢彈起並以右手指支撐身體，反之跨出左腳請以左手指支撐，可創造一些空間。
- 如果向前跨出右腳的同時也抬起右手，這不僅能讓出更大的空間，還可以給身體帶來額外的動能，讓前腳更容易踩到墊子的前緣。
- 通常腳踩寬一點會相對容易，因此前腳要踩在雙手外側。接續的動作可以選擇維持踩寬的高弓步，或是將前腳踩回雙手之間。
- 這個過渡也可以採取多個步驟進行，並沒有規定要一口氣完成！如果有需要，也可以先將腳踩在胸部下方，再用手幫忙把腳挪動到前方。

示範影片

英雄一式 *Virabhadrasana I*

英雄一式是三個英雄系列體式中的第一個，但這並不代表它是最簡單的！平衡感和體式正位的問題可做為各階段瑜伽練習者的挑戰體式。

好處：英雄一式是真正的「全身」體式，它能拉伸後腿的髖屈肌、腿後肌和臀肌以及大腿前側的股四頭肌，同時在舉起手臂時，也能鍛鍊到肩胛肌肉。

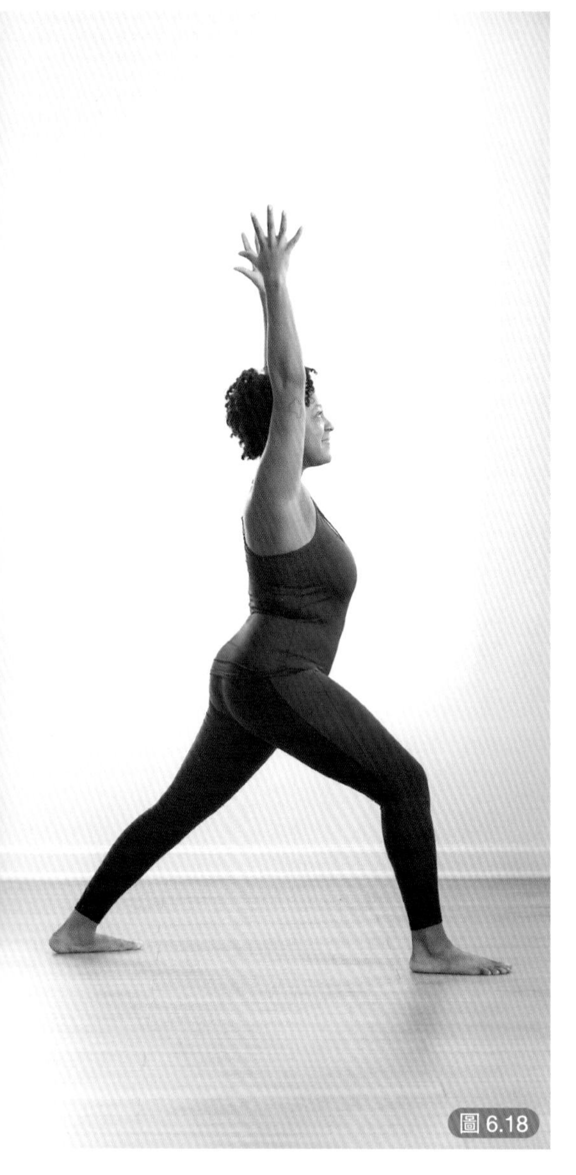

圖 6.18

練習

1. 進入英雄一式有多種方式，但通常會以山式進入 (圖 6.1)。雙腳與臀部同寬或更寬一點，接著將左腿向後退約一條腿的距離，然後將整個左腳掌著地，左腳趾稍微向外，指向墊子的左上角。
2. 如果感覺身體不夠穩定，可以將右腳稍微向右移動，擴大站姿保持穩定。維持左腳著地，彎曲右膝，讓右膝位在右腳踝正上方、對準腳尖的方向。
3. 透過雙腳均勻地向下踩穩，如果你的後腳腳跟無法平踩地面，可以在腳下面放一個捲起來的毯子或墊子，或者將後腳向前挪一點以縮短前後腳的距離，也可以稍微轉動後腳腳趾的方向，試看看怎麼樣最為舒適。
4. 前腿的膝蓋不必是「完美」的 90 度，但如果想多加鍛鍊前腿，可以試著把後腳多往後踩一點，如此可拉長站姿，讓前腿膝蓋彎得更深。
5. 讓髖部正面朝向正前方，如果做這個動作有困難，請不要用力扭轉後腿膝蓋，而應該將後腿稍微打開一點。

6. 一旦找到了屬於自己理想的英雄一式位置，將雙臂往上伸直靠在耳朵兩側(如果感到肩膀壓力較大，就將手臂往前一點)，接著將小指轉向彼此，幫助釋放頸肩的壓力。最後停留三到五個呼吸後換邊。

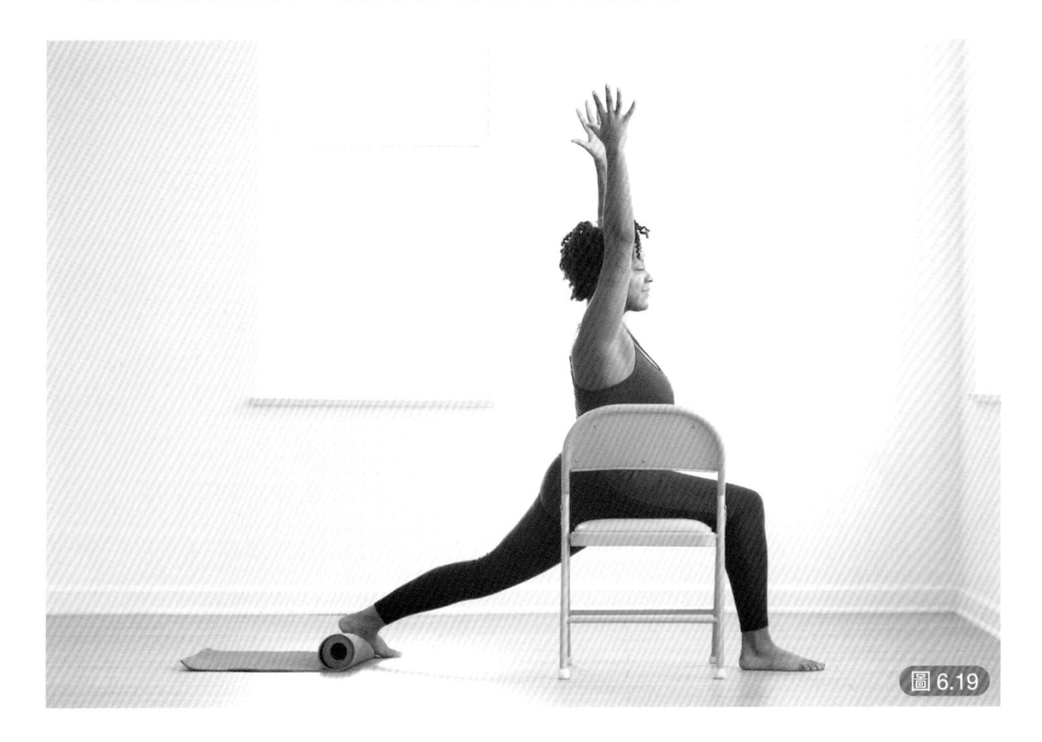
圖 6.19

變化式：使用椅子輔助

在使用椅子輔助的英雄一式中，可以在後腿的腳跟墊一個捲起的墊子支撐，同時也需要一張椅子。

1. 首先將右腿跨坐在椅面，確保右腿受到完全支撐，膝蓋後側靠在椅面邊緣，左腿則踩到身後。
2. 用椅子輔助左腿並將左腳趾稍微向左轉，注意後腿的位置不要讓膝蓋感覺有壓力 (圖 6.19)。
3. 這個變化式的前後腳距離會比一般的英雄一式更長，因此後腳要平放在墊子上可能有些難度，可使用捲起的墊子、折疊毯子或瑜伽磚來支撐左腳腳跟。
4. 在感覺穩定後，可以將雙腿向下壓入椅面，透過雙腳向外踩壓的力量，將雙臂向上伸展，肩膀朝前擺正。最後一樣停留三到五個呼吸後再換邊。

眼鏡蛇式 *Bhujangasana*

眼鏡蛇式通常是多數人學習瑜伽的第一個後彎體式，它的名字起源是因為和眼鏡蛇抬頭攻擊的模樣相似。眼鏡蛇式在拜日式中扮演著重要角色，因為它經常用來串聯下犬式 (圖 6.23)。

好處：眼鏡蛇式可以伸展肩膀、胸部和腹部，是進入深度後彎前的暖身，以及鍛鍊腹肌之後伸展放鬆的好體式！

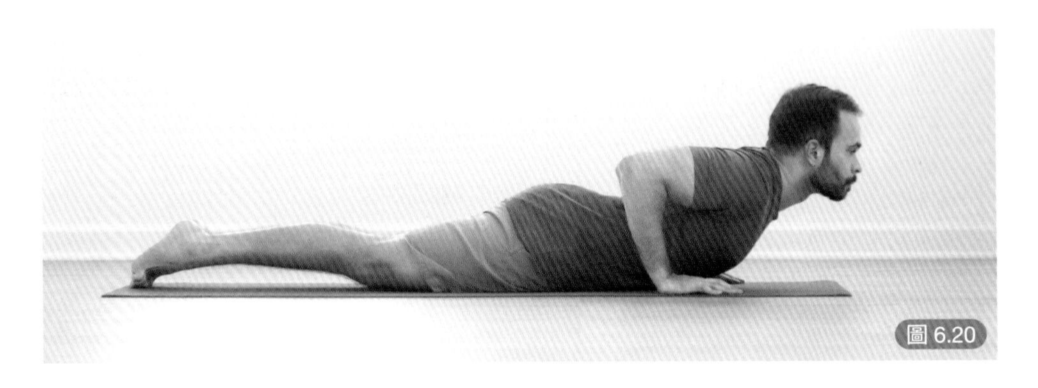
圖 6.20

練習

1. 俯臥於墊子並將雙腿伸長，腳背輕壓墊子，如果需要也可以微彎腳趾。接著彎曲雙手手肘，將手掌壓在胸部兩側的墊子上，並使肘部貼在身體兩側 (但不要圓肩前傾)。
2. 腳背和恥骨向下壓並用掌根抵住墊子，吸氣時用手掌將胸部和頭部推離墊子，但肋骨下緣仍貼在墊上。
3. 再來將肩胛骨內收，擴胸、頸椎頭部向上拉長，輕鬆地凝視前方。要注意！眼鏡蛇式是用背部肌肉收縮來抬高上身，而非全靠手掌支撐，你甚至可以將手離開墊子，看看能否在沒有手協助的情況下維持體式。在這個動作可以稍做停留。
4. 如果要做更深的後彎，請將雙手放回墊上，再次用掌跟抵住墊子，看看上身是否可以抬得更高一點，也許可以將肋骨下緣也從墊子上抬起，但要注意骨盆和大腿仍要貼在墊上！
5. 停留三到五個呼吸，然後吐氣，放低上身，趴回墊子上。

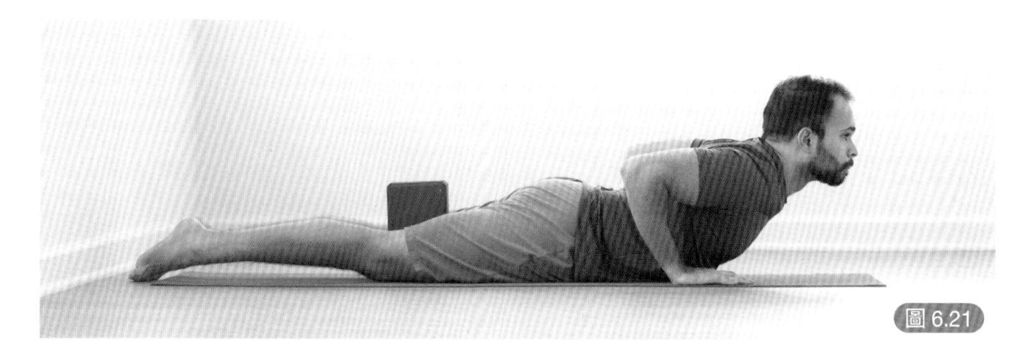

圖 6.21

變化式 1：使用瑜伽磚輔助

做眼鏡蛇式時藉由瑜伽磚的輔助，可以避免下背承擔過多的壓力，並且幫助鍛鍊深層核心肌群。

1. 俯臥於墊上，並在大腿之間夾放一塊瑜伽磚。
2. 將腳背與恥骨下壓，在手掌推起上身時，以雙腿夾緊瑜伽磚。

變化式 2：靠牆輔助

如果無法用俯臥姿做到眼鏡蛇式，那麼採用站立姿會是一個很好的變化式！

1. 面牆站立並以腳趾抵住牆緣，讓骨盆、胸部也靠著牆面，雙手約與胸部同高貼著牆面。
2. 吸氣時，維持骨盆貼牆，但肩膀後旋使胸部離開牆面。
3. 透過肩胛骨後收來進一步擴胸和鍛鍊上背。視線凝視牆壁與天花板相接的地方。停留三到五個呼吸後，再回到起始位置。

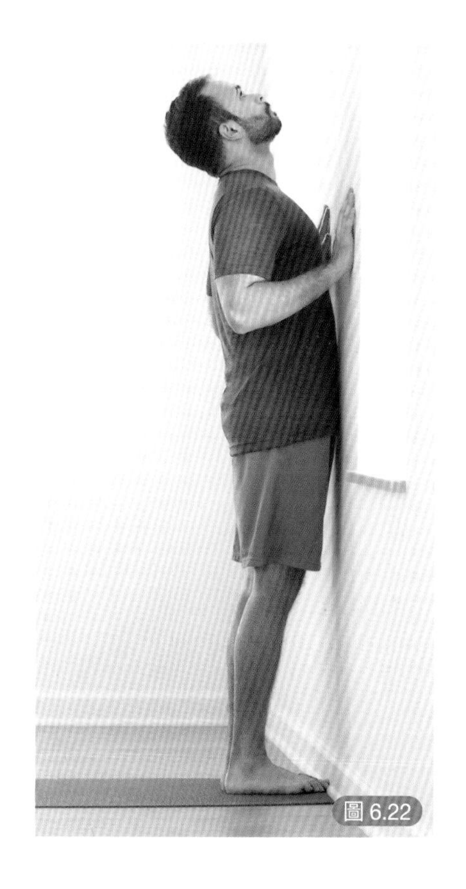

圖 6.22

示範影片

上犬式 *Urdhva Mukha Svanasana*

上犬式在拜日式中廣為人知，這個後彎體式值得我們好好學習，
它與眼鏡蛇式(圖 6.20)不同的地方是：手臂是伸直的，且大腿抬離地面。

好處：上犬式能夠鍛鍊背部肌群並開展身體的前側，為腹部、胸部和肩膀帶來很好的伸展，特別是在訓練完腹肌後可以用來舒展，同時也可以伸展腳背。

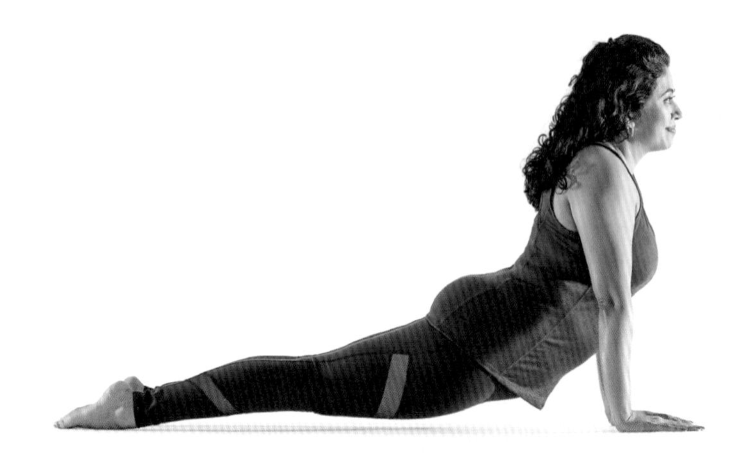

圖 6.23

練習

通常會由鱷魚式(圖 6.37)進入上犬式，但讓我們從基礎開始練習吧！

從趴臥姿向上推起的上犬式

1. 一開始趴在墊上，彎曲手肘讓手腕向後移動到手肘下方的位置，額頭可以輕放在墊子上或抬離墊子。接著將腿向後延伸，將腳背、腳趾壓進瑜伽墊(也可先從拇趾球踩地練起，找到雙腿伸展的感覺)，肩膀前側抬離墊子。
2. 吸氣時，抬起胸部進入眼鏡蛇式(圖 6.20)。
3. 然後將大腿抬離墊子，當你開始伸直手臂時，讓胸腔保持開展，凝視點於正前方，或讓頭隨著後彎稍微向後移動。停留三個呼吸後再慢慢將腹部貼回墊上。或者也可繼續用腳趾點地，並將臀部向上推高為下犬式(圖 6.28)。

小提醒：保持肘部微彎可以幫助開展胸腔並減輕下背壓力。如果推起上犬式時，肩膀與手腕不在垂直線上，可以先趴回去，調整手撐地的前後位置之後再做一次。

從平板式到上犬式

在拜日式中也可以跳過鱷魚式(圖 6.37)，直接從平板式(圖 6.33)來到上犬式。

1. 首先從平板式開始，將右腳背先放平，轉換重心到前側，不要讓你的大腿接觸瑜伽墊，再將骨盆慢慢放低到墊上。
2. 雙手推起胸口進入上犬式，可以透過腳趾點地退出上犬式再進入下犬式。下回合進入上犬式時，再換到左腳腳背先放平。

從鱷魚式到上犬式

1. 如果你是從鱷魚式(圖 6.37)開始進入上犬式，請先在鱷魚式停留，肩膀往後捲並高過手肘位置，保持胸部寬闊。手肘彎曲，停留在向上推起就能來到平板式(圖 6.33)的位置。
2. 接著將腳背放平，讓大腿抬離墊子，骨盆向墊子放低，胸部保持開闊，就進入了上犬式。停留幾個呼吸後可以再進入下犬式(圖 6.28)。

小提醒：根據不同的身形比例，從鱷魚式腳背放平進入上犬式時，可能會讓肩膀超過手腕導致不適，此時可以簡單地將腳背向後移動，讓肩膀位於手腕正上方，或者可以一次放平一隻腳的腳背，再進入上犬式，而不是一次放平兩隻腳。試看看怎麼樣的身體擺放最為舒適。

變化式 1：靠牆輔助

1. 站在距離牆壁約一個手臂長的位置，雙腳約與髖部同寬並讓腳掌平行，接著將雙手貼在牆上略低於肩膀的位置。
2. 然後雙腳向後走約一步的距離，雙手按穩牆面並保持雙臂伸長有力。將肩膀向後捲、肩胛後收、胸部開闊，凝視點在天花板。停留三到五個呼吸後再回到起始位置。

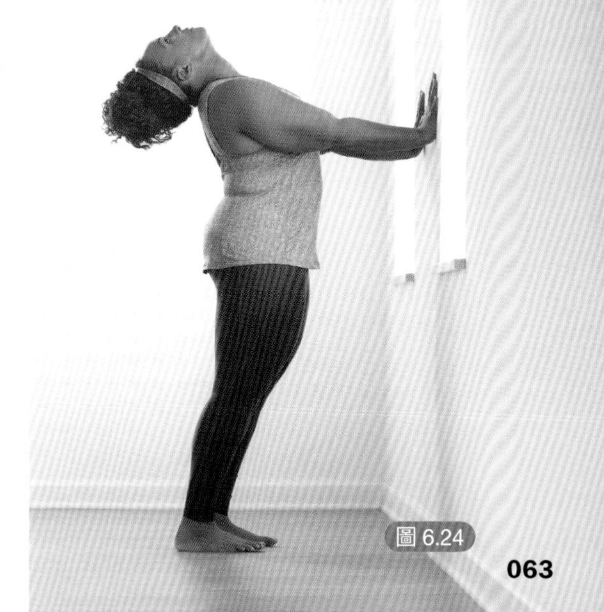
圖 6.24

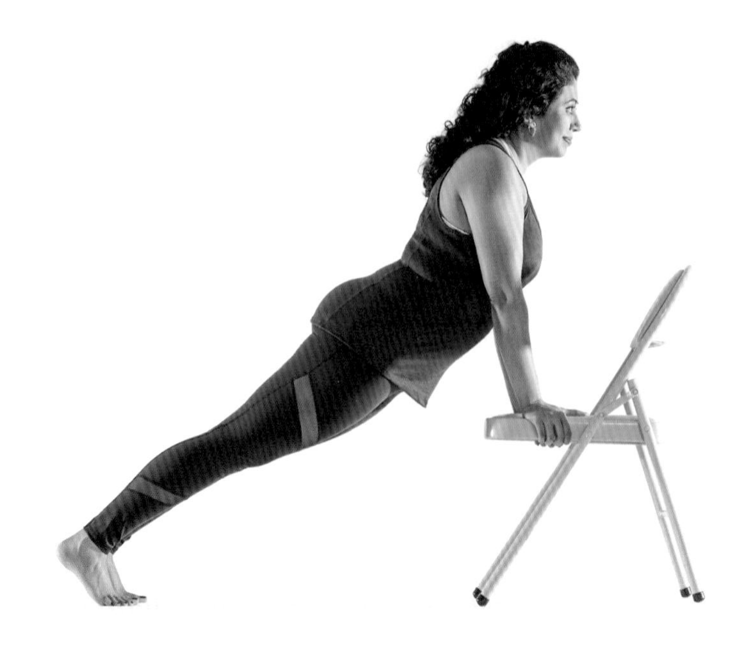

圖 6.25

變化式 2：使用椅子輔助

上犬式可能對手臂、腳背和下背具有一定的挑戰性，這時我們可以使用椅子來輔助建立力量和更好地完成體式。

1. 站在椅子前方約一隻腳的距離，身體向前穩定抓住椅面兩側 (椅子要穩固不動，建議將椅子抵住牆面或放在不會滑的瑜伽墊上確保安全)。
2. 然後雙腳向後走，直到身體處於平板式位置，讓腳跟、身體到頭連成一條長長的直線。
3. 收束核心，在保持雙臂伸直下，將胸口向前拉讓胸部寬闊。如果頸部感覺舒適，可以稍微向上凝視，停留三到五個呼吸。
4. 解除動作時，退回椅子支撐的平板式 (圖 6.36) 或椅子支撐的下犬式 (圖 6.30)，然後雙腳走回椅子前。

變化式 3：靠在抱枕或是瑜伽枕上

如果你的手臂比較短，或是在上犬式中將大腿抬離墊子有困難，這會是一個很棒的變化式。

1. 面朝下趴在抱枕上，肋骨下緣與抱枕上緣齊平。雙腳分開舒適的距離，腳背放平在墊子上(也可以選擇用腳趾點地)。
2. 雙手放在抱枕兩側，然後將手移動到手肘下方，接著伸直手臂並將身體從抱枕上抬起，保持胸部寬闊。骨盆和大腿仍然利用抱枕支撐。
3. 如果頸部沒有不舒服，可以向前或稍微向上方凝視。停留三到五個呼吸後再趴回抱枕上。

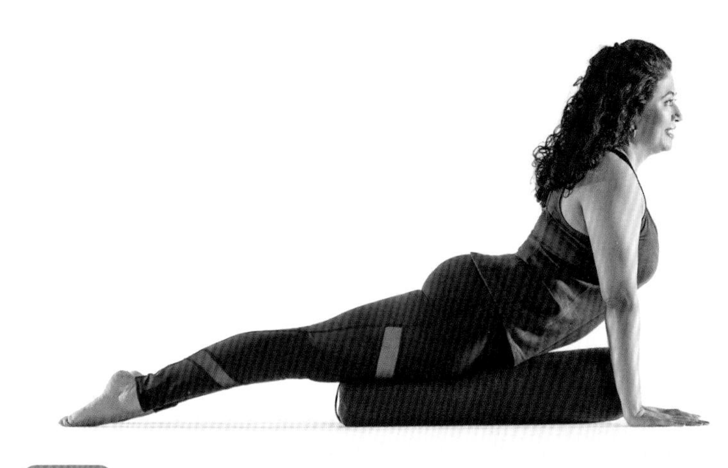
圖 6.26

變化式4：用瑜伽磚支撐

和抱枕支撐的變化式類似，用手在瑜伽磚上練習可以讓上犬式感覺更舒適，並且可以幫助你更容易做到後彎。

1. 雙手穩定按在瑜伽磚上(一樓的最低高度)，然後如往常一樣透過鱷魚式(圖 6.37)或是平板式(圖 6.33)進入上犬式。
2. 接著雙手按穩瑜伽磚，可以再進入下犬式(圖 6.29)。

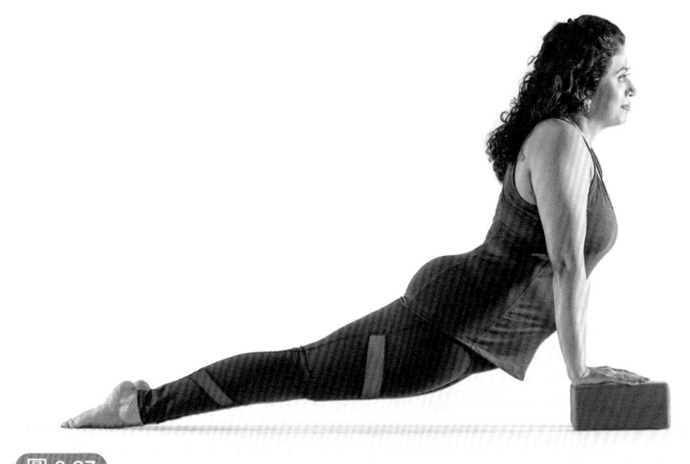
圖 6.27

示範影片

下犬式 *Adho Mukha Svanasana*

下犬式是最知名的瑜伽體式之一，也是拜日式不可或缺的一部分，在瑜伽課上經常作為不同姿勢之間的過渡。

好處：下犬式是用自體負重來增強力量的體式，可以在伸展臀部、大腿後側、小腿和背部的同時也鍛鍊到肩膀和手臂肌肉。因為頭部的位置低於心臟，所以下犬式理論上也算是一種倒立，為倒立等更有挑戰性的動作做關鍵的準備。

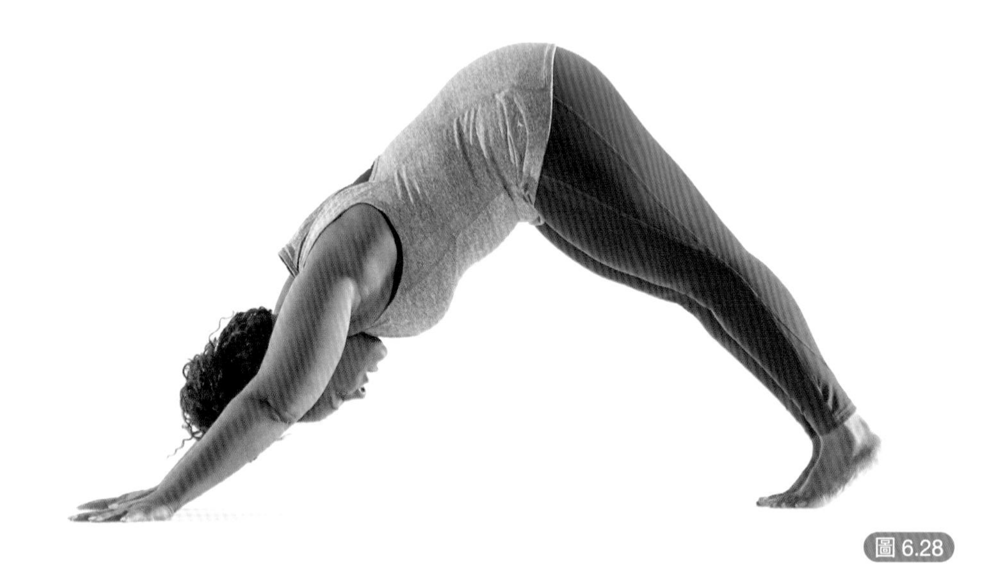

圖 6.28

練習

1. 從四足跪姿開始，腳趾點地，讓手往肩膀前方移動一個手掌的距離，雙手分開與肩同寬 (或稍寬)。雙手手腕朝前與瑜伽墊的窄邊平行，並將手指舒適地張開。
2. 吐氣時，抬起雙膝並將骨盆、臀部向上向後提起，讓身體形成一個倒 V 形。
3. 用手推穩墊子，然後將腳向後踩，慢慢伸直雙腿。雙腿不需要一直維持伸直的狀態，如果開始圓背，表示膝蓋需要彎曲一點。
4. 頭部和頸部保持放鬆，凝視點可以看向墊子中間或是雙腿中間，只要頸部覺得舒適即可。停留幾個呼吸後再讓膝蓋點地，退出體式。

變化式 1：雙手放在瑜伽磚上

在這個變化式中，瑜伽磚可以延長手臂長度並創造更多的空間來擴展胸部。

1. 從四足跪姿開始，把瑜伽磚放在手下，用手指和拇指抓住瑜伽磚。瑜伽磚的高度可以置於一樓(最低高度)或是二樓(次高)。
2. 一旦雙手就位，就可以踮腳趾、膝蓋離地，將骨盆往後往上抬高。根據感覺向後或向前走，找到適合你的下犬式距離。

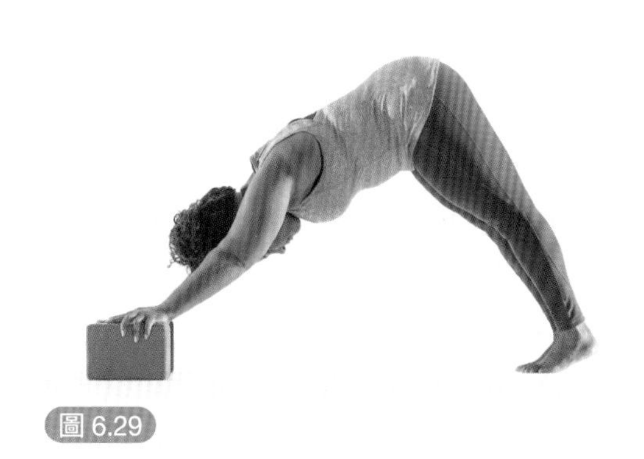

圖 6.29

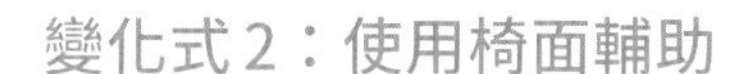

變化式 2：使用椅面輔助

1. 正面朝向椅子，向前彎身抓住椅面的兩側以保持穩定。
2. 雙腳向後走，伸長手臂和脊椎進入下犬式，保持頭、頸和脊椎呈一直線。腳跟向下踩穩紮根，將肩膀外旋、上臂向外旋轉，可彎曲膝蓋以保持脊椎拉長。停留數個呼吸後再讓雙腳向前走，慢慢解除動作。

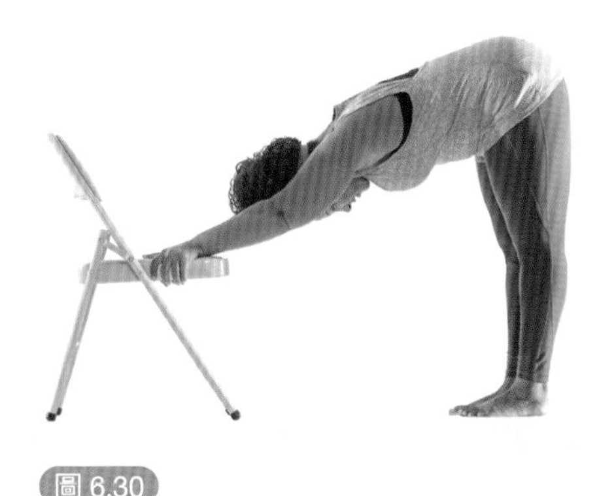

圖 6.30

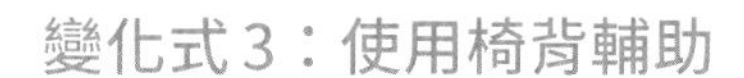

變化式 3：使用椅背輔助

如果做下犬式時需要更高的高度來支撐，那麼用椅背代替椅面會是很適合的選擇！

1. 面對椅背，雙手牢牢抓住它。和上述的變化式一樣，雙腳向後走，伸長手臂和脊椎進入下犬式。
2. 後腦勺與骨盆後側對齊，頭部與脊椎呈一直線，可以適度地彎曲膝蓋來幫助脊椎找到更多延伸感受。解除動作一樣將雙腳向前走即可。

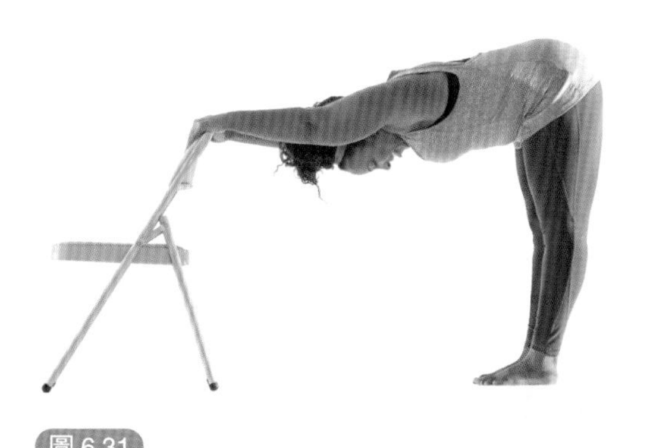

圖 6.31

示範影片

變化式4：靠牆輔助

1. 將雙手貼在牆上，雙臂伸直並讓手與肩同寬，手腕不要受到壓迫，手指舒適地張開。如果你想讓體式更接近 L 形，手腕位置就要略低於肩膀。如果想讓脊椎像對角線一樣向上伸延更接近 V 形，可以把手放在與肩同高或更高的位置(這兩種版本都有其優點，可以試看看哪個版本更適合你)。
2. 雙腳向後走，腳後跟在骨盆正下方，讓耳朵與手臂肱二頭肌大致對齊(避免低頭或抬起下巴，頸椎保持延伸)，肩膀外旋、手臂外轉，目標是盡可能地延伸脊椎，彎曲膝蓋也可以幫助拉長脊椎，最後將手按穩牆壁並將臀部向後推。
3. 停留數個呼吸後，將雙腳走向牆壁，雙手向上延伸，完成練習後再將手臂放回身側。

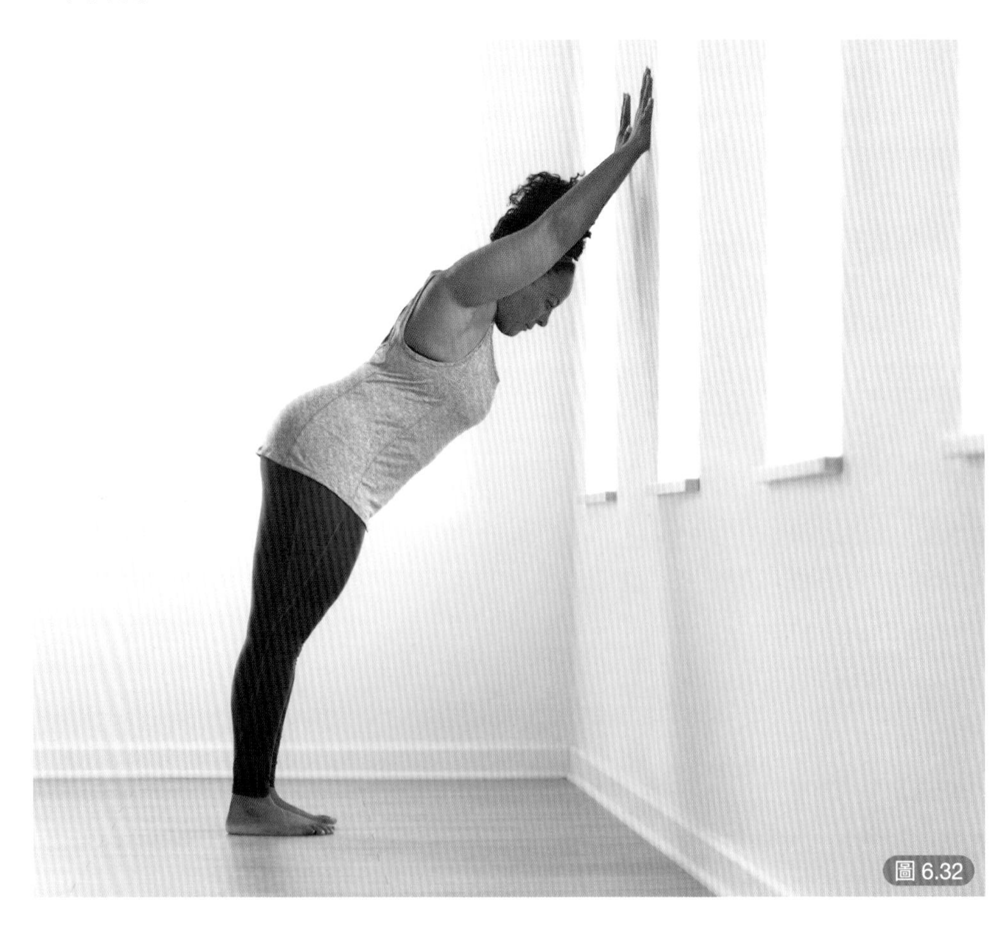
圖 6.32

平板式 *Kumbhakasana* 、*Phalakasana* 或 *Adho Mukha Dandasana*

平板式看似簡單但其實並不容易，通常作為拜日式和其他流動瑜伽中的過渡姿勢。

好處：平板式可以增強上肢力量和手腕的穩定性，還可以鍛鍊腿部、腹部和背部肌群，是進入手平衡體式的必要準備，多加練習是加強肌耐力的秘訣！

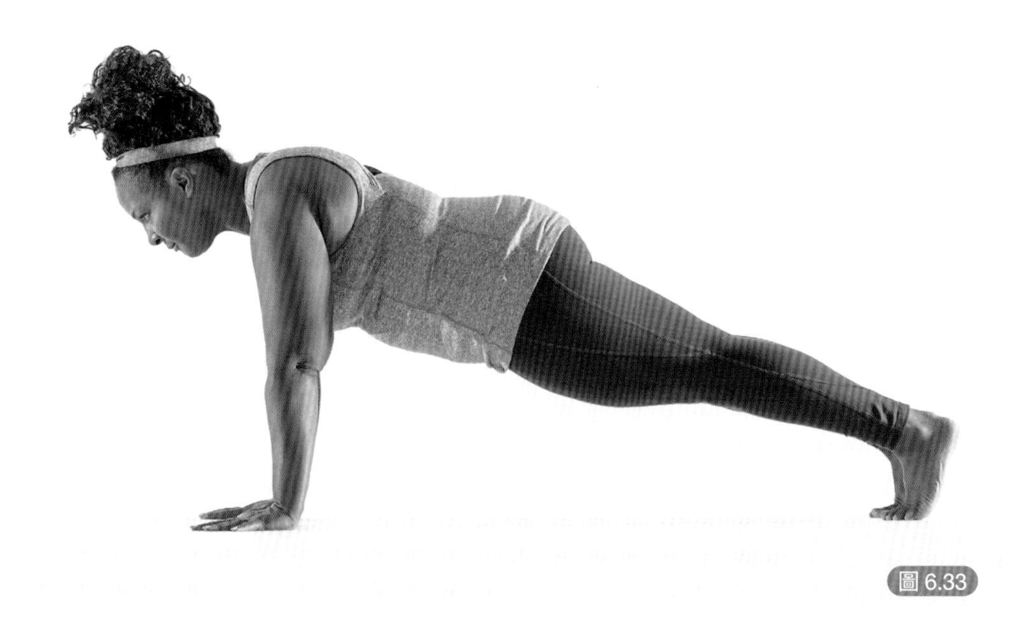

圖 6.33

練習

1. 從四足跪姿開始，手指打開舒適的距離，為了保持穩定，雙手可以放在比肩寬稍窄一點的位置，小指大致與肩膀外緣對齊。保持頸部延伸，視線輕鬆凝視雙手。
2. 接著踮腳尖，雙腳向後退，讓頭到腳與身體成一條直線。
3. 當腳向後退時，要記得將臀腿抬起，保持頭與脊椎成一直線。停留三到五個呼吸後再將膝蓋點地，退出體式。

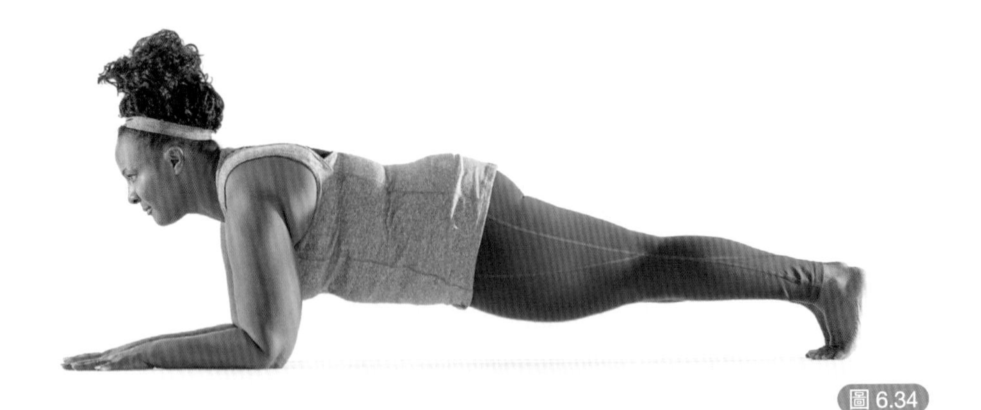

圖 6.34

變化式 1：低平板式

可以試看看用前臂壓地來做平板式，以幫助手腕減輕壓力！

1. 把手肘放在肩膀下方讓前臂保持平行，這可以幫助胸部寬闊，而且是一個很好的前臂平衡動作 (圖 11.1)。
2. 也可以雙手呈十指互扣或是合十的祈禱式，甚至也能讓雙手握住一塊瑜伽磚來防止手肘向外側打開。

> **小提醒：**這裡有一種同時讓你保持專注和活動肩膀的方法，即讓身體重心向前和向後轉換！例如：吸氣時重心向前移動，腳趾往前墊起，讓肩膀超過手肘；吐氣時重心向後移動，腳跟往後，將肩膀放在手肘後面。這個方法特別好用之處是：當你在平板式支撐了一段時間 (例如三十秒)，可以嘗試變化練習，才不會感覺無聊。

變化式 2：跪姿平板式

如果你在平板式中會讓骨盆、臀部過於下沉或讓下背弓起，又或者想要長時間撐著，就可以試看看這個變化式。這也是平板式和鱷魚式 (圖 6.37) 中間一個很好的停留動作，讓你在降低身體時能保有更多的控制和核心參與。

1. 先從平板式開始，再慢慢把膝蓋降低到墊上，然後膝蓋就不需要再移動。你的腳趾可以選擇保持點地或是將腳背放平 (圖 6.35)。
2. 或者也可以直接從四足跪姿進入跪姿平板式，只需要將膝蓋向後移動到臀部後面即可。

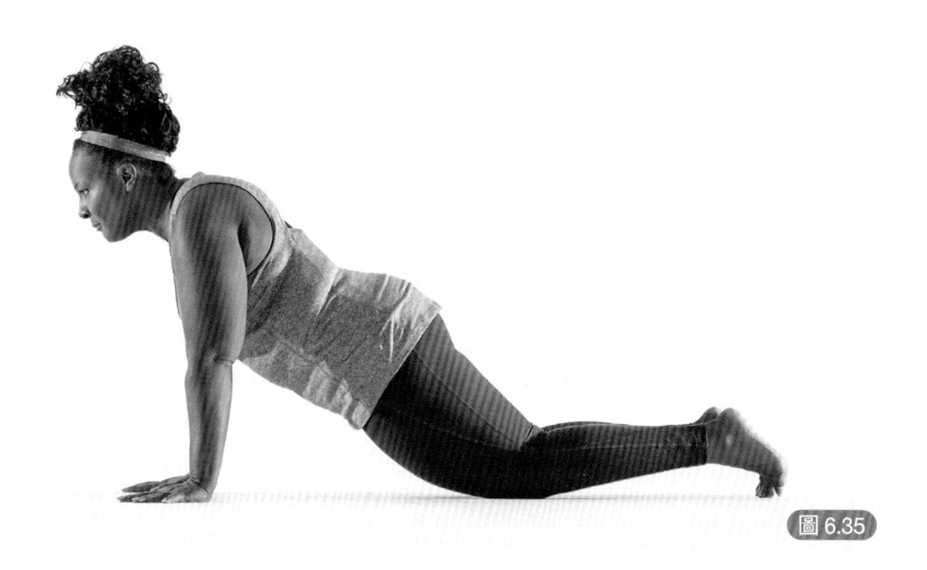

圖 6.35

變化式3：用椅子輔助

1. 站在椅子前，將雙手放在椅面上，用手指抓穩椅面兩側來支撐。
2. 接著雙腳向後走，讓身體呈一條直線，並踮腳尖，腳跟向後踩。視線輕鬆凝視椅背或前方。

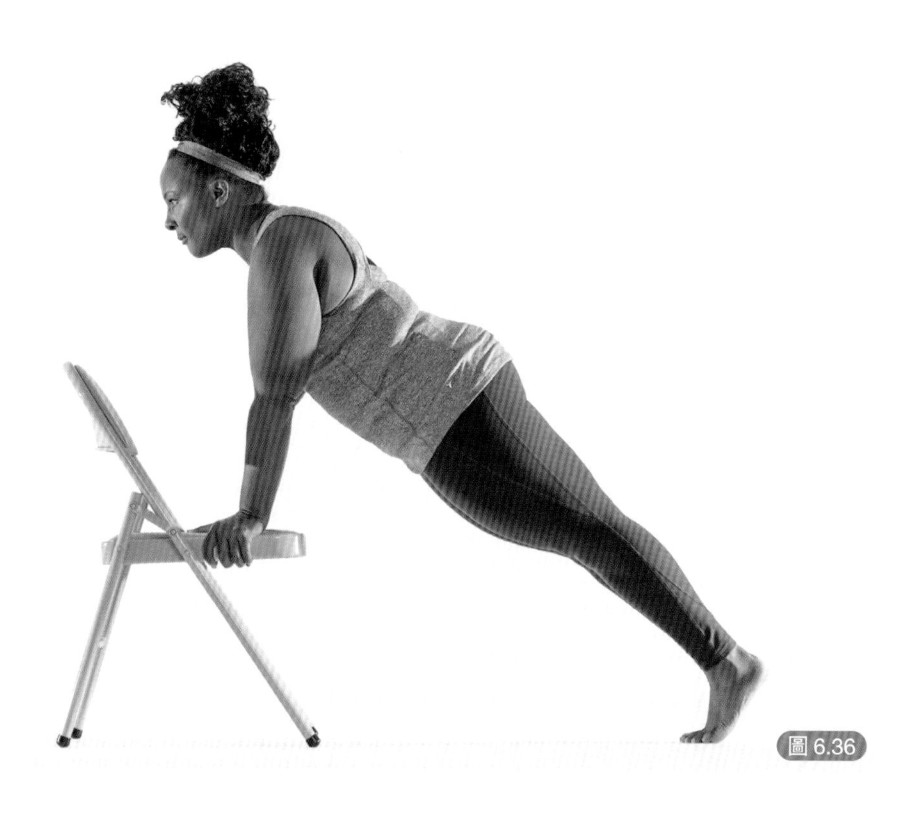

圖 6.36

示範影片

鱷魚式 *Chaturanga Dandasana*

如果你時常練習拜日式和流動瑜伽，應該已經很熟悉鱷魚式(由於許多老師認識到變化式的重要性，因此反而比較少教導鱷魚式，而大多採用變化式)。鱷魚式也被稱為**四柱式**，我們在瑜伽練習中不以名稱去看待動作，練習的「正確」心法是讓身體感覺舒適並能達到自身的需求和目標。

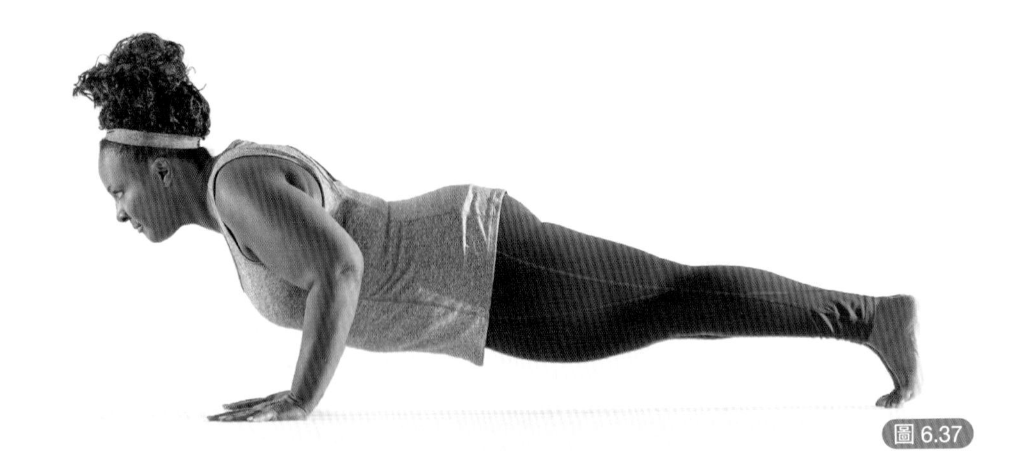

圖 6.37

好處：經常練習鱷魚式可培養核心和肩膀的穩定性與力量，也是進入手平衡前的絕佳事前準備，因為有許多手平衡需要上半身做出類似鱷魚式的穩定動作。

練習

1. 從平板式 (圖 6.33) 開始，讓腳趾點地，肩膀位於手腕正上方，這能讓你在降低身體時，肩關節、肘關節與腕關節能維持均勻的體重分佈。
2. 保持胸部寬闊和鎖骨向外延伸，微彎手肘向後(注意這裡不要讓手肘向外打開)，但也不要將手肘太過緊貼身體，以免導致圓肩。
3. 鱷魚式可以讓肩膀高於手肘位置，不過肩膀和手肘的位置會取決於許多因素，包括是否有傷痛或正在復健、瑜伽的練習歷程、練習目標，以及個人獨特的身體比例。但如果你目前的瑜伽練習有大量的鱷魚式，讓肩膀高於手肘能讓體式比較好維持下去。練習鱷魚式可以試著屏住呼吸或過渡到上犬式，也可以再次向上推回平板式，或者慢慢降低身體到腹部貼地。

示範影片

變化式1：跪姿鱷魚式

在鱷魚式中讓膝蓋點地可以更好地去改善動作，能讓你在更穩定的控制下探索體式。進行動作前，可以想想怎麼樣能最容易把肩膀降低。

1. 先從平板式 (圖 6.33) 開始，重心向前向下移，然後讓膝蓋點地；或者可以先讓膝蓋點地，然後再向前向下移動重心。可以嘗試如何讓感覺最適當。
2. 如果正準備進入眼鏡蛇式 (圖 6.20) 或上犬式 (圖 6.23)，可以讓腳趾點地，幫助你更平滑的過渡。

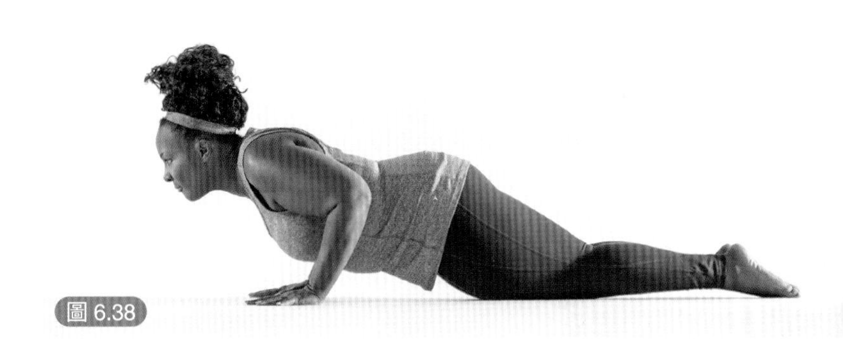
圖 6.38

變化式2：使用瑜伽磚輔助

如果手腕直接壓在墊子上會感到不舒服，那使用瑜伽磚輔助鱷魚式會是一個很好的選擇，因為它能改變重心分配，增加胸部肌肉參與發力並減少手腕壓力。

1. 從四足跪姿開始，手指抓住一樓或二樓高度的瑜伽磚上，將瑜伽磚上緣與肩峰垂直對齊。
2. 接著按穩瑜伽磚，一次伸一條腿慢慢進入平板式。然後在吐氣時彎曲手肘，將上臂貼放在體側以進行鱷魚式。
3. 吸氣時，可以向上推到平板式或過渡到瑜伽磚輔助的上犬式 (圖 6.27)，然後下一個吐氣再來到用瑜伽磚輔助的下犬式 (圖 6.29)。

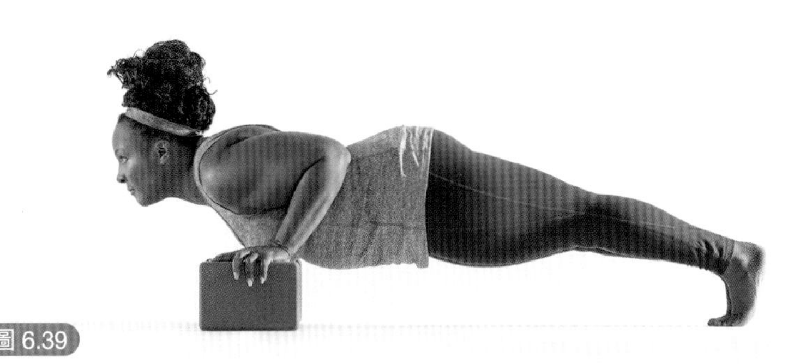
圖 6.39

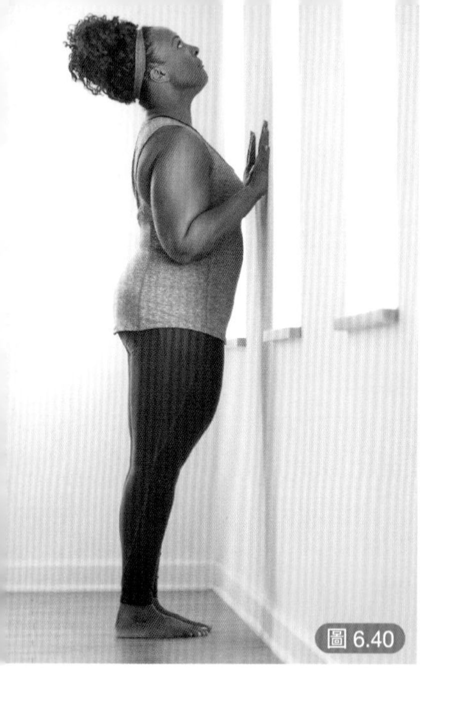
圖 6.40

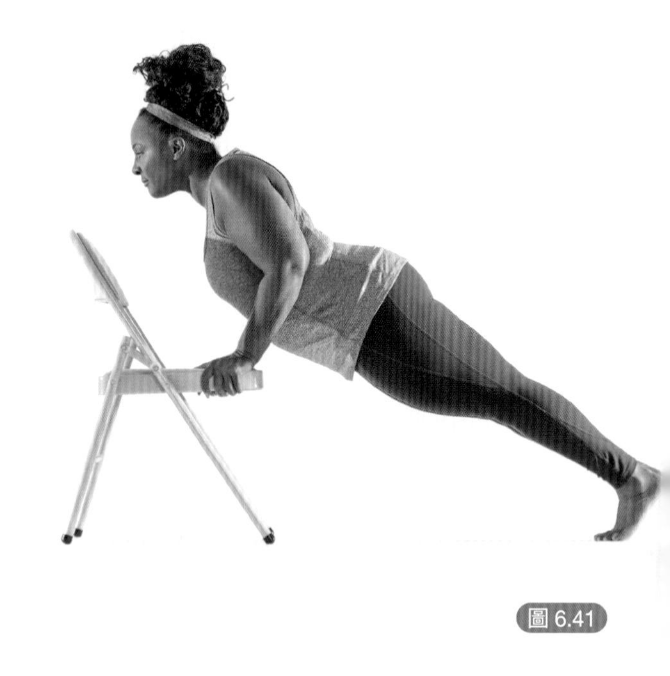
圖 6.41

變化式 3：靠牆輔助

這是鱷魚式最容易完成的變化式 (圖 6.40)，因為站立的姿勢主要以雙腿承擔重量，對手腕壓力最小。

1. 站在離牆面約一個腳掌之處，雙手平伸與肩同寬貼在牆面，肩膀外側與小指對齊、指尖與肩峰同高。
2. 接著深吸一口氣，吐氣時彎曲手肘並將身體貼近牆面，保持胸部寬闊。手肘貼著肋骨讓手臂與身體平行。頸部在感覺舒適的情況下可以稍微抬高下巴。
3. 吸氣時伸直手臂，再輕鬆地將雙手放回身體兩側。

變化式 4：使用椅子輔助

如果手臂力量不足以支撐在墊子上，使用椅子輔助鱷魚式是個很好的變化式 (圖 6.41)，因為它改變了支撐身體的角度，降低了手腕的負擔。

1. 站在椅子前，並用手抓穩椅面兩側。
2. 雙腳向後走，讓頭部、脊椎與腿呈一直線，進入椅子平板式 (圖 6.36)。
3. 吐氣時，彎曲手肘且讓手肘貼在身體兩側，胸部向椅面放低，保持胸部寬闊。腳跟向後伸展，眼睛輕鬆凝視椅背。
4. 吸氣時伸直雙臂，再將雙腳走向椅子來解除動作。

常見的拜日式

拜日式有許多變化，以下這兩個版本包含了本章中的許多體式，並且你可能會在流動瑜伽的課程中練習到：

拜日式A

Surya Namaskar A

- 從山式開始
- 吸氣，雙手上舉，延伸山式
- 吐氣，站姿前彎
- 吸氣，手扶大腿，平背的半前彎
- 吐氣，站立前彎
- 吸氣，平板式
- 吐氣，鱷魚式
（你也可以從半前彎直接進到鱷魚式）
- 吸氣，上犬式或眼鏡蛇式
- 吐氣，下犬式（停留幾個呼吸）
- 吸氣，腳趾墊起；吐氣，彎曲膝蓋，視線看向雙手之間，往前走或跳至站姿前彎
- 吸氣，半前彎
- 吐氣，站姿前彎
- 吸氣，站起身，延伸山式
- 吐氣，回到山式，雙手放在心口

拜日式B

Surya Namaskar B

- 從山式開始
- 吸氣，幻椅式
- 吐氣，站姿前彎
- 吸氣，半前彎
- 吐氣，站立前彎
- 吸氣，平板式
- 吐氣，鱷魚式
（或從半前彎直接進入鱷魚式）
- 吸氣，上犬式或眼鏡蛇式
- 吐氣，下犬式
- 吸氣，右腳向前踩，英雄一式
（可以停留幾個深呼吸）
- 吐氣，鱷魚式
- 吸氣，上犬式或眼鏡蛇式
- 吐氣，下犬式
- 吸氣，左腳向前踩，英雄一式
- 吐氣，鱷魚式
- 吸氣，上犬式或眼鏡蛇式
- 吐氣，下犬式（停留幾個呼吸）
- 吸氣，腳趾墊起；吐氣，彎曲膝蓋，視線看向雙手之間，往前走或跳至站姿前彎
- 吸氣，半前彎
- 吐氣，站姿前彎
- 吸氣，幻椅式
- 吐氣，回到山式，雙手放在心口

07 chapter

站立體式

示範影片

英雄二式 *Virabhadrasana II*

英雄系列體式提醒我們要像英雄一樣堅強地站立，才能將自己的光芒投向世界。

好處：英雄二式是能增強肌耐力的體式，可以鍛鍊臀腿等下肢肌肉，也能鍛鍊到肩膀(當手臂向外伸展時)、腹部、腳踝和足弓穩定性。

練習

1. 面向墊子的長邊站立，雙腳正面站開、延伸雙臂呈大字形(或稱為四肢伸展式)。雙腳站距的參考：以雙手手腕摺痕向下的垂直線對準雙腳的腳踝外側。當你找到寬闊舒適的站距，就可以把手放到骨盆兩側。
2. 接著右腳向外轉，讓腳趾垂直指向墊子窄邊；左腳外緣則與墊子窄邊平行，或將左腳趾稍微向內轉(因為後腳往往容易外展，因此後腳趾稍微向內轉能幫助骨盆正位)。
3. 英雄二式傳統上是用前腳跟對齊後腳足弓，但這種站姿對許多人來說太窄了，難以保持平衡。如果改為前腳跟與後腳跟對齊會比較好保持平衡，這兩種站位都可以嘗試看看。

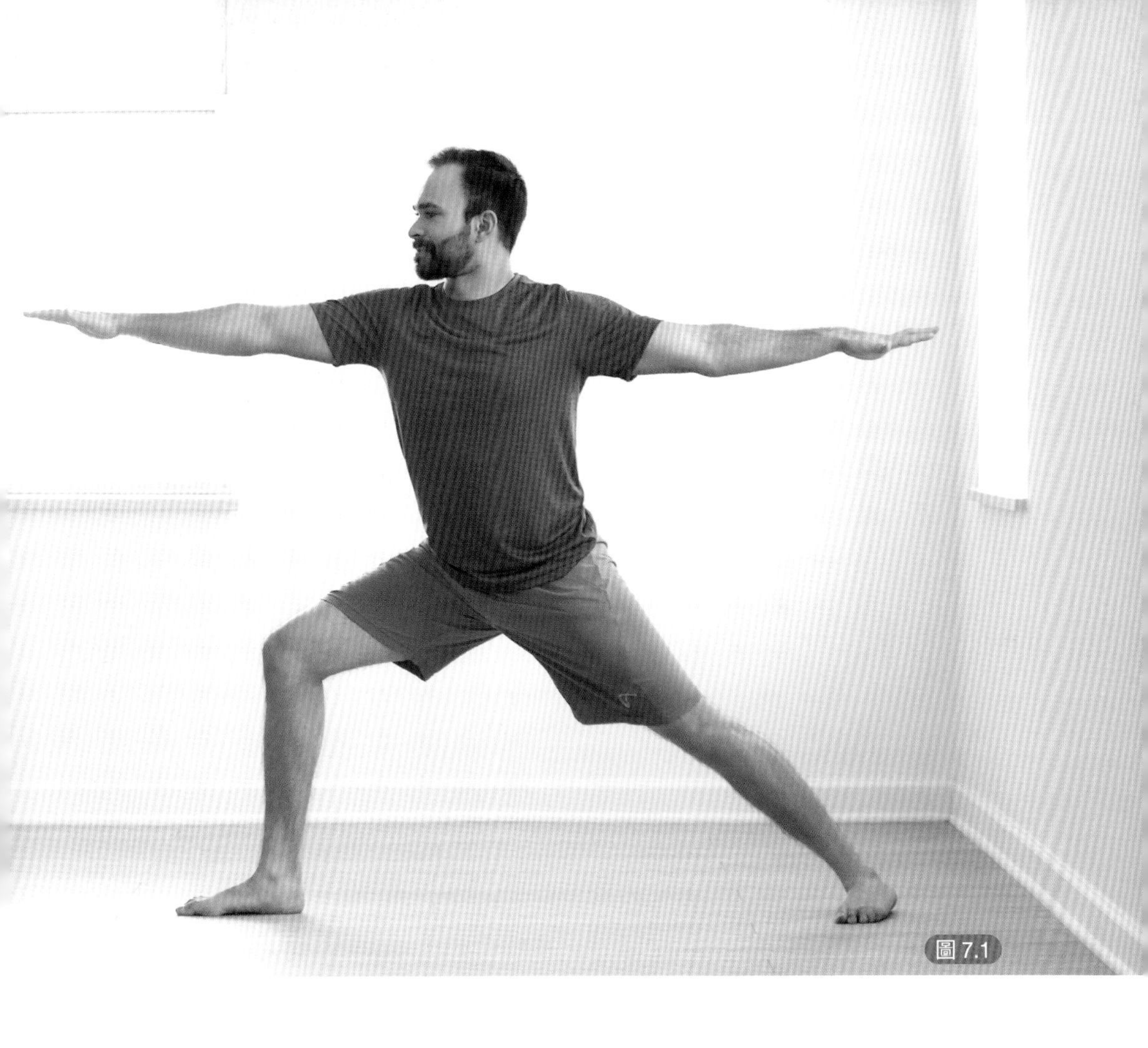
圖 7.1

4. 將手臂向前後延伸抬高到肩膀高度並與地面平行，確保身體在髖部正上方(也就是骨盆不要向前或向後傾斜)。
5. 彎曲右膝和右腳踝對齊，如果膝蓋會感覺不舒服，那就減少膝蓋彎曲幅度或擴大站距。請記住！前腿並不需要蹲到完美的 90 度角，如果前大腿感覺太過緊繃，可以試著縮短站距。
6. 讓右膝朝向右腳中線，如果膝蓋容易往大拇趾方向傾斜，或髖部肌肉特別緊繃，可以有意識地讓右膝對準小腳趾方向來解決這個問題。
7. 接著頭轉向右側，眼睛凝視右手中指指尖將雙腳向下踩穩保持張力，想像將瑜伽墊前後扯開一樣，可以幫助穩定雙腿。停留三到五個呼吸後換邊。

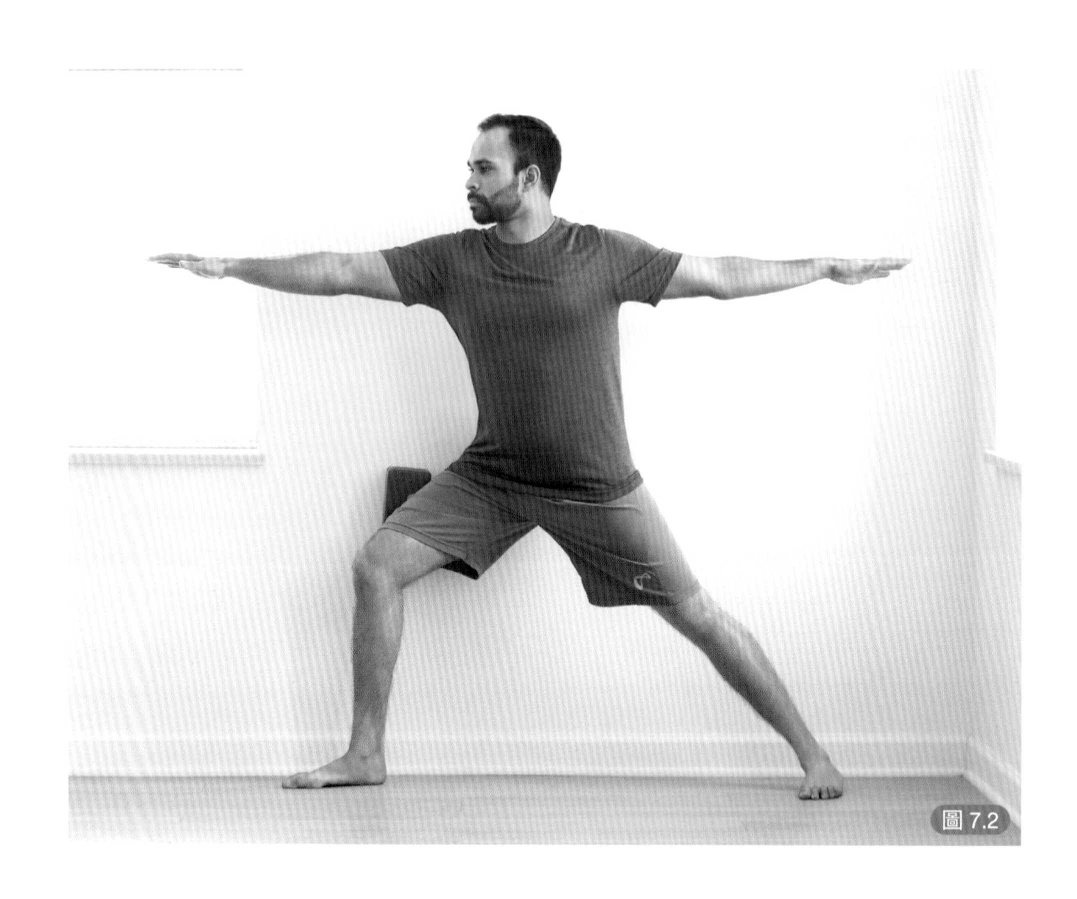
圖 7.2

變化式 1：使用牆壁和瑜伽磚輔助

如果你的前腿膝蓋在英雄二式中容易內扣 (朝大拇趾方向移動)，這會是個很適合的變化式。靠牆使用瑜伽磚可以幫助啟動髖關節外旋肌群 (因為要抵住瑜伽磚使之不掉落)，讓膝蓋和前腳中線對齊。

1. 以身體朝向右側為例，首先背對貼近牆壁，讓左腳跟貼牆，並將瑜伽磚放在右膝蓋 (或大腿) 和牆壁之間，瑜伽磚可以用最窄或中間寬度 (一樓或二樓) 的距離放置，取決於你的右腳與牆壁的距離，可依需要調整瑜伽磚的位置或站距，目標是讓右膝朝向右腳腳趾中線 (圖 7.2)。
2. 右腳向下踩穩，右腿將瑜伽磚壓向牆壁固定，此時可以感受到右側臀部肌肉發力。停留三到五個呼吸後換邊。

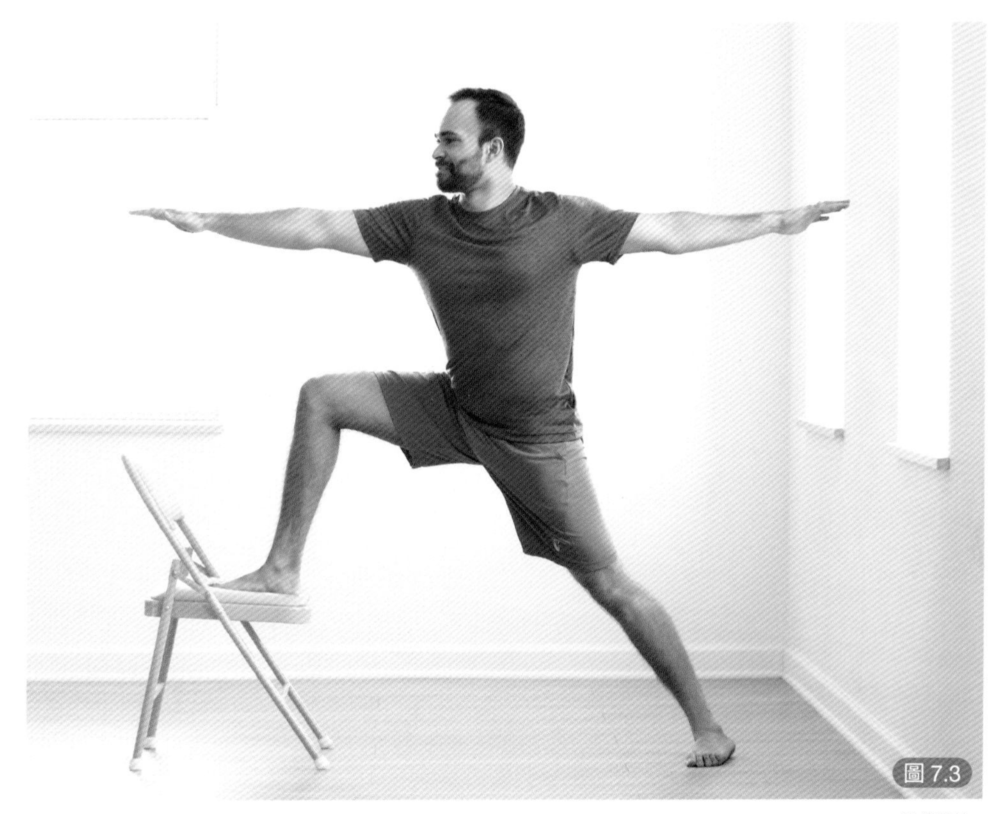
圖 7.3

示範影片

變化式 2：將前腳踩在椅子上

這個變化式是筆者從朋友潔拉希 (Allison Jeraci) 那裡學到的。我們很喜歡這個變化式，它能加強後腿的感受與負荷，讓我們以完全不同的方式去體驗。

1. 首先將椅子放在瑜伽墊的前端，讓椅面朝向自己。右腳踩到椅面的同時也用手握住椅子以幫助保持平衡，同時讓右膝蓋置於腳踝正上方。
2. 然後左腳向後退到英雄二式的位置，保持後腳踩穩墊子。最後將手臂前後打開呈 T 形，延展平行於墊子的長邊。

小提醒：雖然在照片中示範的模特兒賈伊 (Jai) 是在沒有墊子的情況下進行，但我們還是建議將四個椅腳都放穩在墊子上，增加摩擦力防止椅子滑動，減少意外受傷的風險！如果感覺椅子不穩定，可以將椅背靠在牆上。如果腳在椅面上會滑動，可考慮用折疊的瑜伽墊放在椅子上增加摩擦力。

示範影片

英雄三式 *Virabhadrasana III*

英雄系列的體式幫助我們找回力量、提升肌耐力和提醒我們專注，尤其是英雄三式可以很大程度地挑戰身體平衡，同時讓我們感覺像在空中翱翔一樣，這也是為什麼當英雄三式把手臂放在身體兩旁練習時會被稱為**飛機式**。

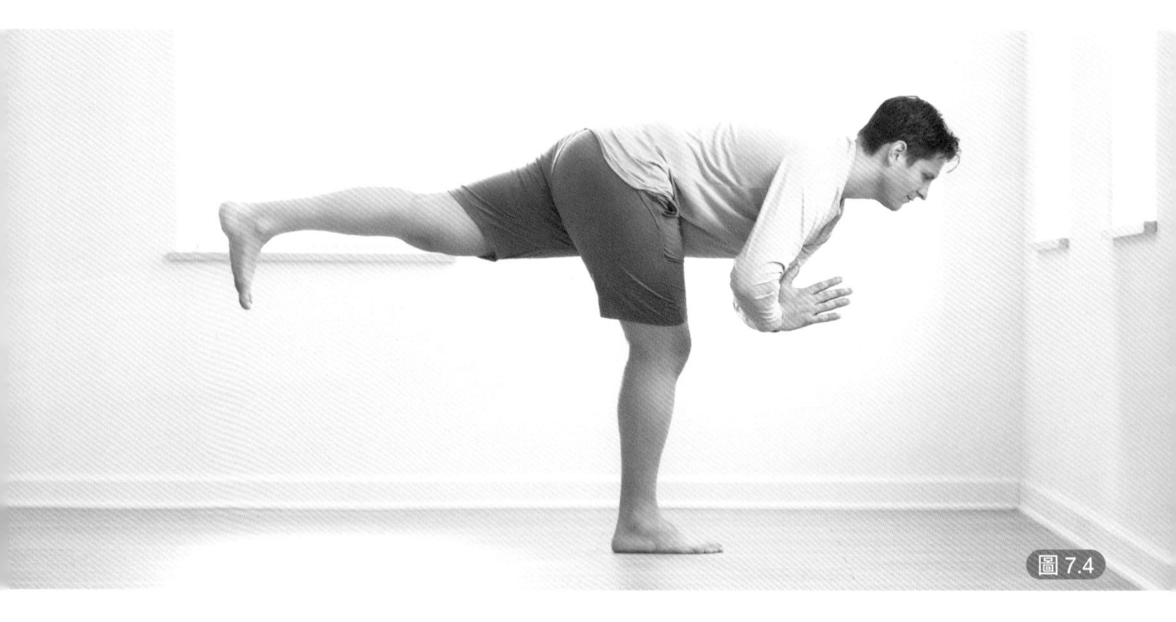

圖 7.4

好處：英雄三式可鍛鍊腿部和核心肌群，並改善平衡和本體感覺 (對自身姿勢以及個別身體部位的感知能力)，還可以鍛鍊肩膀、加強注意力，同時讓我們練習去連結呼吸和凝視點以保持平衡。

練習

1. 從高弓步開始 (圖 6.14)，右腳向前，雙手放在骨盆兩側。
2. 從面前的瑜伽墊上找到一個凝視點後，身體開始前傾，將重心放在右腳上。
3. 當左腳離開地板時，保持右膝輕輕彎曲，試著在這裡找到平衡。
4. 然後，看看能不能慢慢伸直右腿，並繼續讓身體逐漸平行於地板。透過頭頂向前延伸、拉長脊椎以平衡左腿後，左腿再慢慢向後延伸，可以向下凝視墊子或稍微向前看。

5. 這邊要注意讓骨盆保持水平、面向地板，輕輕向上提起左大腿，並稍微彎曲左腳踝讓腳趾能夠指向瑜伽墊，而右腿外側的臀部肌肉則向後發力延伸。
6. 將手叉腰放在骨盆上直到感覺平衡，當準備好時可以將手臂打開向側面或向前方延伸，也可以把手放在心口上。停留三到五個呼吸。
7. 解除動作時，彎曲右膝，左腳落地後回到高弓步後再換邊進行。這邊可以觀察看看自己能否在控制下退出體式。

小提醒：如果實在難以保持平衡，可以站在牆的旁邊，當不穩定的時候可立刻扶牆。或者也可以將指尖放在墊子或瑜伽磚上以幫助平衡。

示範影片

變化式 1：使用牆壁和瑜伽磚輔助

牆壁在這個變化式中不僅僅能幫助平衡，還可以「把踏實感還給你」，幫助你找到更多脊椎拉長的感覺，甚至還能在英雄三式中獲得更強的發力感受，加上身體幾乎垂直於牆面，所以將瑜伽磚放在手下方可使體式更加完整。而且如果你在英雄三式中會將抬起的腿向外轉 (骨盆向外翻開)，利用牆面就可以幫助你改善並保持骨盆中立。

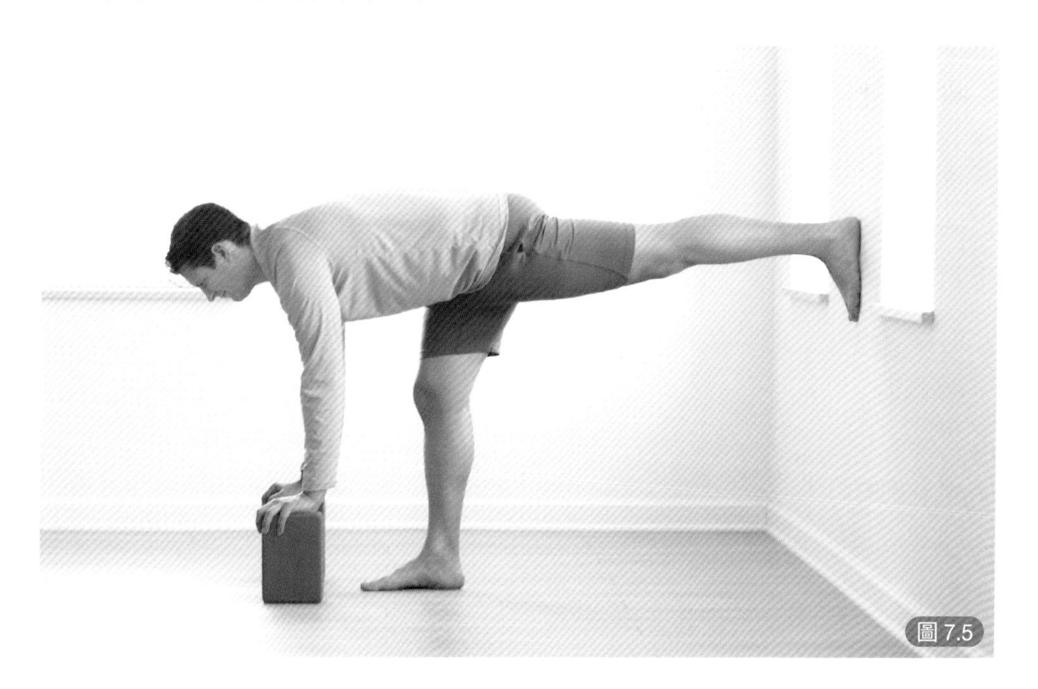
圖 7.5

這個變化式最麻煩的地方就是弄清楚要離牆壁多遠，可以給自己一點時間來找到最適合的距離，可以大約測量一條腿與牆壁的站距：背部靠牆坐下，將雙腿往前伸直，腳跟的位置就是適當的距離，然後將兩塊瑜伽磚以三樓高度放在腳跟前面數公分處，兩塊磚的距離與肩同寬。

1. 站在瑜伽磚後方數公分處，雙手或指尖搭在磚上，肩膀位在手腕正上方，先進行手扶高的半前彎 (*ardha uttanasana*)，透過髖屈臀部向後推，頭頂朝前。譯註：正式的半前彎姿勢是手扶在地面或扶住腳踝後側的最低位置，而手扶高是指手扶在磚上，其他如扶在大腿或小腿前側也都是扶高的版本。
2. 延伸、拉長脊椎，可以稍微或大幅度地彎曲膝蓋，如果瑜伽磚的位置太低導致圓背的話，可以使用更高的支撐物 (例如椅子)，當然也可以調低磚的高度來更延伸脊椎。
3. 接著將左腿向後伸直踩穩牆壁，腳跟與臀部等高。右臀位於右腳跟的正上方，肩膀也在手腕正上方。如果覺得沒有對正，也可以隨時退出姿勢，稍微調整站距來慢慢對齊。調整完畢後，最後檢查左腳趾全部都指向地面。
4. 先慢慢彎曲右膝，讓膝蓋骨與右腳腳尖對齊，可以選擇保持膝蓋微彎或伸直，同時將右腿外側的臀部肌肉向後延伸。左腳踩穩牆壁，右腳踩穩地面，幫助脊椎找到更多的延伸感受。
5. 如果已能保持平衡，可以嘗試將手從磚上移開。停留三到五個呼吸後換邊。

變化式2：手扶著牆壁輔助

1. 開始時面對牆壁，手放在與肩同高同寬的位置，手掌可以貼放牆面，也可以用指尖按著牆壁來增加平衡難度。
2. 雙腳向後走，直到身體與地面平行且骨盆正好在腳跟上方。這邊可以依需要調整手的高度。
3. 當你將左腿伸到身後時，雙手請持續按穩牆壁並將重心轉移到右腳上，用右腿外側肌肉的力量將骨盆穩定中立，不讓左腿向上翻開。當你向下凝視地面時，透過左腳向後延伸，讓頭頂也向前延伸 (圖 7.6)。
4. 停留三到五個呼吸後放下左腳換邊。或者可以雙腳向牆壁走、雙手扶著牆來恢復站姿，稍作休息。

小提醒：讓身體與地面完全平行會需要背部肌肉力量，如果背部略感不適想要減輕背部肌肉的負擔，可以將後腿放低到椅子或瑜伽磚上，也可以將手放在牆面更高的位置來改變軀幹的角度。

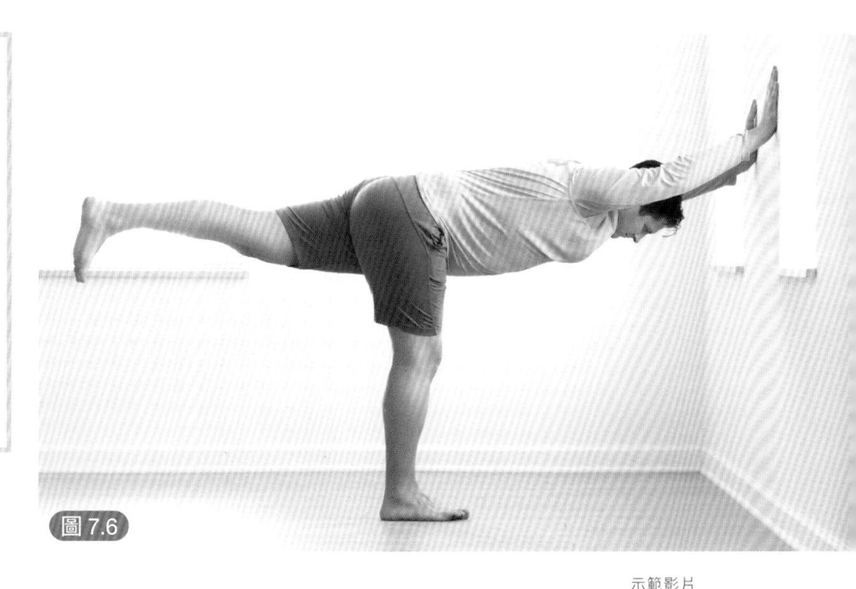
圖 7.6

變化式 3：使用瑜伽繩輔助

示範影片

這個變化式是使用瑜伽繩來幫助你找到更多脊椎延伸的感受，要比變化式 1 的平衡難度更大。

1. 先從山式 (圖 6.1) 開始，雙手握住瑜伽繩兩端，並將左腳踩在繩子的中間，讓足弓貼實繩面踩穩。
2. 接著右腳向前跨出，手放在身體兩側並調整繩子的抓握位置以便拉緊繩子。
3. 拉長脊椎，臀部屈髖向後，左腿慢慢抬起，進入英雄三式。
4. 在左腳掌向後踢繩子時，同時用手拉緊繩子保持張力。停留三到五個呼吸後再換邊。

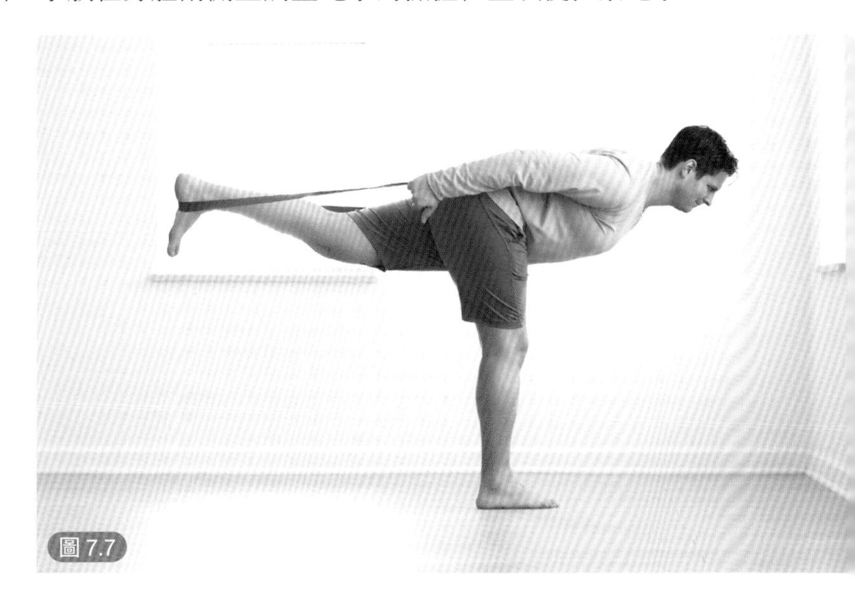
圖 7.7

示範影片

女神式 *Utkata Konasana*

女神式也被稱為**女神蹲**或**蹲馬步**，儘管這是一個具有挑戰性的體式，但幾乎所有瑜伽練習者都能輕易上手。

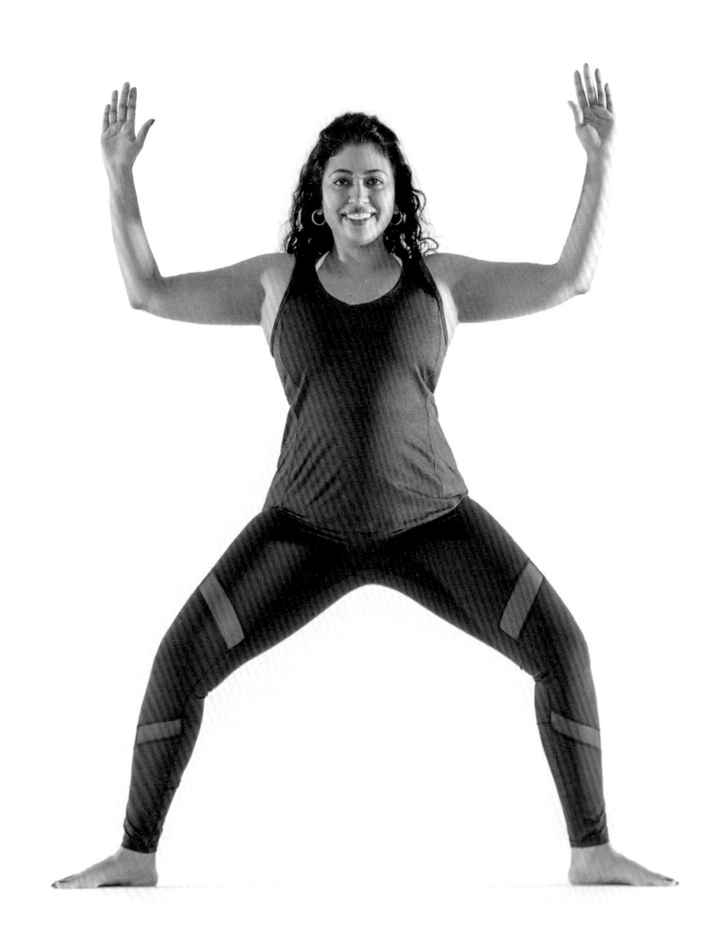

圖 7.8

好處：女神式可以鍛鍊下半身的肌肉，特別是臀部和大腿！維持體式一段時間(例如 30 秒) 可以很好地增強力量和肌耐力。

練習

1. 面向瑜伽墊的長邊，雙腳分開，雙臂向外展開和身體呈 T 形。雙腳距離以手腕和腳踝對齊為原則。

2. 雙腳腳尖朝外，然後慢慢蹲下，保持膝蓋與腳尖同一方向。彎曲手肘，可以加上手指朝上的叉子手 (仙人掌手) 動態伸展。停留三到五個呼吸。如果肌力還行，可以停留更長的時間。

變化式 1：使用椅子輔助

1. 用一把低椅背的椅子 (例如折疊椅) 來輔助，面向椅背坐下，雙腳寬闊地跨在座位的兩側，像是蹲姿的女神式一樣。
2. 接著將手肘輕放在椅背上，手肘併攏輕托下巴，脊椎保持延伸 (圖 7.9)。

變化式 2：使用椅子輔助 (臀部懸空)

示範影片

1. 雙腳分開跨在座位兩側，但讓臀部懸空並維持女神式的姿勢。
2. 透過雙腳向下踩穩紮根，將身體向上推起，雙手可以輕鬆地放在椅背上 (圖 7.10)。

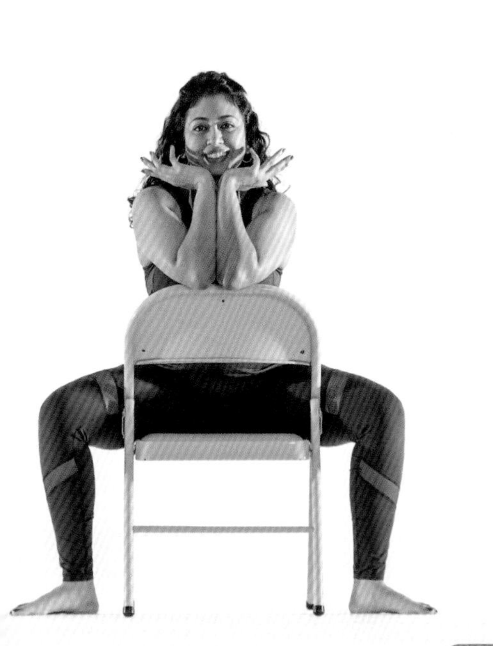

圖 7.9

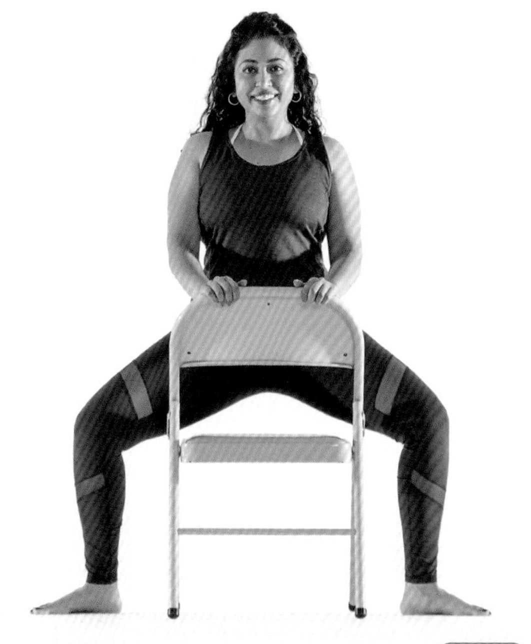

圖 7.10

側角伸展式 *Utthita Parsvakonasana*

側角伸展式簡稱為**側角式**，常出現在站立瑜伽序列中。側角式有多種變化來完成不同的瑜伽序列主題 (開髖、開胸、身側伸展、核心強化等)，還可以為其他瑜伽體式做好先前準備，如果只能選擇一個體式作為暖身，側角式會是首選！

譯註：圖 7.11 的前臂放在大腿上，這是半側角式 (*ardha parsvakonasana*)，而圖 7.12 拿掉瑜伽磚讓手直接觸地就是側角式。

英雄二式與側角式除了上半身是直立與側伸展的區別外，也可嘗試在進入體式時以髖部不同的行動探索身體的感受：

- 英雄二式：後髖推向前髖，前腿屈向 90 度，上身直立
- 側角式：前髖推向後髖，前腿屈向 90 度，上身側伸展

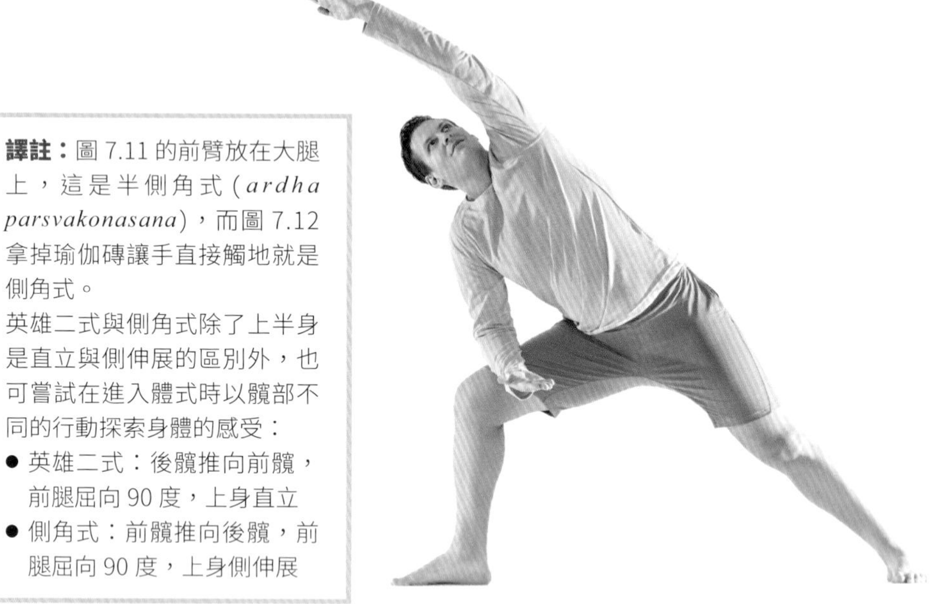

圖 7.11

好處：側角式能夠很好地伸展大腿內側到接合前腿的股四頭肌，和伸展身側 (手臂抬起該側的肋間肌、腹外斜肌和腰方肌)，並鍛鍊對側的腹外斜肌 (特別是在無支撐的變化式)。

練習

1. 像英雄二式一樣的開始站姿，面向瑜伽墊的長邊，雙腳分開，右腳向外踩，腳尖指向墊子的短邊，並將左腳掌的外緣與墊子的短邊平行，或將左腳尖稍微向內，可以根據需要調整站姿。

2. 直到感覺穩定後，再慢慢彎曲右膝，讓膝蓋位在腳踝正上方，與英雄二式一樣，右膝與右腳腳尖對齊。

3. 身體右傾，並將右前臂放在右大腿上，掌心朝上，肩膀在手肘正上方，肩膀遠離耳朵不要聳肩。左手則放在骨盆上，雙腳像要把墊子前後分開那樣(這有助於在前後腿之間更均勻地分配體重)。

4. 可以選擇停留在這裡，或將左臂伸直延伸向天花板，亦或沿著左耳進行側向伸展(圖 7.11)。左小指轉朝地面(肩膀外旋)會讓左肩膀更舒適輕鬆(譯註：每個人的身體經驗與構造都不一樣，左右兩邊的骨骼型態或是肌肉張力也都不同，若與作者描述的感受不同是很正常的，重點還是要做看看，練習看看，才能找到最適合自己的體式)。胸口向天花板打開，可以直視前方或轉頭看向左手，依脖子的感覺來選擇凝視點。

5. 也可以將右手放到墊子上，或者在右腳內側或外側放置一塊瑜伽磚，然後將右手搭放在磚上(圖 7.12)。停留三到五個呼吸。解除動作或換邊時可以先轉頭看向墊子前方。吸氣時，雙腳撐地回到英雄二式，伸直前腿後再換邊。

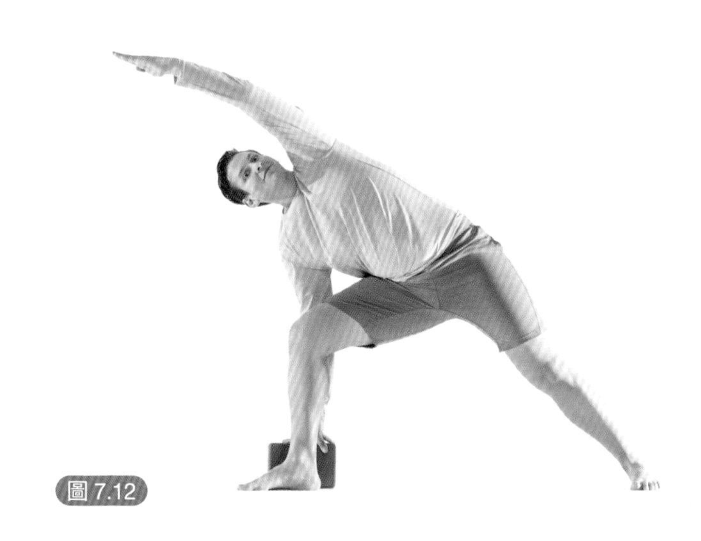

圖 7.12

小提醒：將前手放在前腳外側或內側，會有不一樣的伸展感受，有幾點需要先考量：

(1) 將手放在腳外側的墊子或磚上會有更強烈的感覺，特別是當前脛骨或膝蓋貼著前臂、膝蓋向小腳趾移動時。注意要讓肩胛骨往後往下沉，因為這個姿勢容易圓肩。

(2) 如果你想進入綁手的變化式或鍛鍊手平衡，可以將手放在腳內側，是進入體式很好的準備位置。譯註：綁手是指雙手繞過身體交握，本書中並沒有介紹這個動作，請在網路上搜尋“綁手側角式”可找到示範或看補充影片。

示範影片

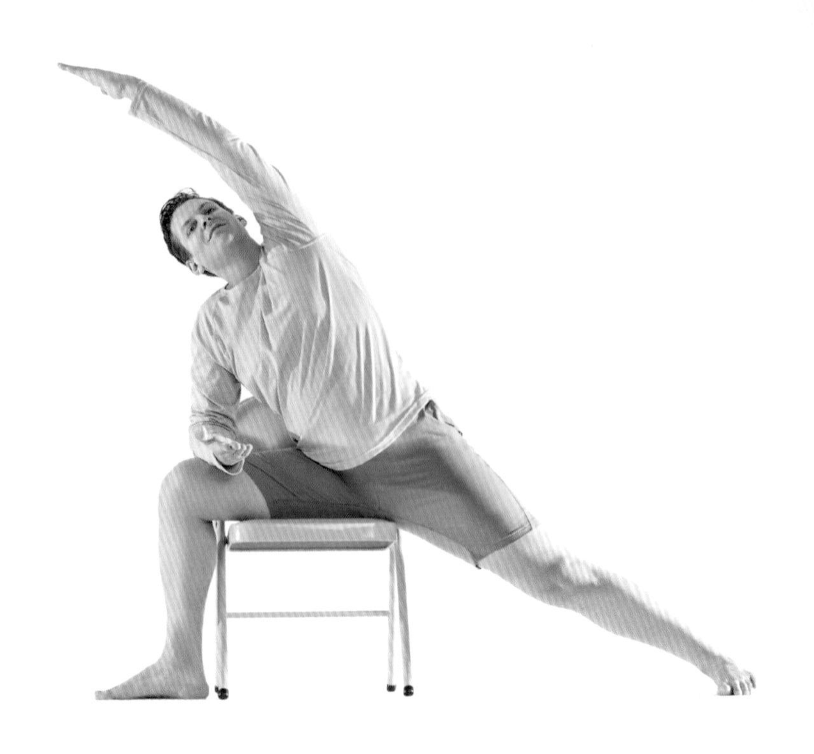

圖 7.13

變化式 1：使用椅子輔助

椅子可以讓側角式更加穩定，以便進行更大範圍的身體探索 (圖 7.13)。

1. 先跨坐在椅子上，張開雙腿，讓右腿牢牢貼在椅面上，左腿則向左伸展，使雙腳如同英雄二式的位置：右腳尖指向右側，左腳尖指向正前方。
2. 將右前臂放在大腿上，掌心朝上，將左臂伸直向上延伸或靠近耳朵，眼睛可以向前或向上凝視左手。停留三到五個呼吸後換邊。

變化式 2：雙臂抬起的側角式

想要挑戰你的核心 (特別是腹外斜肌) 嗎？

1. 先從半側角式開始，向著對角線延伸你的右臂。這需要真正使用核心肌群來維持動作。保持後腦勺與臀部 (骨盆後側) 對齊，胸口向上打開朝天花板 (避免向前駝背)，前膝彎曲 (圖 7.14)，要記得呼吸不憋氣！
2. 可以停留三到五個呼吸，或者挑戰維持一段時間：30 秒到 1 分鐘會是一個很好的開始。最後再吸氣起身回到英雄二式，伸直前腿後換邊進行。

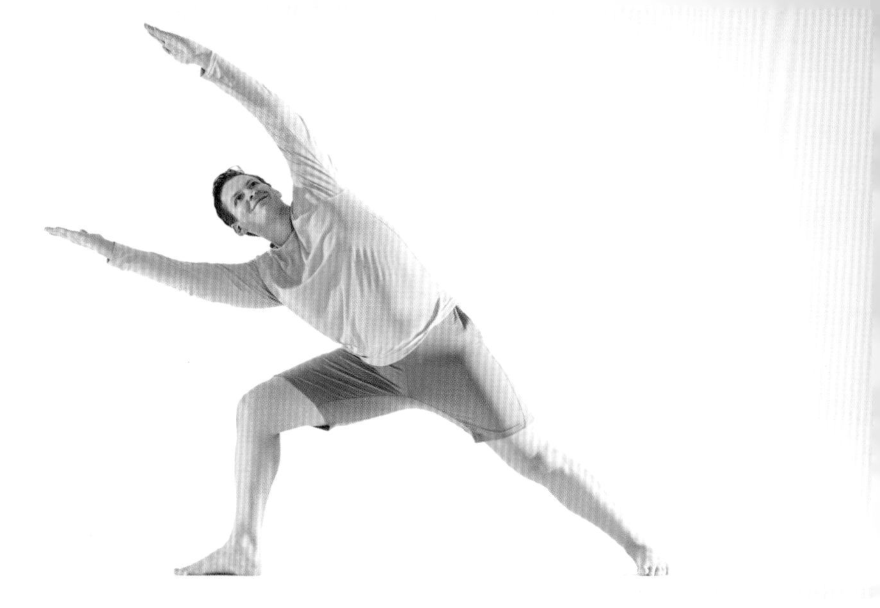

圖 7.14

變化式 3：半跪姿側角式

如果站著感覺不穩定或者膝蓋稍感不適，又或者只是想換個口味的話，可以試看看跪姿的側角式。

1. 從高弓步 (第 6 章) 的啟始動作開始，右腳在前，指尖放在腳兩側的墊子上 (或者在身體兩側各放一個瑜伽磚墊高)。後腳膝蓋慢慢放低到墊子上 (也可以用毯子墊著膝蓋後側)，並將腳背放平。
2. 接著將左腳向右擺放或指向身後 (圖 7.15 的示範)，可以根據感覺找到最適合的位置。
3. 接著慢慢將身體抬起轉向墊子長邊，就像跪姿的英雄二式，可以自由選擇手臂變化位置。停留三到五個呼吸後回到弓箭步，換邊進行。

小提醒：可以試看看將這個變化式融入跪姿的流動瑜伽序列中，會很有趣！

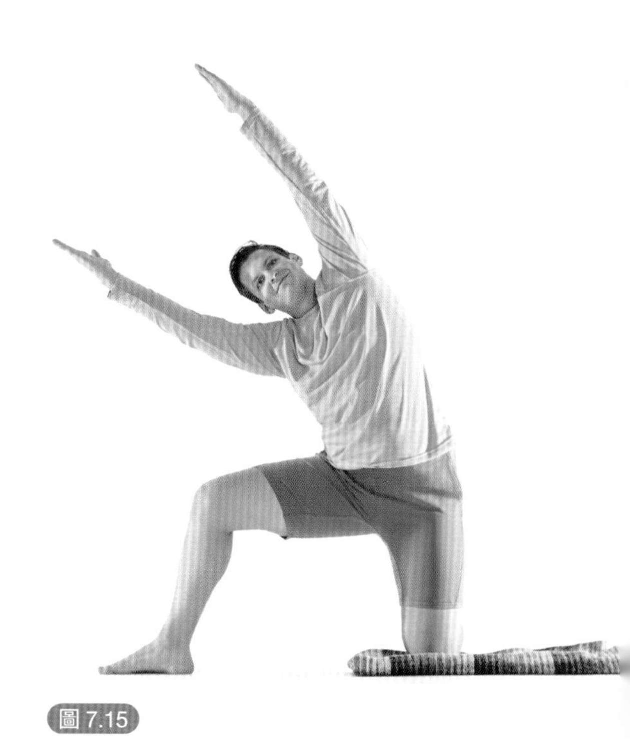

圖 7.15

示範影片

三角伸展式 *Utthita Trikonasana*

三角伸展式簡稱為**三角式**，是非常基本的站立體式，幾乎可以在各個瑜伽流派的體式中看到，但這並不代表三角式很容易完成，它的結構看似簡單，但其實並不容易，是一個非常需要穩定基礎的體式，並且需要一定的大腿柔軟度。但請放心，我們會提供一些方法來幫助你定製專屬的三角式練習。

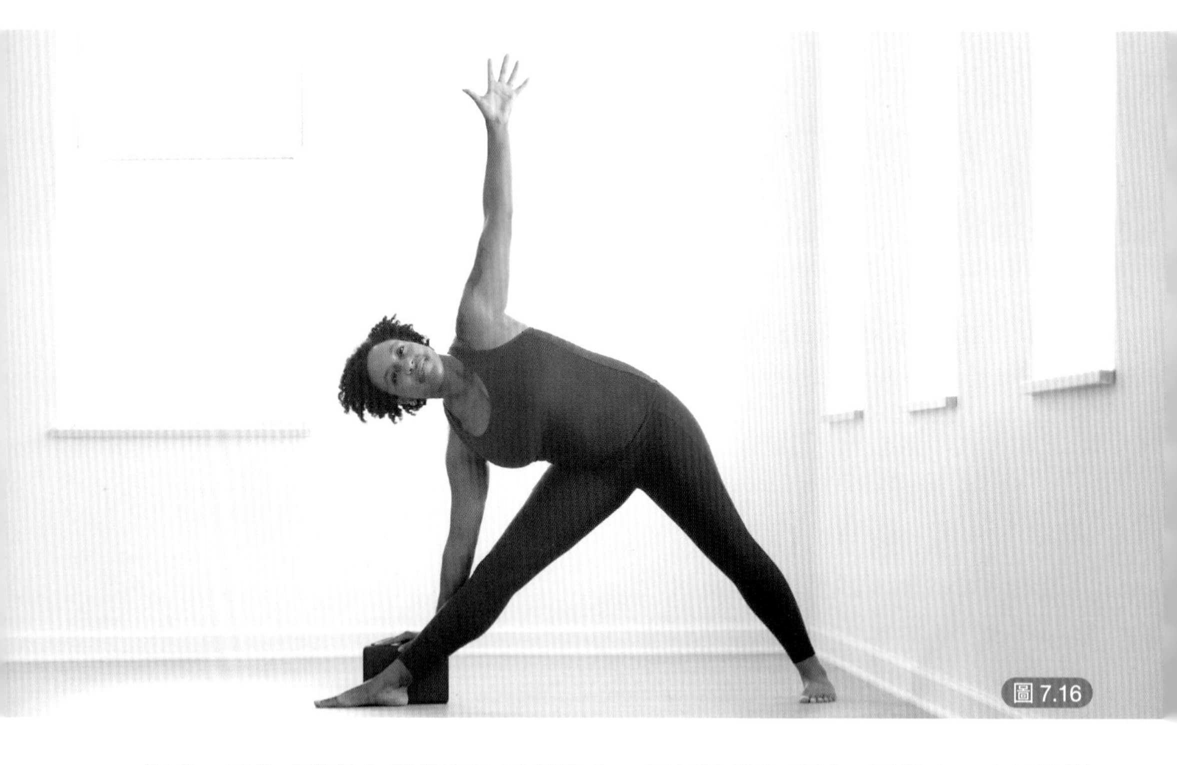

圖 7.16

好處：三角式能夠加強腿部和臀部肌力，開展胸部和肩膀，雖然有一定的挑戰性，但在定期練習後可以很好地改善我們的平衡感和穩定性。

練習

練習三角式的方法有很多種，雖然有些瑜伽老師教的是短站距的三角式，但筆者更喜歡用寬站距來練習。雙腳站開同英雄二式可以更加延伸，因為不需要改變腳的位置，所以從英雄二式 (圖 7.1) 或側角式 (圖 7.12) 過渡到三角式會非常適合這種方法。譯註：三角式一般步距為一條腿的距離，英雄二式和側角式則為一條腿再多半個到一個腳掌的距離。

1. 從英雄二式啟始動作開始，右腳向前，將手中的三樓 (最大高度) 瑜伽磚放在右小腿後側。
2. 然後伸直右腿並讓手臂與身體呈 T 形。為了確保站距夠寬，可以將手腕靠在腳踝或靠近腳踝處來確定。
3. 前膝一點點微彎，並透過雙腳掌向下向外紮根來穩固雙腿，就像試著將瑜伽墊前後分開一樣。保持雙臂打開呈 T 形並透過指尖延伸。在此位置深吸氣。
4. 吐氣時將你的右臂向前延伸，並將右手向下搭放在磚、小腿或腳踝上，只要手能舒適放著而不會導致脊椎向前彎曲駝背即可。如果感覺身體還可以繼續往下，那就將磚放到較低的位置。
5. 可將上手 (左手) 放在骨盆髖部，讓左肩位在右肩膀的正上方，並讓胸部向左開展。也可以將左手伸向天花板，保持視線直視前方或抬頭看向左手指尖。
6. 雙腳掌向下紮根踩穩，停留三到五個呼吸。解除動作時視線看向右腳，保持雙腳站穩，吸氣站起再換邊。

變化式 1：使用牆壁和椅子輔助

椅子提供了另一種選擇來輔助你完成三角式，使用椅面或椅背來支撐下方的手可以更穩定地靠近地面。

1. 背對牆站立，右腳向前採寬站距，左腳腳跟靠牆，椅面朝向自己放在右腳前方，手臂與身體呈T形。接著吸氣。
2. 吐氣時伸出右手，並放到椅面上。
3. 左手可以放在骨盆髖部或伸向天花板，左腳跟向後穩穩靠著牆壁支撐，視線直視前方或向上看向左手指尖。停留三到五個呼吸後吸氣。
4. 凝視你的下手，雙腳站起後換邊。

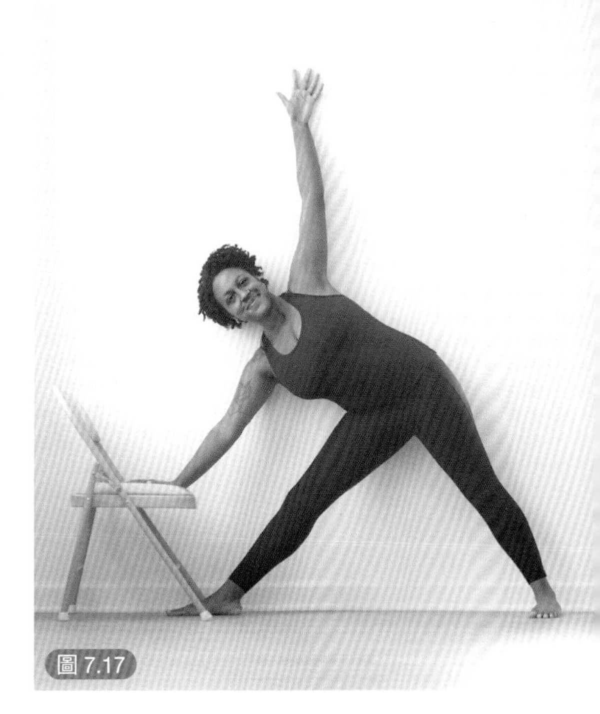
圖 7.17

變化式2：靠牆側伸展

這種變化式讓三角式有了更多的側向伸展，並且能夠透過牆壁獲得額外的支撐，讓你可以增加側向的伸展幅度並更充分獲得體式的好處。

1. 將左腳外緣靠在牆邊 (如果有使用瑜伽墊，可將墊子的短邊靠在牆上)。右腳離牆壁比一條腿的長度再多一點的距離，並將右腳腳尖朝右，右腳腳跟與左腳足弓 (或左腳跟後) 對正，只要感覺穩定即可。
2. 在右小腿後方放一塊三樓高度的瑜伽磚。手臂張開與身體呈 T 形，並讓左手指點在與肩同高的牆面。
3. 深吸一口氣，吐氣時將右手朝右側伸，使左手指離開牆壁，此時再將右手降低到大腿、小腿或瑜伽磚上，無論手落在哪個位置，就請在該處再次吸氣。
4. 然後，吐氣時將左臂伸到耳旁，就像側角式一樣 (圖 7.12)。
5. 向下轉動左小指讓肩膀下沉，為頸部和肩膀創造更多空間，保持後腦勺與骨盆後側對齊，將胸口翻向天花板，視線可以向下、直視前方或向上看向左手。注意身體左側的拉伸感，若要加強伸展，可將左腳外側靠穩牆壁，然後用左手向上向右延伸，使右手能夠更靠近地面，只要不會向前駝背即可。
6. 停留三到五個呼吸。解除動作時，吸氣將左腳靠穩牆壁，並在起身時雙腳站穩後再換邊。

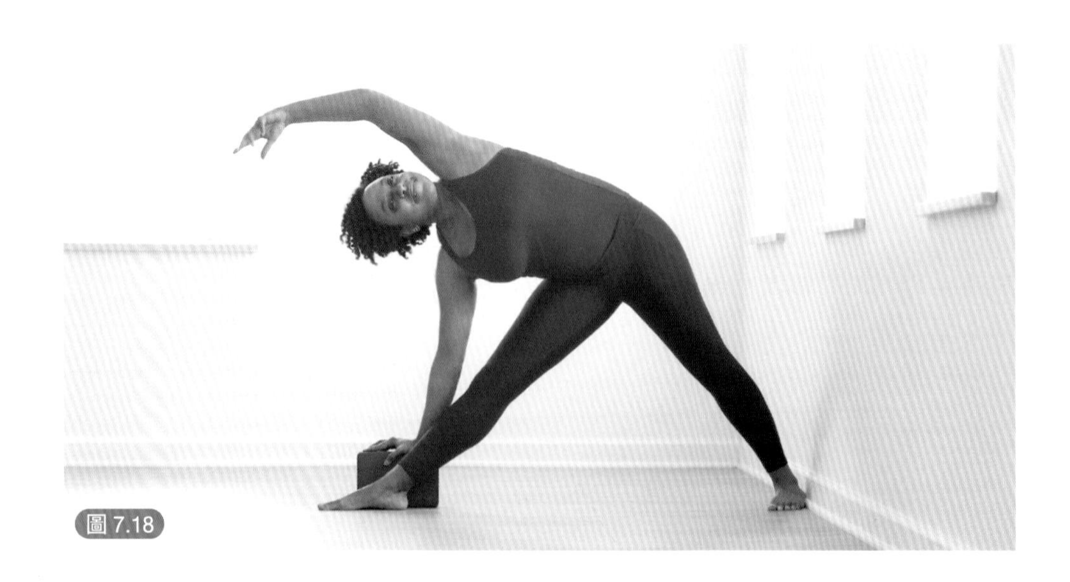
圖 7.18

半月式 *Ardha Chandrasana*

半月式是筆者最喜歡的站立平衡體式，因為可以平滑地從許多其他體式(如英雄二式、英雄三式、三角式和側角式) 過渡到它。還有一個原因是：你可以將一隻手放在地上 (或瑜伽磚) 來幫助穩定！但是不要認為可以將手碰地就相對容易，其實對所有級別的瑜伽練習者都是相當具有挑戰性的，不過儘管如此，半月式還是值得我們練習。

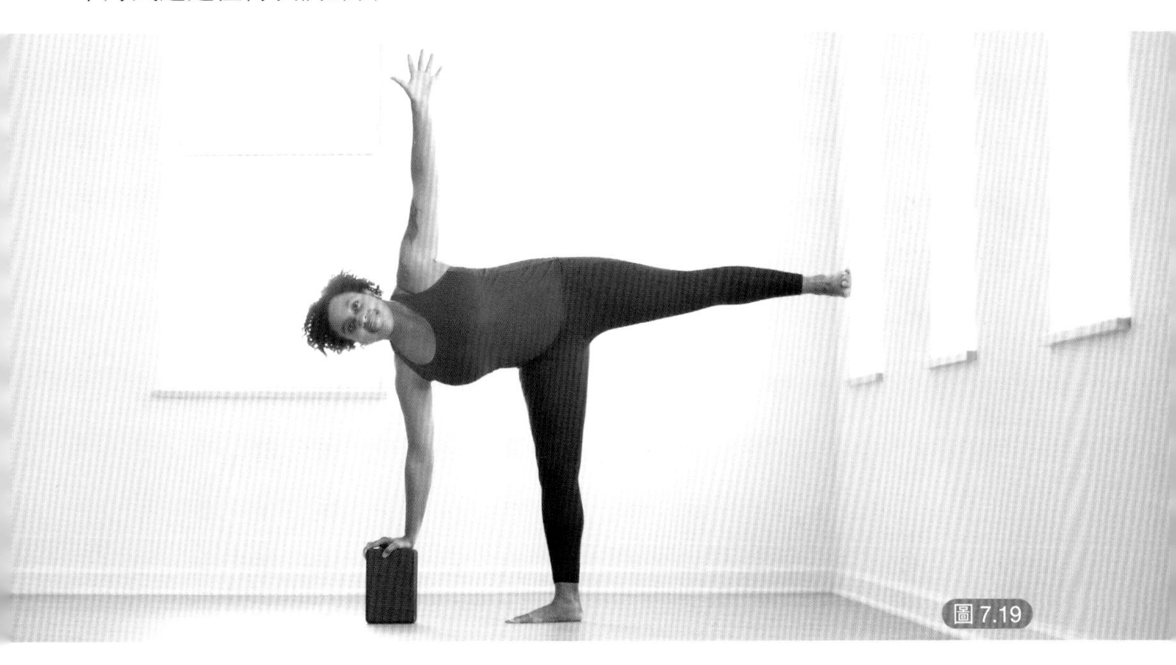

圖 7.19

好處：定期練習半月式可以加強你的平衡感和本體感覺，還可以鍛鍊腿部的力量、腳踝關節的穩定性。

練習

1. 以右腿向前的側角式開始，將左手放在臀部，凝視右腳大腳趾，保持右腳貼穩地面。
2. 將左腳向前邁出一半，將右手指尖點在地上，或放在距離右腳外側前方 15 到 30 公分的瑜伽磚上。
3. 當你將左腿從地上抬起時，試著將更多的重心轉移到右腳上，並讓左腳抬到與臀部同高。進入體式時，保持右膝彎曲有助於幫助膝蓋與腳尖對齊。

4. 接著右腳踩穩向下紮根，膝蓋對準腳掌小趾，可以幫助啟動髖外轉肌群並防止右膝內扣。慢慢伸直右腿的同時，右腳要保持踩穩，如果感覺稍有搖晃，可以讓意識來到地面和支撐腳 (右腳) 之間的接觸點：大腳趾和腳掌外緣。
5. 在半月式中要避免將抬起的腿向後擺動過多，這會讓你失去平衡。可以將抬起的腿保持伸直或稍微向前，將有助於平衡。
6. 可以選擇將左手放在臀部或向上延伸，幫助肩膀可以位於右手腕的正上方，使手臂呈一條長長的直線。視線向下 (最好平衡)、向前或向上凝視。
7. 停留三到五個呼吸。然後可以試看看能否像在進入體式那樣在控制下，視線輕鬆向下凝視，彎曲前腳膝蓋，慢慢回到側角式後再換邊。

變化式 1：靠牆輔助

如果在做半月式時不穩定，需要額外的平衡支持，就可以利用牆壁來輔助。

1. 背對著牆壁，但不要完全貼上去，要與牆壁之間稍微留點空間，然後依照前述步驟練習半月式。
2. 身體失去平衡，背部可靠牆幫助穩定，然後再與牆面保持空間繼續練習。

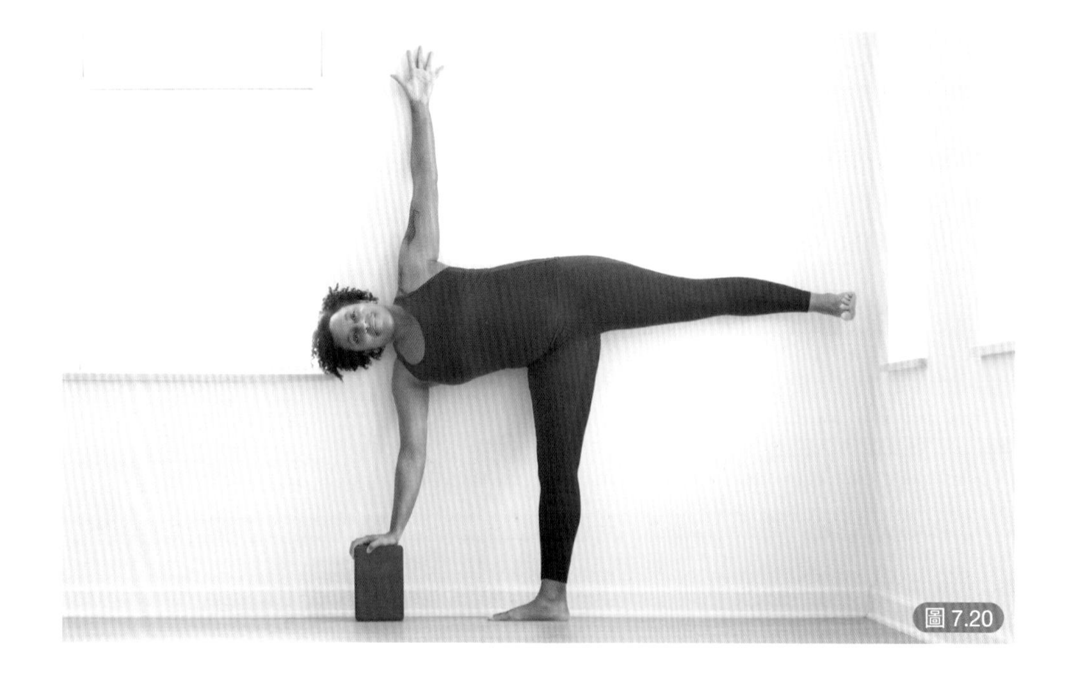
圖 7.20

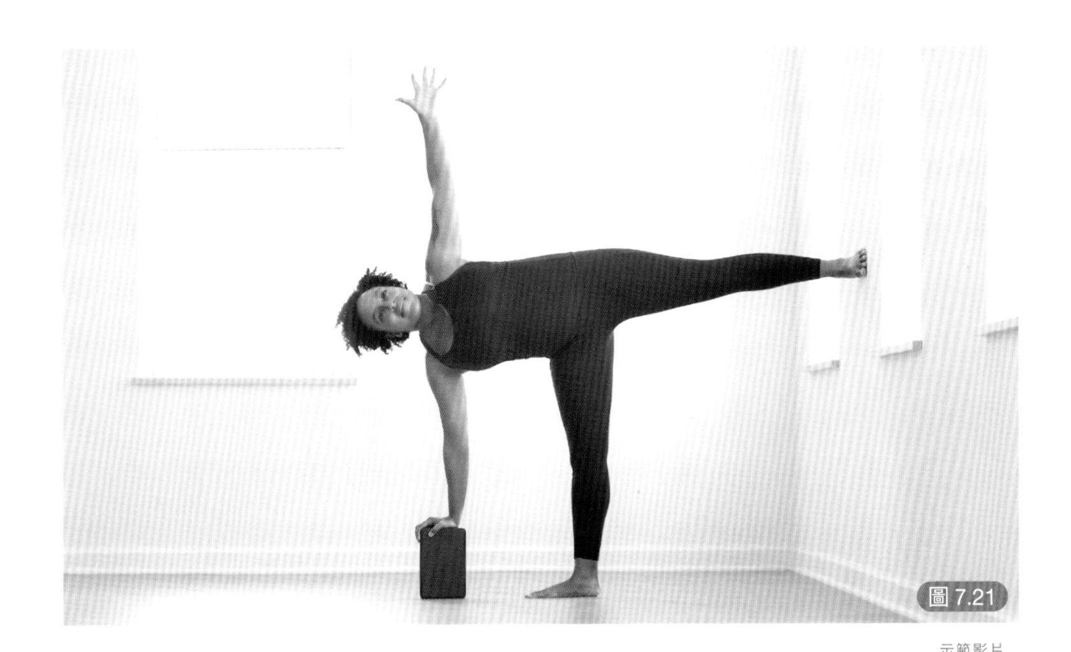
圖 7.21

示範影片

變化式 2：腳踩著牆壁輔助

這個變化式與上一個變化式是以不同的方式利用牆壁提供支撐，幫助增強半月式的練習。有時候在半月式中使用瑜伽磚可能會讓你感覺更不穩，但這個變化式將後腳踩在牆上可以為你提供額外的穩定。如果使用墊子，請將短邊靠在牆上，並在手邊放一兩個瑜伽磚。

1. 先來到山式，背對牆並離牆約一條腿的距離，接著半前彎，將雙手放在三樓的瑜伽磚上，保持脊椎延伸，然後慢慢將重心轉移到右腳。
2. 左腿向後伸展 (就像英雄三式一樣，見圖 7.5)，將左腳掌心踩穩牆面，腳後跟對齊臀部的高度，讓脊椎延伸。譯註：除了從英雄三式進入體式，也可以試試看後腳抵牆的三角式 (步距較短) 進入。
3. 把瑜伽磚 (如果你使用兩塊磚，則調整右手下方的磚就好) 放在右腳外側前方 15 到 30 公分處。在不改變右腿位置的情況下，將左手放在臀部並翻開骨盆進入半月式，將左腳尖轉向前方並保持左腳跟與臀部齊平。
4. 右腳向下踩穩，想像把螺絲釘轉進地面一樣，啟動你的髖外轉肌群，並將左腳掌踩穩牆面。停留三到五個呼吸。
5. 退出體式時回到英雄三式，雙腳回到站姿後換邊。

變化式 3：使用牆壁輔助的跪姿半月式

利用牆壁與跪姿做半月式，更容易保持身體穩定。如果可以的話，也試看看沒有牆壁輔助的跪姿半月式。

1. 從靠近牆壁的跪姿側平板式 (圖 12.3) 開始，可以把毯子墊在右膝蓋下會更舒適。右手向下支撐，左腿伸直且腳掌外緣靠在牆角。
2. 接著慢慢抬起左腿，將腳掌踩在約與臀部同高的牆上 (這邊可能會需要調整與牆壁的距離)，確保你的右肩在右手腕正上方，且肩膀不會超前於手腕，也可以將右手放在一個一樓的瑜伽磚上。左手可以選擇放在臀部或延伸向上。視線可以向下凝視右手，也可以向前或向上凝視左手。
3. 右手按穩地面、左腳掌踩穩牆面，停留三到五個呼吸後換邊。

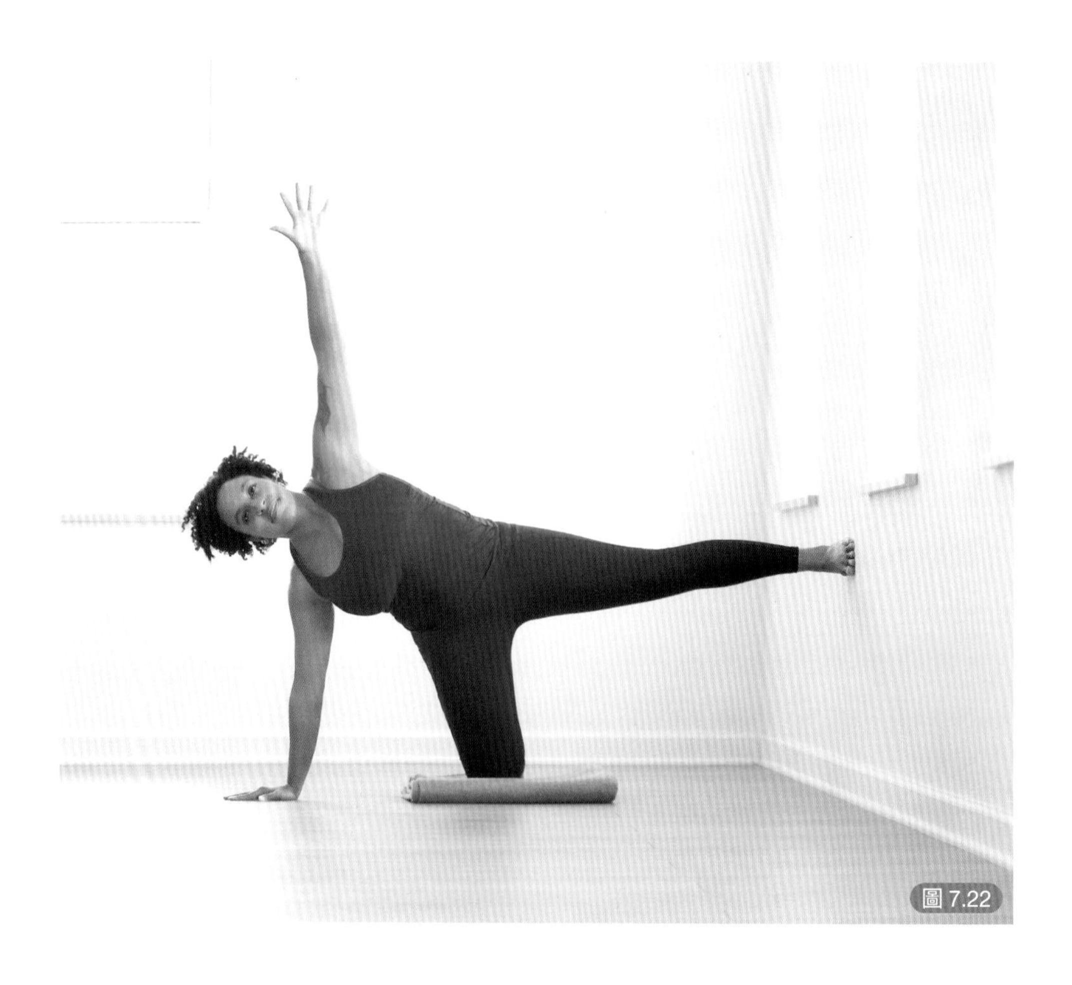

圖 7.22

半月弓式 *Ardha Chandra Chapasana*

半月弓式是半月式難度更高的變化版本，它帶來更多的後彎空間和很棒的股四頭肌伸展。雖然這個變化式會讓半月式的平衡更具挑戰性，但這都是練習中的樂趣啊！

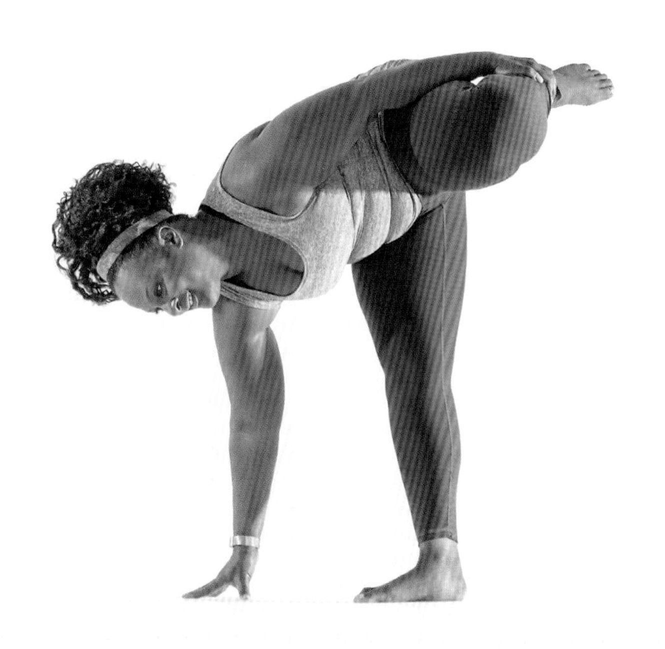

圖 7.23

接下來介紹的都是筆者最喜歡的一些變化式：無論是想增加更多的平衡挑戰、享受更多的伸展空間，還是想在透過抓住腳或腳踝來獲得更多的輔助空間，又或者只是想體驗新體式的變化，筆者都希望能夠啟發並幫助你找到專屬於自己的半月弓式。

好處：除了增加鍛鍊平衡感的好處外，半月弓式還可以拉伸股四頭肌和髖屈肌，並幫助開展胸部和肩膀前側的空間。

練習

1. 以右腳向前的側角式 (圖 7.11) 開始，將左手放在臀部，視線向下看右腳。

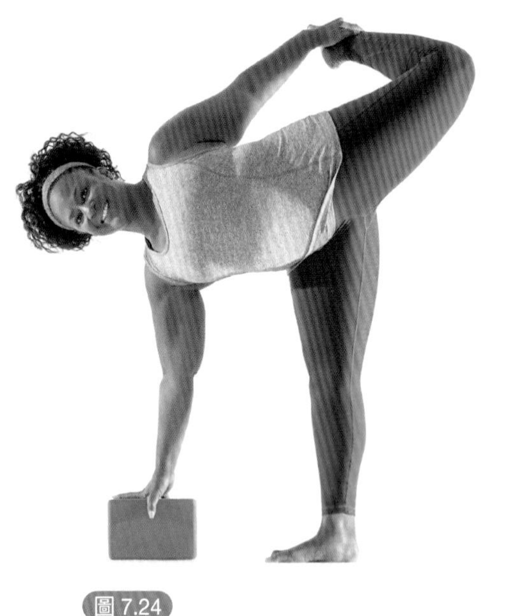

圖 7.24

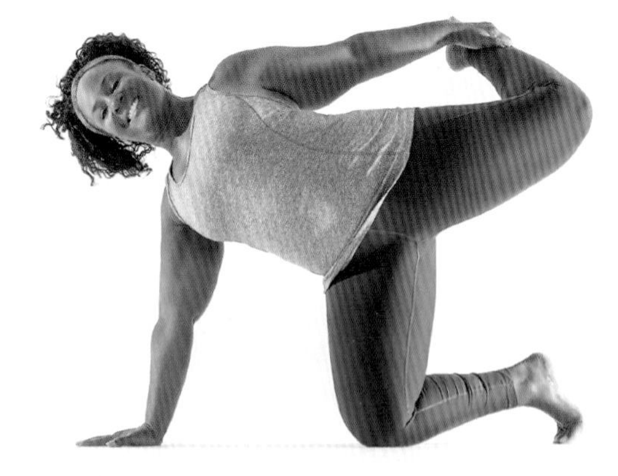

圖 7.25

2. 你將左腳向後跨出時，保持右腳踩穩，並將右手指尖點在地面或放在距離右腳外側前方 15 到 30 公分的瑜伽磚上。
3. 接著重心轉移到右腳，左腿抬離地板進入半月式。保持視線向前或向下，左膝朝胸前彎曲，用手輕輕抓住左小腿或腳踝 (也可以用瑜伽繩套住腳踝)，這個完成式很容易停留 (圖 7.23)。
4. 如果想要更多的後彎和股四頭肌伸展空間，可以將左腿拉到身後，手抓穩腳背或腳踝，擴展胸和肩膀 (圖 7.24)，可以選擇繼續向下或向前凝視。如果感覺穩定，可以向上凝視左肩，並停留三到五個呼吸。
5. 解除動作時，看向右腳，保持有控制地退到側角式後再換邊。

變化式 1：跪姿半月弓式

這個變化式 (圖 7.25) 非常適合安排在四足跪姿或側平板的流動瑜伽中，它能更接近地面，讓平衡不那麼困難。

1. 右手朝下，左腿伸直，以跪姿側平板 (圖 12.3) 開始，接著將左腿抬起來進入跪姿半月式 (圖 7.22)。

2. 向下或向前凝視並將左膝向胸前彎曲，用手抓住左小腿或腳踝，此即為跪姿半月弓式，可以在這裡停留。
3. 或將左腿拉往身後、手抓穩腳背或腳踝，進行更多的股四頭伸展和後彎，並擴展胸和肩膀，視線可以向下、向前或向上凝視左肩，一樣停留三到五個呼吸，再有意識地控制下換邊。

變化式 2：使用椅子輔助

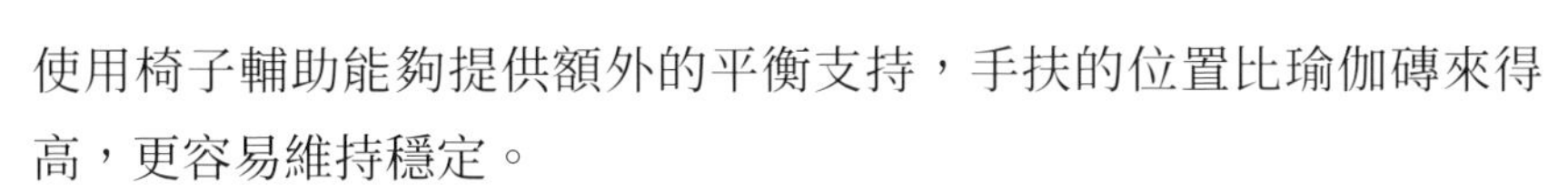
使用椅子輔助能夠提供額外的平衡支持，手扶的位置比瑜伽磚來得高，更容易維持穩定。

1. 首先面對椅子前彎，並將手放在椅面上，腳站離椅子約 15 到 30 公分左右，並將右前臂和手掌放在椅面上保持平衡。
2. 接著注意力來到左邊，左手將左膝拉向胸口，並抓穩左腳或腳踝，保持左手與左腳互推的感覺，停留三到五個呼吸後換邊。
3. 也可以如同圖 7.26 一樣，將左腿拉到身後，擴展胸和肩膀。

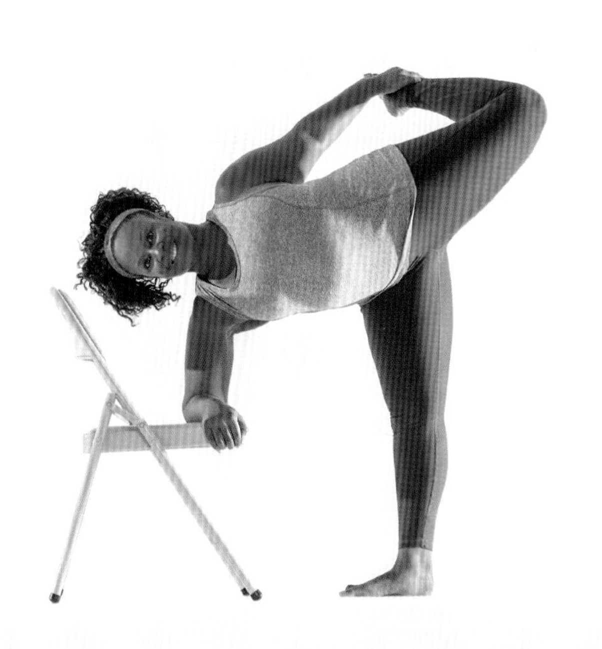

圖 7.26

站立搖籃式 *Utthita Hindolasana*

這個體式是一個很棒的臀部拉伸動作，像抱著嬰兒一樣抱著腿，也簡稱為**搖籃式**。儘管搖籃式有一定的挑戰性，但抱住自己的腿可以提醒自己在這個體式中(或所有的開髖練習裡)都要溫柔地善待自己。

好處：站立搖籃式為大腿外側和臀部提供了很好的拉伸，為其他開髖體式提供良好的準備，如火木式(圖 8.7)、單腿鴿王式(圖 8.14)以及飛鴿式(圖 12.17)等需要臀部有較多延展性的手平衡體式。

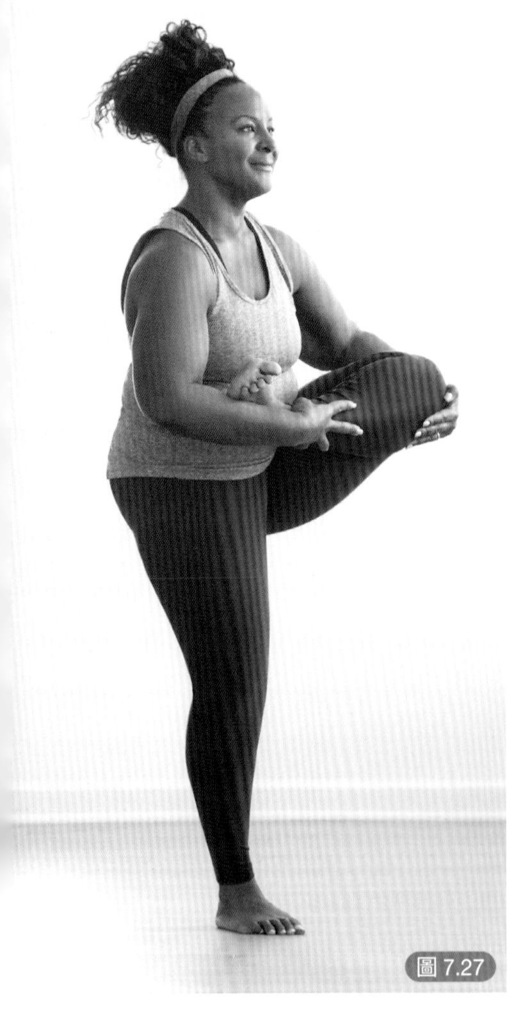
圖 7.27

練習

1. 從山式開始，凝視點看向前方的地上。右腳紮根向地，左腳離地，將左膝拉往胸口，雙手抱腿讓左膝蓋更靠近自己，同時保持脊椎延展，右腿伸直。
2. 接著彎曲右膝，像幻椅式(圖 6.6)一樣臀部往後坐，並將左腳踝疊放在右大腿前側上，進行站立的 4 字形伸展，感受左臀的伸展，維持此動作停留一到兩個呼吸。如果你的右臀外側有非常強烈的感受，則停留在這裡。
3. 否則，用右手握住左腳掌，保持左膝彎曲，左腳掌勾起，將左手握住左膝或左大腿外側，再慢慢伸直右腿站直，並抱高左腿(圖 7.27)，盡量讓自己感覺舒服為主。也許可以嘗試讓左小腿與地板平行，停留在這裡，將上方的左腿左右搖晃幾次。
4. 如果想加強拉伸，可讓身體前傾用左膝抵住左手肘內側，右臂繞過左腳掌，將腳掌抵住右手肘內側，雙手在左腳前側互扣。右腿站直，把左脛骨更拉向胸口一點，也可以左右搖晃環抱住的腿，保持脊椎延展。維持三到五個呼吸，接著有控制的解開動作後換邊。

變化式 1：用牆輔助

如果搖籃式用單腳站立不夠穩定，使用牆面或其他支撐物可以幫助維持平衡。

1. 首先站立面向牆，如同搖籃式一樣操作，在抬起左腿時試著找到與牆面適當的距離與高度，使牆能夠提供支撐並有效穩定身體，可能需要幾次的嘗試與調整。如果需要的話，也可以考慮用桌子、椅子或檯面墊在小腿下面。
2. 彎曲抬起的左腿與地板平行後，將膝蓋和腳趾靠在牆上，仍然用手輕輕握住腳和膝蓋。停留三到五個呼吸後放鬆，換邊。

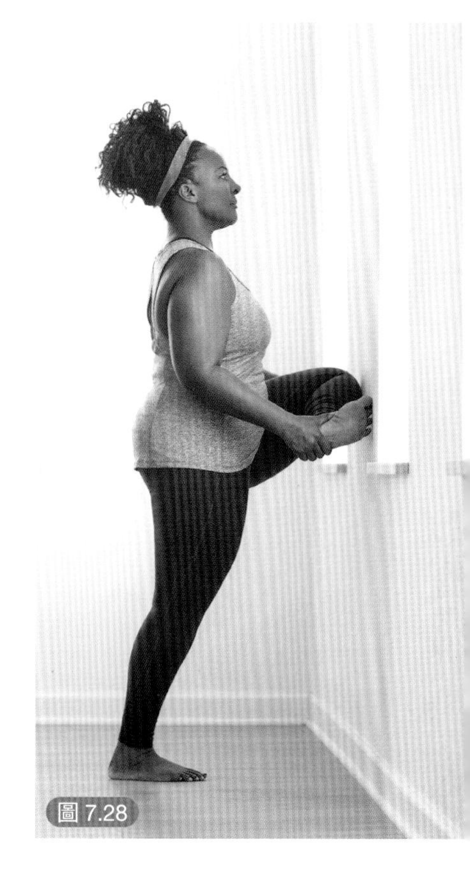

圖 7.28

變化式 2：坐姿搖籃式

示範影片

這個變化式完全排除站姿所需要的平衡挑戰，因此更可以專注在臀部的伸展。

1. 身體坐高，雙腿抱向胸口，如果下背部無法挺直，那就屁股坐在一到兩條折疊的毯子上。保持下背部微微向內，可以讓右腿伸直向前，或者彎曲右膝蓋，將右腳跟拉向左臀外側 (圖 7.29)。
2. 用手將左膝拉往自己，雙手握住左脛骨，左膝對準左腋窩並彎曲左腳，繼續坐高。接著用右手掌抓住左腳底，左手掌握住左膝外側或大腿，接著前後搖晃左腿。
3. 停留在這裡，或者將左膝抵在左手肘內側，可以選擇繼續用右手掌握住左腳掌，或者將左腳掌抵在右手肘內側。
4. 抬起左小腿並抱往胸口，盡可能地持續坐高。如果感覺舒適，可以左右搖晃左腿，在這裡享受三到五個呼吸後解開動作，換邊。

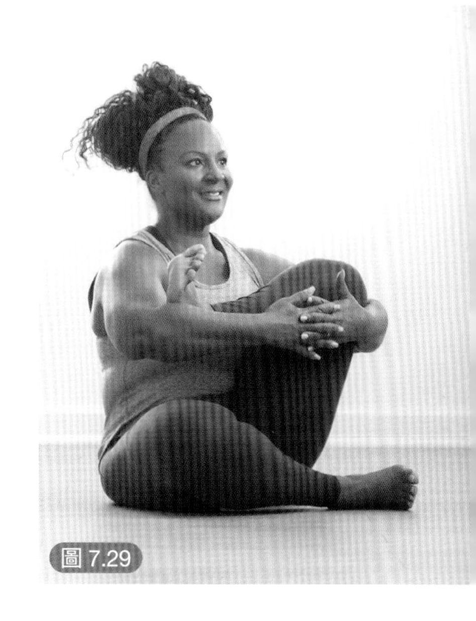

圖 7.29

08 chapter

開髖體式

束角式 *Baddha Konasana*

示範影片

束角式也被稱為**鞋匠式**，此名字源自於印度傳統鞋匠喜歡以這個姿勢工作。不過在陰瑜伽中，它則被稱為**蝴蝶式**。束角式與蝴蝶式這兩個名字經常互用。

好處：束角式能夠伸展臀部、鼠蹊、大腿內側和背部，對於其他更深入的開髖體式來說，這是一個很好的預備體式。

練習

1. 坐在墊子上，輕鬆地彎曲膝蓋使腳掌相互合併。如果會圓背，可以坐在折疊的毯子、捲起的墊子或瑜伽磚上來進行體式。
2. 將指尖或手掌輕鬆放在身體兩側，並保持頭頂向上延伸，可以選擇停留在這裡，或者抓住你的小腿或腳踝。雙腳可以像翻開書本一樣用手打開大腳指，但保持小趾併攏並放在墊上。譯註：一開始練習時請嘗試雙腳掌互推 (腳掌合十) 的版本，探索兩者不同的髖部伸展。也可以用套好的瑜伽繩圈輔助，分別套住薦椎與腳背以加強伸展。
3. 當從髖部向前彎身時，一樣保持脊椎拉長延伸，在感覺舒適下可以將手或前臂放在墊上。停留數個呼吸。
4. 完成時配合一個深吸氣，慢慢地解除前彎挺起身，並保持脊椎拉長延伸。

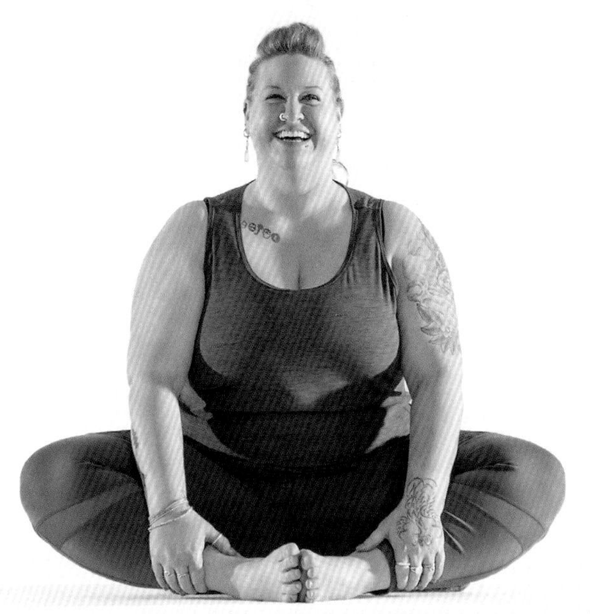

小提醒：如果需要調整雙腳和臀部之間的距離，請用臀部移動調整，而非用雙腳移動，以免造成膝蓋不適。

圖 8.1

變化式 1：骨盆墊高（星星式、*Tarasana*）

在這個變化式中，大腿彎曲的角度較小，可視為介於坐姿前彎（*paschimottanasana*，圖 9.16）和束角式之間的體式。如果你很喜歡坐姿前彎但又想練習束角式的話，一定會喜歡這個加寬版。

1. 如同束角式那樣，但腳離鼠蹊較遠，能讓膝蓋放得比典型的束角式更低，也可以讓動作感覺更加寬敞、更容易向前彎曲。
2. 你可以選擇握住小腿或腳踝，或在前彎時用手像開書一樣地張開雙腳，也可以將手或前臂放在墊上。停留幾個呼吸後，再慢慢挺起身。

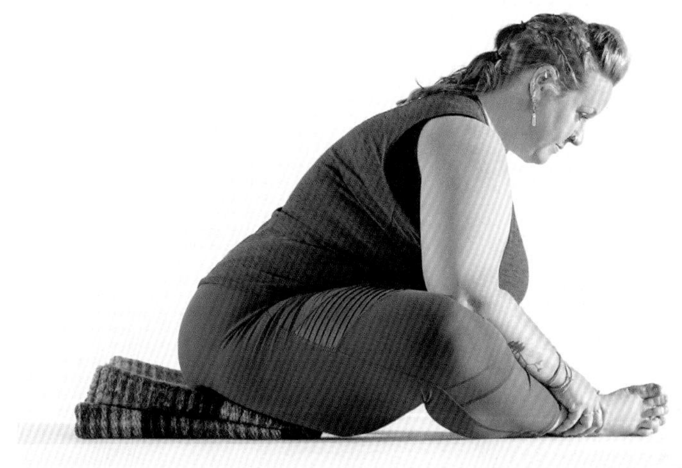

圖 8.2

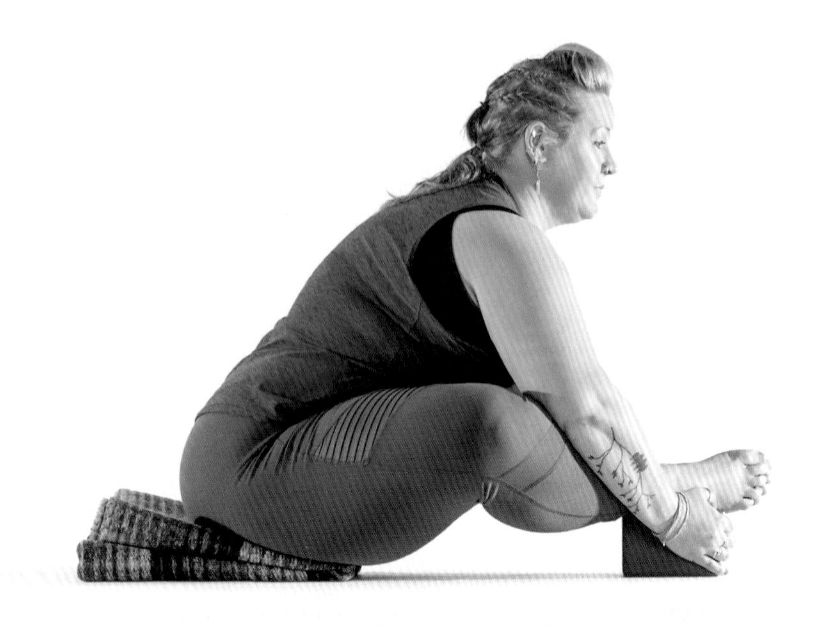

圖 8.3

變化式 2：將腳放在磚上輔助

通常，我們會讓那些束角式中膝蓋明顯高於骨盆的人坐在折疊毯子上(膝蓋若高於骨盆會讓脊椎難以保持延伸)，這對他們來說會是一個很好的選擇。但如果你是骨盆容易過度前傾的人(這代表你的下背過於彎曲)，坐在折疊毯子上可能會讓你的骨盆更加前傾，如果是這種情況的話，你可以試著將雙腳墊高而不是墊高骨盆。

1. 不使用折疊毯，將雙腳放在一樓的磚上。
2. 或者也可以坐在折疊毯子上，並將雙腳放在磚上，就像模特兒佩琦 (Page) 在圖 8.3 展示的那樣。所有可能都嘗試一下，看看哪個感覺最舒適。

示範影片

牛面式 *Gomukhasana*

牛面式可以同時為臀部和肩膀帶來很好的伸展，因為體式的樣子類似於牛臉而得名：交叉的腿就像牛的鼻子和嘴巴，手臂形成了耳朵，而身體創造了牛鼻子的長度。

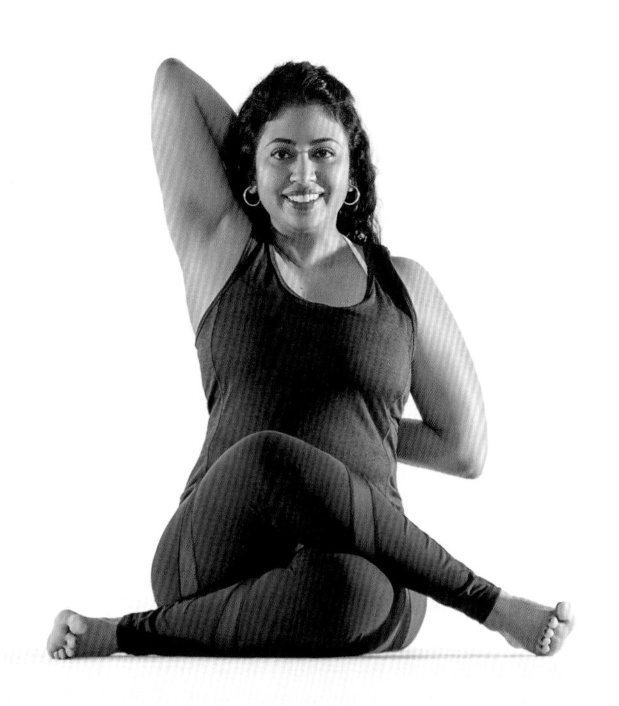

圖 8.4

好處：這個體式幾乎能拉伸到全身，包括臀部、肩膀、腳踝、大腿、腋窩、手臂三頭肌和胸部。在牛面式做的不對稱動作，可以幫助我們觀察身體的不對稱性，例如：可以注意腿或手臂的感受或位置是否和另一側不太一樣，可以運用這些身體告訴我們的訊息來調整姿勢並創造更多的平衡。可以試試從較緊繃的那側開始，也可以在那裡停留更長的時間。

練習

1. 坐在瑜伽墊上且雙腳平放，左腿彎曲放到右腿下方，左腳跟伸到右臀部外側、右腳則跨過左大腿放在左臀部的外側。試著將右膝疊放在左膝上，用手臂將膝蓋疊在一起。

2. 將臀部左右移動調整骨盆位置，直到能坐得平穩。如果有一側沒辦法坐穩到墊上，可以在臀部下方墊一兩條毯子，直到兩側都有支撐。
3. 接下來，將右臂向上延伸至天花板，手心朝前。彎曲右手肘並將右手放平在上背。然後彎曲左手肘伸到身後，左手放平在背部，把肩胛骨收攏。
4. 試著用雙手互扣。你可能會需要調整身體來讓雙手靠得更近，如果實在沒辦法互扣也沒關係，可以改成抓住衣服或毛巾、繩子等 (如圖 8.5 所示)。
5. 拉長脊椎，並主動將上手肘延伸向天花板，可以將頭枕在右臂上，打開胸口來讓肩胛骨能更加收攏。停留幾個呼吸，再鬆開手臂和腿，換邊。

注意：你可以隨意嘗試不同的手臂和腿的組合。例如，在牛面式中可以讓右腿在上，左臂在上，或者右腿在上，右臂在上，看看怎麼樣最適合自己，不過要確保兩邊都有做到喔！

變化式 1：使用磚和瑜伽繩

在牛面式中使用磚和瑜伽繩輔助可以幫助我們區分體式間的不同！

1. 從四足跪姿開始，並在身後放一條瑜伽繩與一塊瑜伽磚。

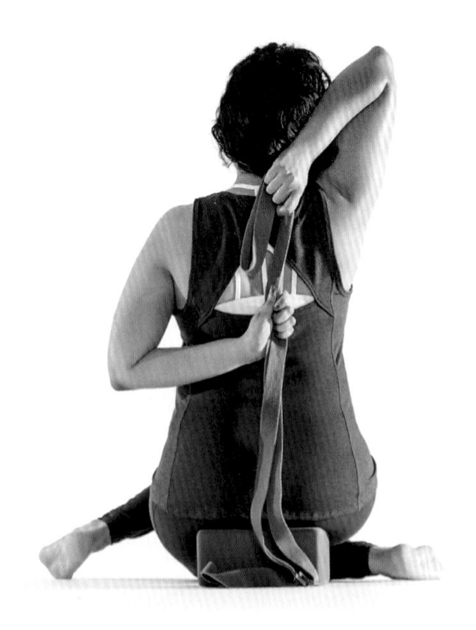

圖 8.5

2. 接著讓左膝交疊在右膝後面，雙膝跪放在墊上，將雙腳分開，這樣才能坐在雙腿之間的磚上。然後用雙手保持穩定，慢慢將臀部坐到磚上，坐骨向下紮根並向上拉長脊椎。
3. 右手抓住繩子，並將右臂向上伸直，手肘彎曲，將繩子放到背後。然後彎曲左手肘，將左臂由下伸到背後抓住繩子，左手沿著繩子一點一點的爬到仍感舒適的高度。
4. 打開胸口，拉長脊椎，呼吸幾回後，鬆開繩子再換邊。

變化式2：仰臥牛面式

如果坐姿牛面式仍然無法舒適地做到，或者是想以不同的方式來體驗牛面式，可以試試這個仰臥變化式。此版本將手臂從體式中解放出來，這樣你就可以專注於下半身，而將手臂的練習暫時延後。

1. 首先輕鬆躺下，屈腿用腳踩著墊子。接著將右大腿交叉在左腿上，讓膝蓋交疊併攏，雙腿屈向胸口，保持雙膝併攏。
2. 讓左手抓住右腳踝，右手抓住左腳踝。停留數個呼吸後再換邊。

小提醒：如果用手無法抓住兩腳的腳踝，可以在腳踝上繫一條繩子輔助，手抓住繩子將腳踝拉近身體。如果想要加強伸展，請牢牢抓住腳踝，並將膝蓋向遠離胸口的前方移動，使坐骨壓入墊子。

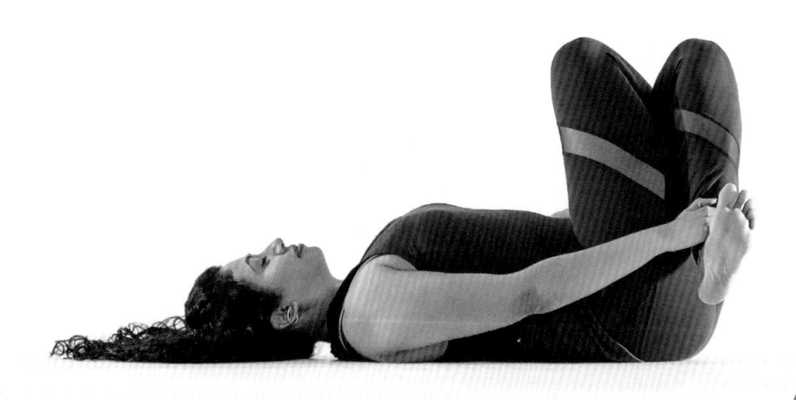

圖 8.6

示範影片

火木式 *Agnistambhasana*

火木式也被稱為**雙鴿式**和**方塊式**，這是一個需要大量髖部外旋的體式。一般來說，如果像是英雄坐姿系列 (圖 9.6) 這種需要大量內旋的體式對你來說很容易的話，那麼火木式可以為你帶來更大的挑戰。但別擔心！我們有小秘訣和輔具運用的技巧，可以讓火木式練習更加順利！

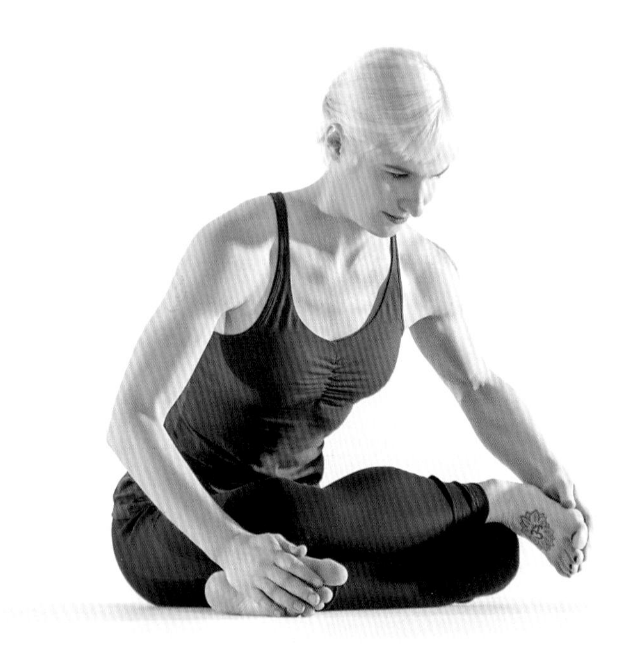

圖 8.7

好處：火木式可以很好地拉伸臀部外側，特別是在跑步、健行或長時間坐著之後！如果在體式中前彎，也可以讓下背舒適地伸展。

練習

1. 輕鬆地坐在墊子上 (這邊與大多數坐姿體式一樣，如果下背會彎曲圓背，可以坐在折疊毯子上以保持脊柱中立且正常的彎曲幅度)。
2. 接著彎曲左膝，讓左腳脛骨 (小腿) 和墊子上緣平行 (即膝蓋小腿彎曲約 90 度角)。然後彎曲右膝，將右脛骨疊放在左脛骨上方。右腳也彎曲讓腳踝疊放在左膝上方。當右腳踝 (而不是右腳) 疊放在左膝蓋上時，可能會使右膝蓋被迫抬高一點，這沒有關係。

3. 腳的位置也能夠防止腳踝向外塌陷、加強伸展的感受，可以將手放在腳底上，這有助於保持腳板勾起，讓腳踝維持在正確中立的角度。

4. 身體可以選擇保持脊椎直立或是俯身前彎。停留幾個呼吸，從前彎中慢慢挺身換邊。這邊有個有趣的小挑戰，你可以嘗試在不用手的條件下鬆開雙腿！

> **小提醒：**如果你的右腳 (上腳) 膝蓋被墊得太高的話，可以試試這個：先坐在體式上，將右手放在地上作為支撐，身體向右側擺動，這時左邊臀部會被抬離墊子，這邊用左手左大腿內側的肉往左側推，然後將左臀放回墊子時，保持這種肉被推到左側的感受，你可能會發現右膝的位置比先前低了一些！

變化式 1：輕鬆的散盤坐姿

如果臀部非常緊繃，腳踝與膝蓋難以交疊，那麼散盤 (簡易坐式) 不論是在前彎或是直立的坐姿，都可以提供想要的伸展，成為火木式的絕佳替代動作。

1. 為了讓練習能夠更積極地朝著火木式的方向前進，可以適度彎曲你的腳並將它們向前移動一點，為的是讓你的小腿能夠更與墊子上緣平行。

2. 停留幾個呼吸，再換邊讓兩側都有練習到。

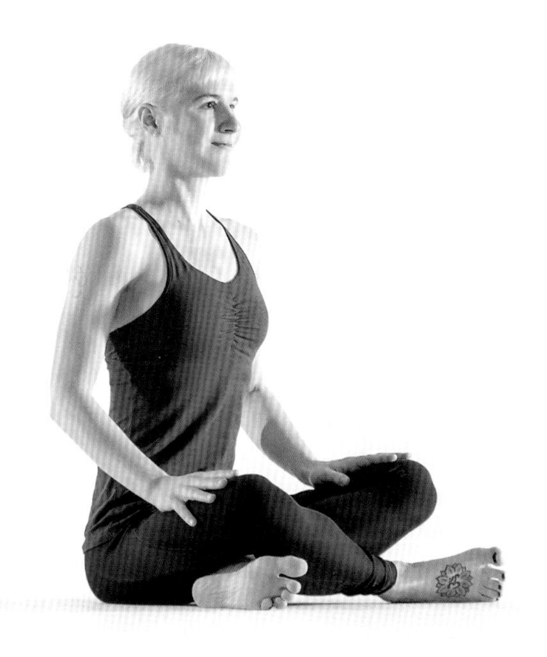

圖 8.8

變化式 2：在脛骨之間放置輔具

如果兩腿無法交疊，也就是左右腳的脛骨之間有較大的空間，可以在膝蓋覺得舒適的情況下，使用一個支撐物來填充空間，像是抱枕、瑜伽磚或毯子。可以嘗試不同的輔具配置，來找到最適合自己的練習方式。

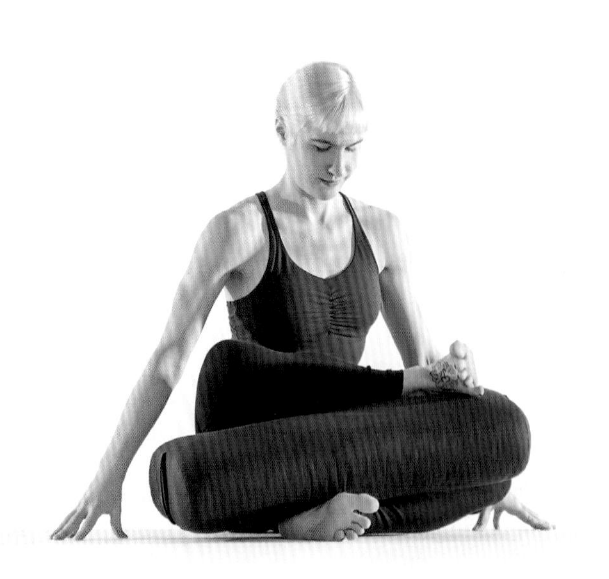

圖 8.9

變化式 3：腳墊在磚上輔助

如果脛骨上下之間有很大的空間且變化式 2 也無能為力，可以試著在下腳的脛骨前方放置一塊瑜伽磚，並將上腳的腳踝放在磚上輔助。

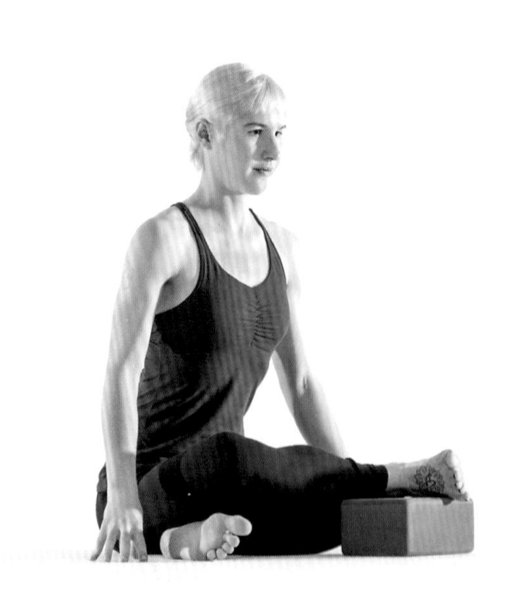

圖 8.10

示範影片

亞瑟王式 *King Arthur Pose*

亞瑟王式非常適合拉伸股四頭肌和髖屈肌，它就像亞瑟王的傳奇故事一樣刺激！這個體式可以在股四頭肌和髖屈肌感覺緊張時，很好地測試呼吸和肌耐力。

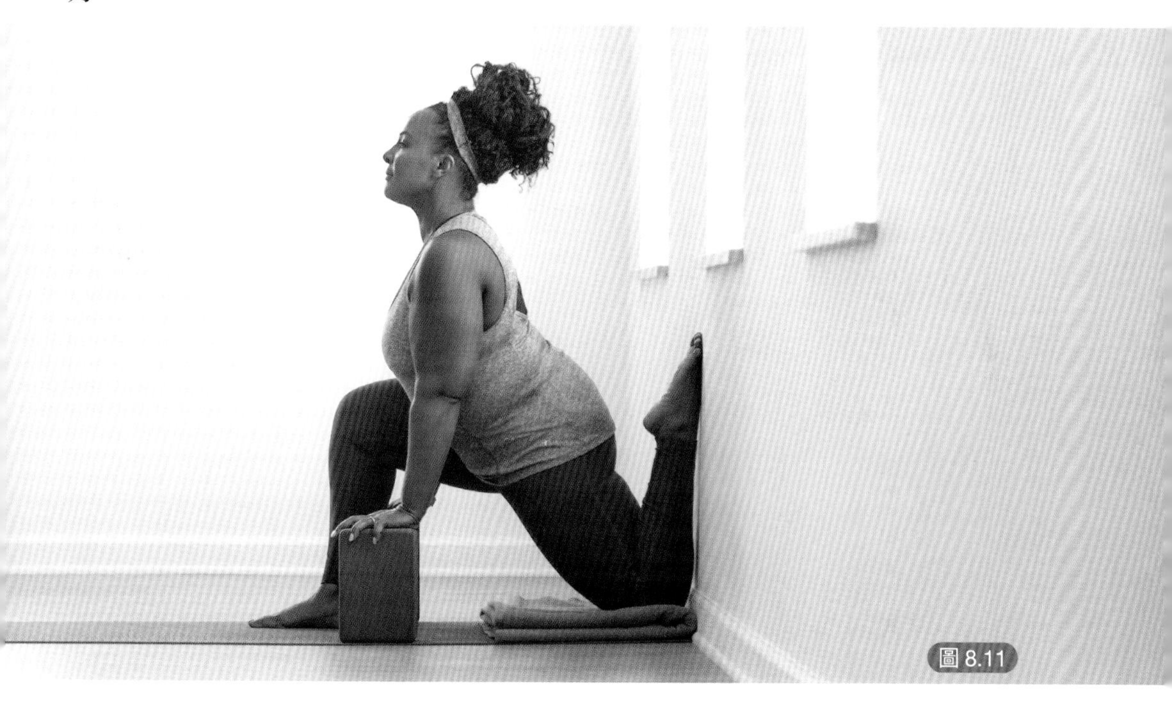

圖 8.11

好處：像新月式 (圖 6.16) 這樣的傳統低弓步可以拉伸後腿的股四頭肌，但頂多也只能拉伸到股直肌 (即穿過髖關節和膝關節的股四頭肌之一)，如果還想拉伸到其他三塊股四頭肌 (股外側、股內側和股中間肌，它們只穿過膝關節)，就必須彎曲後膝並將後腳跟拉近臀部來做亞瑟王式！同時這對腰大肌也是一個很好的伸展動作。伸展這些肌肉對於後彎體式的練習會很有幫助。

練習

1. 從背對牆壁的四足跪姿開始，腳趾點地且將腳掌靠在牆上。可以在膝蓋下方墊一條折疊毯子來緩衝，也可以把瑜伽磚放在手下方來幫助進入體式。
2. 將彎曲的左膝放在踢腳線 (牆壁和地板相接的地方) 上，然後將左脛骨向上擺，腳背貼穩牆面。

3. 然後，將右腳向前邁出弓步，膝蓋位於腳踝正上方 (這時你手下的磚就派上用場了，它可以提供更多的跨步空間)。如果腳在向前邁步時有困難，可以試著在向前邁步時將右腳稍微向外移動一點，移動到手或磚之間的位置。
4. 將手放在磚上可以讓體式更容易上手，但也可以把手放在臀部或大腿前側，或者將手臂延伸向上，去找到一個讓手感覺最舒適的位置吧！
5. 收束下腹遠離大腿並將脊椎拉長。停留三到五個呼吸。
6. 解開動作，可以將前膝蓋或後膝蓋向前移動，然後回到四足跪姿再換邊。注意！退出體式時要避免將後膝向外扭轉。

示範影片

變化式 1：使用椅子

請亞瑟王坐上「寶座」也是個不錯的選擇。有椅子輔助會使體式更容易也可能更難做到，取決臀部的穩定性，因為使用椅子會有單腿平衡的考驗。

1. 從背對椅子的山式開始 (雙手可扶到牆的距離能幫助平衡)，找到能量集中點並讓右腳向下紮根。左膝彎曲輕放在身後的椅面，腳背放在椅背上。

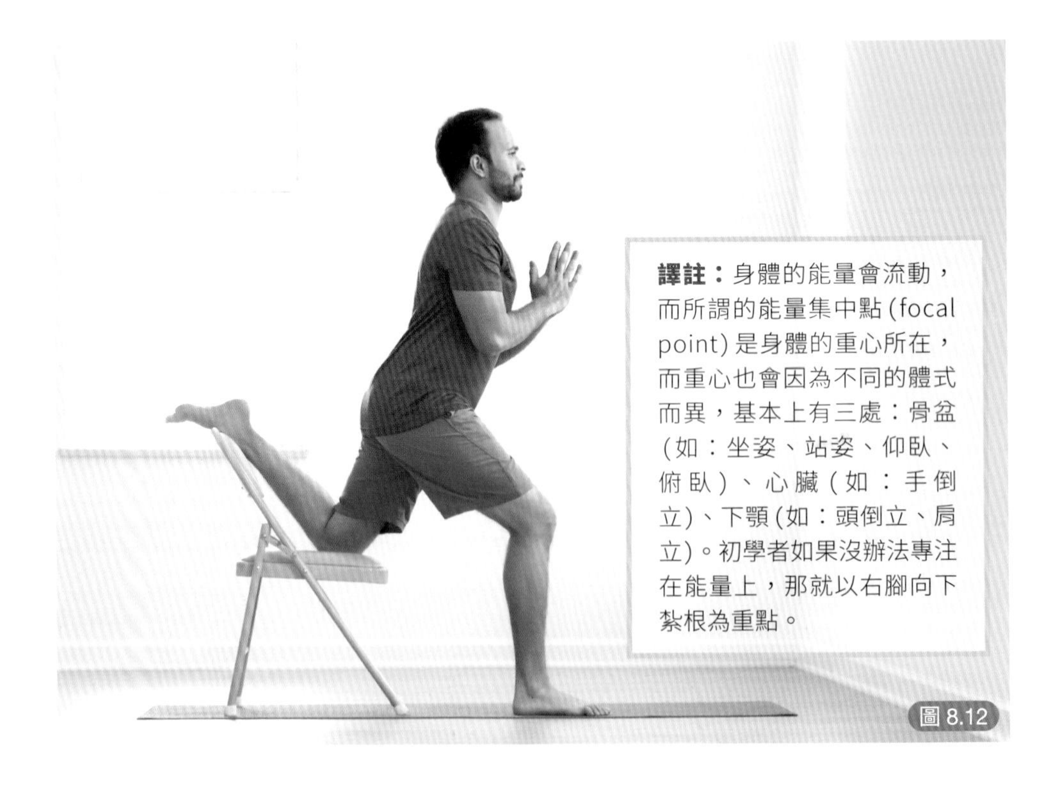

譯註：身體的能量會流動，而所謂的能量集中點 (focal point) 是身體的重心所在，而重心也會因為不同的體式而異，基本上有三處：骨盆 (如：坐姿、站姿、仰臥、俯臥)、心臟 (如：手倒立)、下顎 (如：頭倒立、肩立)。初學者如果沒辦法專注在能量上，那就以右腳向下紮根為重點。

圖 8.12

2. 根據需求來調整右腿的站位，使右膝蓋位於腳踝正上方，形成弓箭步。確保可以看到自己的腳趾 (膝蓋不超過腳尖)。
3. 雙手可以選擇放在臀部、大腿前側或放在心口合十，如圖 8.12 所示。提起骨盆底肌並收束下腹。停留幾個呼吸後，將左腳向前跨與右腳合併回到山式後再換邊。

變化式 2：低弓箭步

這個變化式不需要牆壁或椅子的支撐，一樣可以伸展股四頭肌和髖屈肌。這個變化式不會像亞瑟王式那麼強烈，但麻煩的是抓住後腳可能會有點難度。

1. 將右腳向前蹲下，左膝放在墊上，以低弓箭步開始。在此位置時，有兩種抓腳的版本可以試試看最喜歡哪種：

   (*i*) 用左手抓住左腳 (如圖 8.13)。

   (*ii*) 用左手往後抓住右腳，做一個加深扭轉的弓箭步 (扭轉版本)。

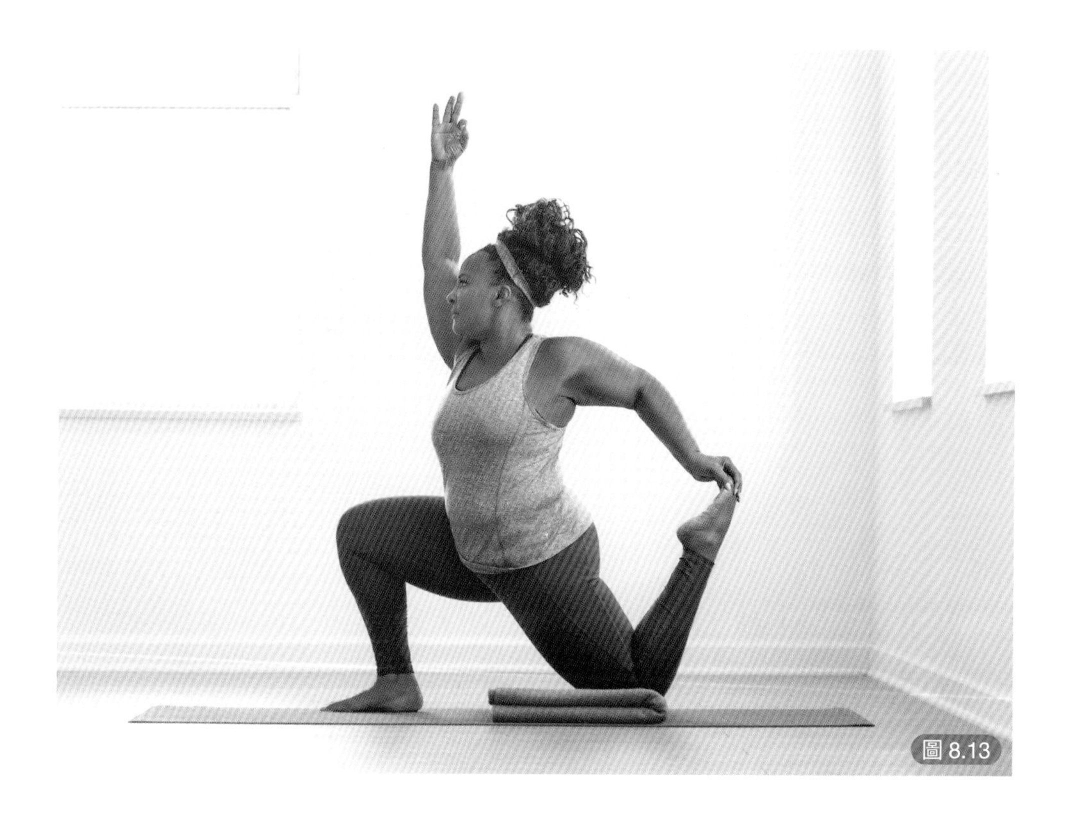
圖 8.13

示範影片

第 (*i*) 個版本

2. 將右手放在右大腿按穩，觀察下腹能否向上收束，看看當左膝彎曲時能否保持下腹力量的穩定。然後將左手向後伸，並抓住左腳的大腳趾側並輕輕伸展(有助於保持左肩向後向下沉，而不是向前圓肩)。
3. 如果能強烈感受到大腿的伸展，那就停留在這裡即可。如果還需要加強伸展，可以彎曲左手肘將腳跟更拉近臀部。右手可以仍然放在大腿上或伸向天花板。停留三到五個呼吸。
4. 當解開動作時，請不要「猛然放開」左腳，而是有控制地讓它放回墊上再換邊。

示範影片

第 (*ii*) 個版本

2. 將雙手移動到左腳內側，可以根據需求讓手再向左移動一點(也可以讓左腳向外打開一些，但要確保左膝和腳尖同向)，然後將左手放在左大腿上，在脊椎向左扭轉時保持拉長延伸感。編註：影片是左腳在前的版本。
3. 接著，在這個扭轉的低弓箭步中，讓右腳跟貼近臀部，可以用左手輕抓右腳的小腳趾側(有助於防止左肩向前圓肩)。
4. 如果感覺還可以，就將右指尖點在墊上，或讓右手掌或前臂貼平墊子，保持腳掌有力紮根。若想再加強伸展，可彎曲左手肘，用手抓右腳跟再更靠近臀部。先保持順暢自然的呼吸，再嘗試看看能否讓右膝保持中立(後膝在你抓住腳小指側時會傾向於向內扣)。
5. 當準備解開動作時，吸氣，有控制地慢慢鬆開後腳放下後換邊。

小提醒：如果你已經快要可以抓住後腳，但還不能完全抓住，可以試著將後膝蓋墊高到瑜伽磚上，再讓腿抬起。你也可以使用瑜伽繩或是綁帶來固定腳。如果在練習扭轉版本的過程中感覺快抽筋，試著在抓住你的腳之前先將支撐的下手放在磚上(讓剛開始的起始位置更高一點)，並花點時間去練習就能改善。

示範影片

單腿鴿王式 *Eka Pada Rajakapotasana*

單腿鴿王式通常被簡稱為**鴿式**，是大家都很熟悉的經典開髖動作之一，不論是在瑜伽課、舞蹈課或是交叉訓練(CrossFit)甚至是飛輪課，這都是很常見的深度髖部伸展動作。但對於鴿式的喜愛與否非常兩極，對某些人來說，鴿式是一個超棒的伸展動作，而對另一些人來說，卻是尷尬、不舒服或太過強烈的伸展動作。我們會帶領你探索體式的關鍵，找到最適合你的鴿式練習。

鴿式的變化式很多，可以有後彎、前彎、扭轉或直立等各種版本，我們在這裡將專注於直立和前彎的變化，讓你能最大幅度地提高鴿式的開髖品質，其他有關後彎和扭轉的變化式可參閱(圖 10.22)的美人魚式。

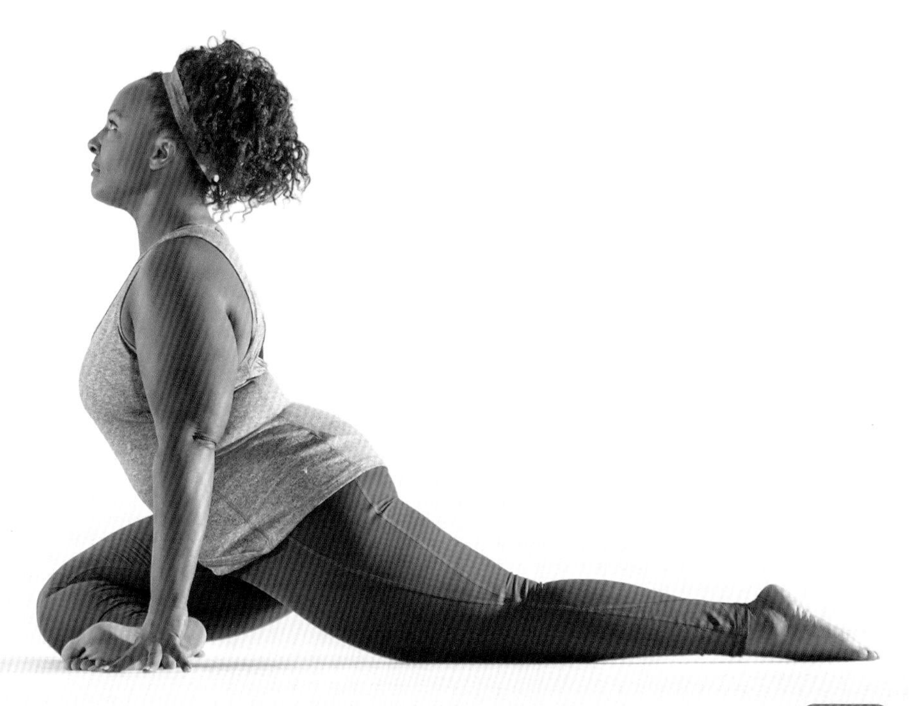

圖 8.14

好處：現代多數人長時間坐著，這會導致臀部緊繃，而且走路、跑步或是騎自行車等運動也會讓臀部更加緊繃。鴿式可以緩解臀部緊繃的問題，因為它可以很好地伸展臀腿，包括腰肌、梨狀肌、闊筋膜張肌和臀大肌。

練習

1. 從下犬式 (圖 6.28) 或四足跪姿開始，將右腿脛骨向前移動，並讓右腳膝蓋靠近右手、腳踝靠近左手 (如果你是從下犬式進入鴿式，請先將膝蓋放低到墊上)。這邊右腳要繃腳背，但腳趾向上勾起，讓腳同時在繃腳背和腳趾回勾 (大腳趾跟球向外推) 之間，小腳趾側則壓實墊子使腳踝伸直，而不是呈鐮刀狀 (向內塌陷)。
2. 將左腿向後滑動一點，剛開始先讓後腳趾向下點地，接著將右側髖部向後輕拉，左髖向前輕拉，感覺前後的拉力平衡後後停留。這邊可以保持後腳趾點地或是讓腳背放平在墊上。
3. 用雙手稍微移動一下臀部保持脊椎直立，用鋼琴手 (十指張開像彈鋼琴) 指尖點地，讓脊柱拉長。這邊可以保持直立或前彎，你可以將前臂放在前方的墊子上，或是手臂延伸向前。前額可以選擇放在在瑜伽磚、抱枕、墊子或是疊放的拳頭上。停留幾個呼吸。
4. 如果要從前彎解開動作，用手慢慢推地讓身體直立，然後將前腿向後輕輕滑動回到下犬式或四足跪姿後再換邊。

> **小提醒：**如果你想加強伸展，可以將前膝向同側打開，同時讓前小腿更平行於墊子前緣，並將後腳背放平、後腿向後移動，加強前腿外側臀部和後大腿前側的伸展。

示範影片

變化式 1：使用抱枕輔助

如果臀部很緊繃，使用抱枕可以幫助你在鴿式中感覺更好 (圖 8.15)。

1. 放好抱枕讓它的長邊與墊子前緣平行，然後從四足跪姿或是下犬式開始，慢慢將右腿以弓步的姿勢放在抱枕上，左膝放在身後的墊子上。
2. 接著讓你的右腳慢慢放平，右腳跟靠近左手腕，直到你的臀腿能夠舒適地放在抱枕上，透過向下壓實抱枕來提供右側臀腿支撐。
3. 同時將左腿伸到身後，拉長脊椎，拇趾球向外推，後腳背放平或是腳趾點地，可以選擇直立或前彎。停留幾個呼吸後，回到起始位置再換邊。

> **小提醒：**如果沒有抱枕，也可以在臀部下方墊一塊瑜伽磚來幫助支撐。

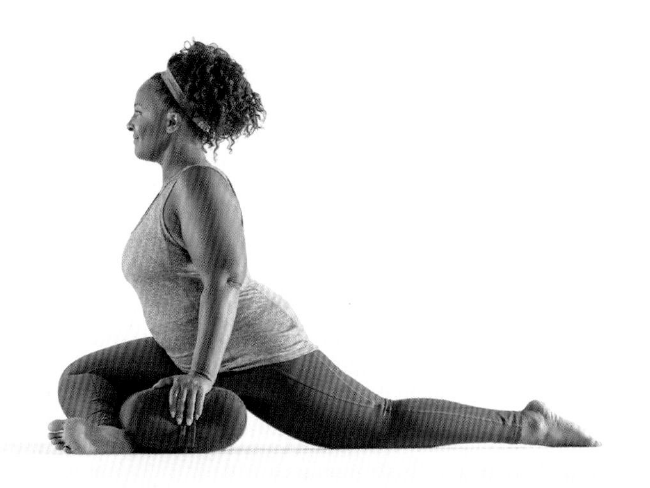

圖 8.15

變化式 2：使用椅子輔助

使用椅子和抱枕可以支撐和加強鴿式伸展，為你的練習帶來全新的改變！這個變化式可能會更容易，也可能更強烈，取決於臀部的緊繃程度。

1. 站在椅面的前方，接著把右膝蓋和小腿放在椅面上，這邊可以加入抱枕或是靠枕來輔助。用雙手握住椅背，讓脊椎拉長直立。
2. 將左腿向後移動並透過腳跟向外伸展。為了拉伸更多後腿股四頭肌和髖屈肌，可以將左膝放低到抱枕或是靠墊上。停留幾個呼吸後換邊。

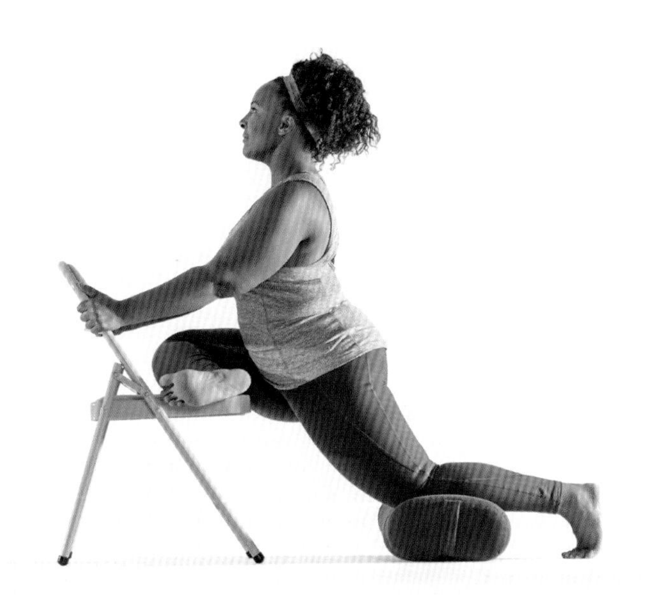

圖 8.16

示範影片

青蛙式 *Mandukasana*

這是個讓人又愛又恨的瑜伽體式。有些人會覺得青蛙式是個很棒的伸展，但也有些人不喜歡它，因為感覺不到任何伸展。即便不一定要用青蛙式帶來深度的拉伸，但我們仍希望提供一些變化讓你能夠以不同且有趣的方式來探索體式，如果不喜歡也沒關係那就跳過它吧！瑜伽世界裡還有很多體式可以探索。

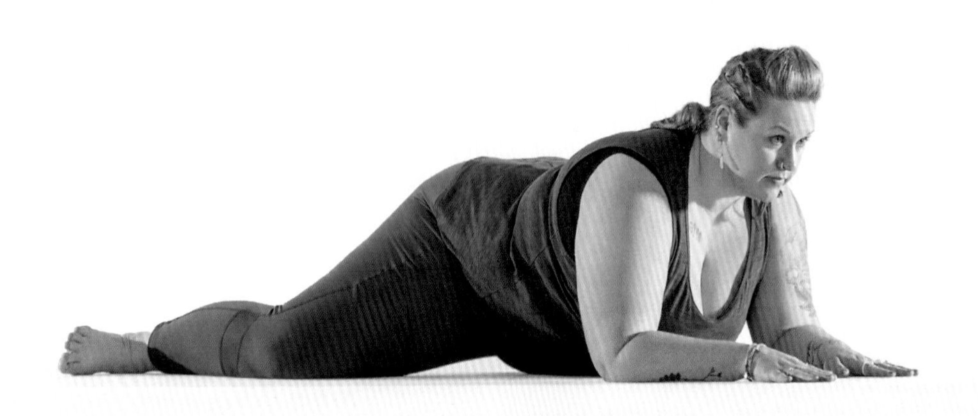

圖 8.17

好處：青蛙式是許多芭蕾舞者的最愛，它可以提供很好的大腿內側和腹股溝伸展。

練習

1. 從四足跪姿開始，讓雙腳的大腳趾貼在一起並往外打開膝蓋，也許可以打開到和墊子一樣寬。若感覺膝蓋不適，可在下方墊折疊的毯子。
2. 接著慢慢的坐到腳後跟上，雙手向前走，讓手臂朝前延伸，可以把額頭輕輕放在墊上。這個版本通常被稱為**寬腿嬰兒式**，是青蛙式的起始姿勢。
3. 停留幾個呼吸後，再慢慢抬起臀部到膝蓋的正上方。然後抬起前臂，讓肩膀位於手肘正上方。接著慢慢彎曲雙腳，將它們向兩側彼此分開並讓小腿平行。保持脊椎長而中立(讓下腹部的力量參與一點，可以避免過度彎曲下背)。再讓雙腿慢慢分開，骨盆盡可能地降低到墊上來加強體式伸展。

4. 停留幾個呼吸後慢慢解開動作。先將手掌按穩，伸直手臂，讓大腳趾向後併攏，就像回到寬腿嬰兒式一樣，然後慢慢把膝蓋併攏，退回四足跪姿。

變化式 1：使用瑜伽磚輔助

1. 在進入青蛙式之前，在胸骨下方或上腹部 (肚臍和胸骨之間) 放置一塊瑜伽磚 (一樓或二樓高度) 會是個不錯的輔助，後續就如青蛙式的操作。
2. 如果下背容易拱起，則可以把磚放在上腹部的下方，因為它可以有效喚醒你的腹部力量來獲得支撐。如果頭部也需要支撐，也可以在額頭下放一塊磚。
3. 如果有兩塊磚，可以在雙手前臂下方各放一塊磚 (一樓高度)，將手臂墊高。這些都可以試試看哪個最適合。

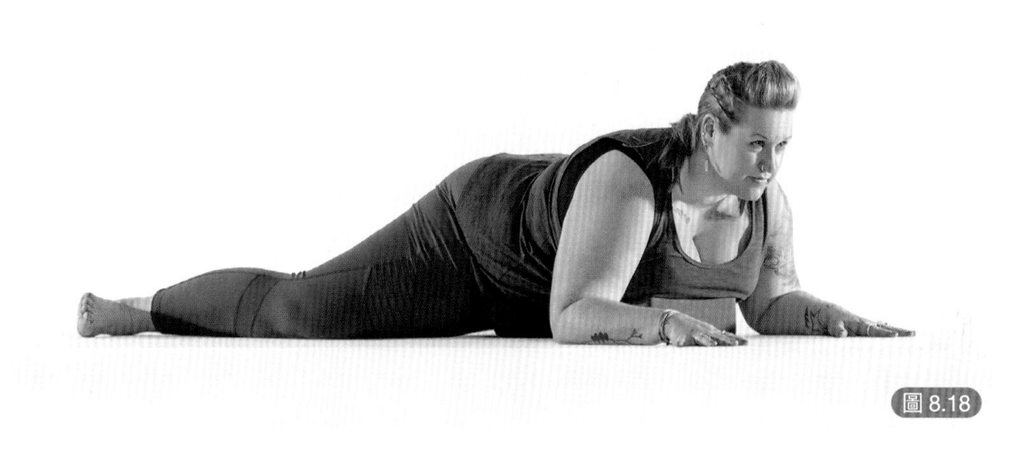

圖 8.18

變化式 2：半蛙式 *Ardha Mandukasana*

如果青蛙式的大腿內側或腹股溝拉伸過於強烈或感覺不太舒服，那麼半蛙式會是一個很好的替代選擇 (圖 8.19)。

1. 像青蛙式一樣擺好寬腿嬰兒式，然後抬起臀部，讓臀部位在膝蓋正上方，保持雙腳的大腳趾貼在一起或盡可能靠近，上半身和嬰兒式一樣。
2. 停留幾個呼吸後，慢慢回到嬰兒式再起身。

圖 8.19

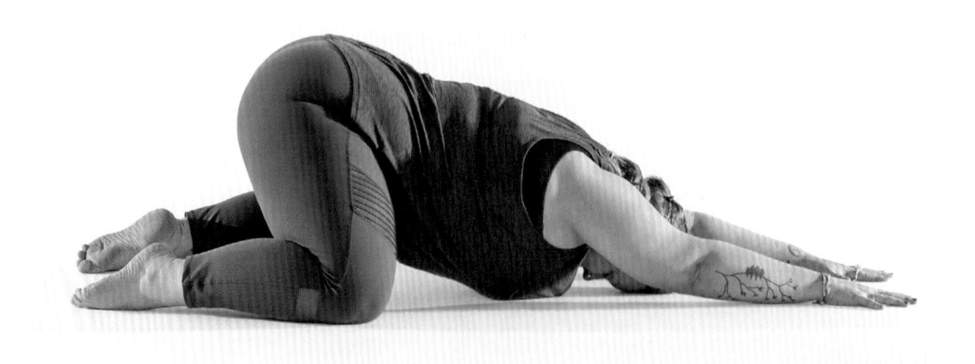

變化式 3：單腿蛙式 *Eka Pada Mandukasana*

1. 從鱷魚休息式 (圖 14.3) 開始採俯臥姿，前臂或手掌向前疊放，額頭輕靠在疊起的手掌或手臂上。
2. 保持左腿伸長且中立 (不向外或向內翻)，並將右膝蓋彎曲側抬到青蛙式的位置，讓膝蓋與腳尖朝同方向，腳輕鬆彎曲 (圖 8.20)。停留幾個呼吸後回到起始位置並換邊。

圖 8.20

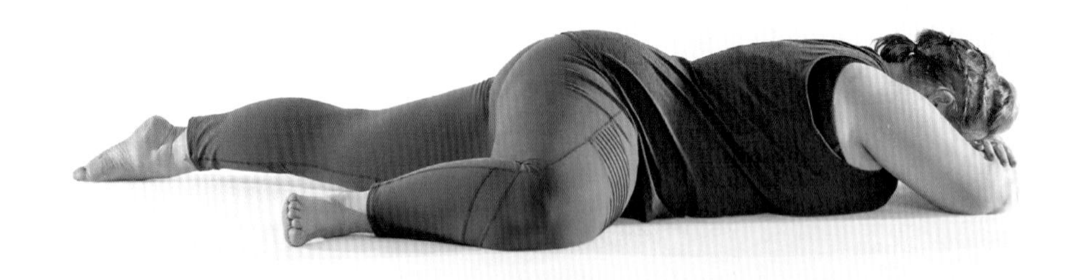

示範影片

指南針式 *Parivritta Surya Yantrasana*

指南針式也被稱為**羅盤式**，這是一個值得探索的有趣體式，但其複雜性也可能令人費解該如何做到。沒關係，有很多方法可以幫助我們完成指南針式，以下會逐步分解體式。

好處：指南針式能夠很好地開展髖部、腿後肌、肩膀和胸部，它同時也能為手平衡 (第 12 章) 做好暖身準備，也被稱為**羅盤式**。指南針式的複雜性提醒了我們：瑜伽是一趟旅程，目的不是為了「做對」，而是更好地了解自己，以便找出最適合自己的方法。

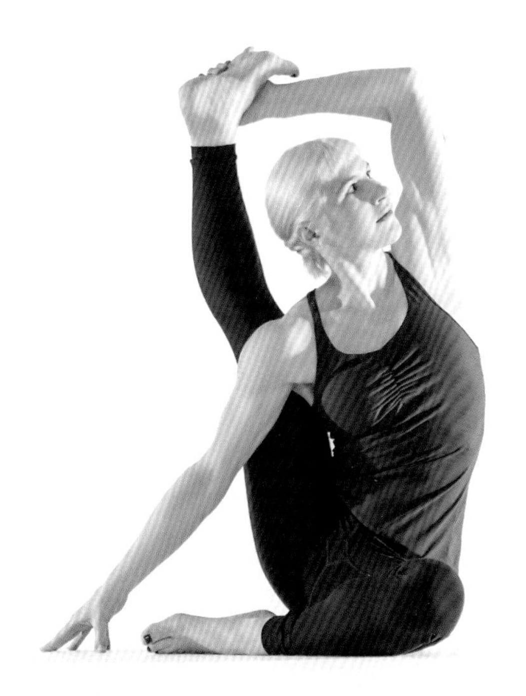

圖 8.21

練習

1. 輕鬆地坐在墊上，雙腿伸直向前。接著彎曲右膝，讓右腳越過左大腿，將腳底踩在墊上 (就像為坐姿扭轉所做的準備那樣)，然後彎曲左膝並將左腳跟朝右臀外側靠近。請記住！目前的動作是接下來開始探索任何指南針式變化式的起始位置。
2. 接著，雙手握住右腳兩側，慢慢抬起腳並向後傾斜，這能幫助保持脊柱拉長，並將右膝對準右腋窩的外側，以幫助外旋右臀。
3. 用左手握住右腳跟，將右臂放在右腿內側，再用右手握住右小腿。在這裡，我們可以稍微探討一下許多人的第一個問題：**要如何將腿放在手臂後面？**
   » 這邊要將上臂和肩膀「緊貼」在腿下，並試著將右腳跟抬高一點，右大腿向後移動讓出空間，接著慢慢將腿放在肩膀上。你可以把這一連串視為簡單的三步驟：腳跟向上、大腿向後、肩膀向下。重複這個步驟，直到腿能舒適地在你的手臂上。完成後，將右脛骨貼在右上臂上，讓腿保持固定。

4. 接下來，我們再來看看兩個更常見的問題：**要如何抓住腳，以及如何進入扭轉？**

   » 首先將左手伸到右腳上方並抓住小腳趾側，讓頭被你的右腿內側和左上臂包圍，然後將右指尖放在墊上並向右移動到右臂伸直，這樣你的身體就會稍微向左傾斜。再來開始伸直右腿（不需要刻意打直）。拉長脊椎，將腹部和胸腔向左側翻開，身體慢慢扭轉遠離腿部。視線可以向下看著你的右手，或者如果感覺還行，可以轉頭向上看左臂下方。停留幾個呼吸後彎曲右膝，放鬆腿部和肩部再換邊。

變化式 1：使用瑜伽繩輔助

使用瑜伽繩練習可以更容易抓住抬起的腿，還可以幫助你在體式中坐得更高、更穩。

1. 來到指南針式的起始位置，並將繩子放在觸手可及的地方。在你將右上臂和肩膀貼在腿下，並將腿盡可能抬高放在手臂上時，讓繩子繞在右腳底上，然後用左手抓住它，繩子盡量握在高處（盡可能靠近右腳）。

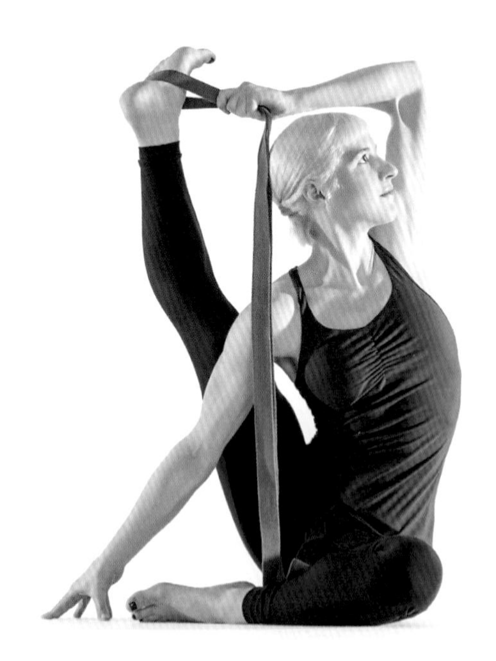

圖 8.22

2. 然後和前述的一樣，將指尖向右移動至右臂伸直。然後在拉長脊椎的同時開始伸直右腿，向左扭轉並將左手肘向左彎曲。向下凝視右手指尖或左臂下方。停留幾個呼吸後換邊。

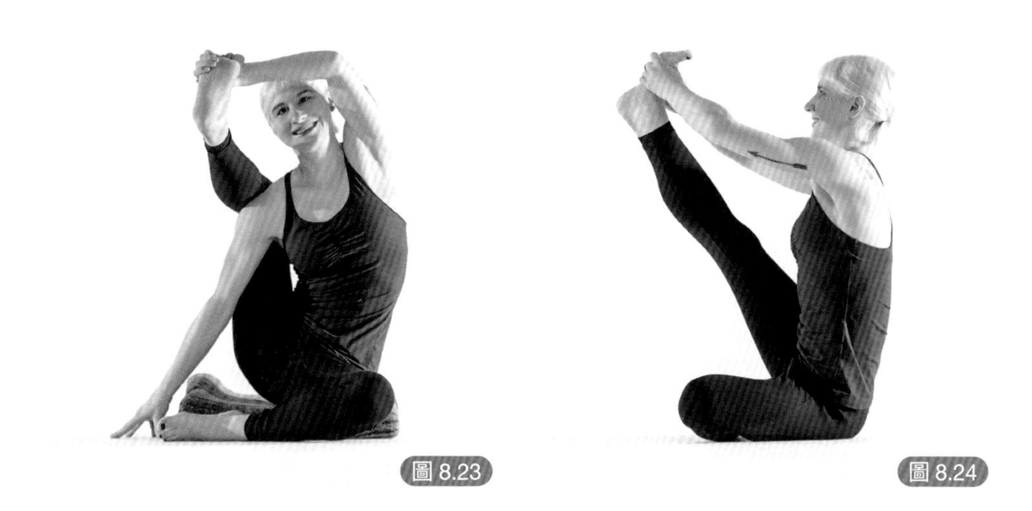

圖 8.23

圖 8.24

變化式 2：曲膝的指南針式

1. 如果你的腿後肌很緊繃，實在沒辦法將腿伸直，可以在抬高腿時彎曲膝蓋，視線直視前方，這會是個不錯的簡易版 (圖 8.23)。
2. 也可以坐在折疊毯子上，幫助你坐得更高更穩一些。

變化式 3：蒼鷺式（*Krounchasana*）或「少了扭轉」的指南針式

這個變化式將腿高舉過肩和扭轉身體的動作排除，讓你能夠更專注在腿和脊椎的拉長延伸 (圖 8.24)。

1. 從起始位置開始，右腿交叉在左腿上，左腳跟朝向右臀部。
2. 然後，雙手抓住右腳的兩側 (右手握住小腳趾側，左手握住腳的大腳趾側)。抬起右腳時身體向後傾斜，讓右小腿脛骨與地板平行。坐高坐穩後再慢慢從胸口抬起腿部，並向頭頂延伸。
3. 保持脊椎拉長，根據身體感受一點一點或是直接伸直右腿。停留幾個呼吸後換邊。

09 chapter

跪姿和坐姿體式

跪姿趾關節伸展

這個伸展體式對腳趾的刺激非常強烈！不論是健走、跑步、跳舞、登山的愛好者，或者是想好好放鬆勞累一整天的雙腳，它都能好好照料我們。你可以透過很多種方式來提高或降低強度，以找到適合自己的拉伸強度。

好處：這個體式可以伸展腳趾關節和腳底筋膜，是個加強腳踝穩定很好的姿勢！

圖 9.1

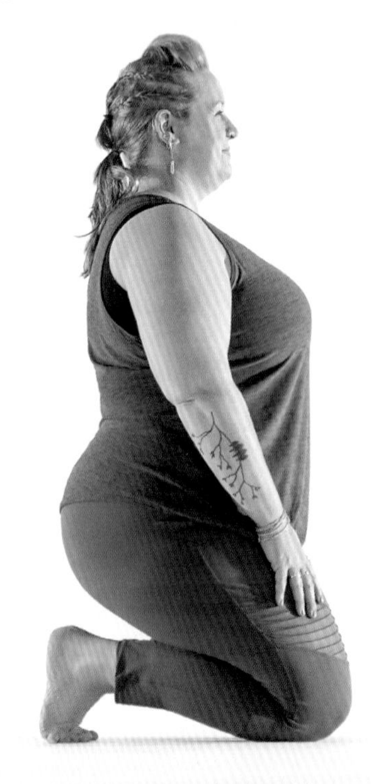

練習

1. 先輕鬆地跪在墊子上，將雙腿盡可能舒適地併攏，並讓每一隻腳趾都點地伸展(不過要注意！這取決於腳的形狀，有些人可能沒辦法讓小趾點地，但這並不影響伸展的幅度)。
2. 臀部慢慢坐到腳後跟上(如果實在坐不到，請看變化式 2)，如果大腿能夠併攏，那就也試著將雙腳內緣(特別是腳後跟)相互併攏。若雙腿無法併攏，那就讓腳後跟位於腳掌上方就好。

3. 身體盡可能坐高。因為腳掌乘載的體重越多，伸展的強度就越大，所以向前或向後傾斜身體可以減少或增加腳趾關節和腳底筋膜拉伸的強度，請依據自身狀況調整。
4. 將雙手輕鬆放在大腿上，可以輕輕閉上眼睛或睜開保持眼球放鬆，順暢均勻地停留五到十個呼吸。
5. 因為伸展的感覺強烈，你可能會加快呼吸頻率，出現這種情況時可試著用手機設定一分鐘的計時並停留姿勢到時間結束。

圖 9.2

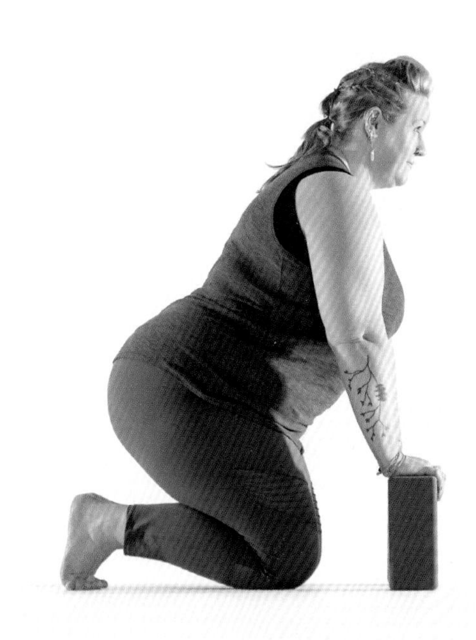

變化式 1：使用瑜伽磚輔助

1. 若有需要減少腳趾關節和腳底筋膜的拉伸強度，可以在身體前方放一塊三樓的瑜伽磚，如同前述步驟併攏雙腿。
2. 身體前傾並將手放在前方的瑜伽磚上以維持平衡，如此可減少腳掌的重量負擔 (圖 9.2)。

圖 9.3

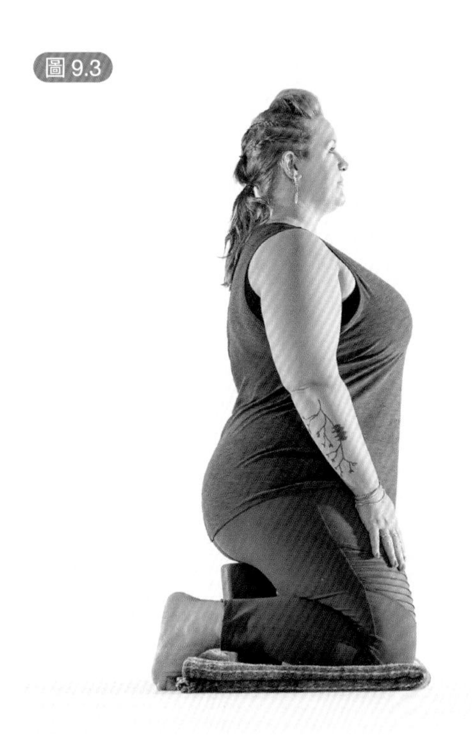

變化式 2：坐在磚上或將毯子放在膝蓋下方

如果臀部坐不到腳後跟其實也沒有關係，還是可以繼續做，但如果因為坐不下去而讓膝蓋感覺不舒服，那就可以試試用輔具幫忙。

1. 在臀部下方放一塊瑜伽磚。根據你的腿長比例，磚可能會在腳踝或小腿之間。擠壓瑜伽磚來防止腳後跟打開是很有幫助的。
2. 當坐姿較高，膝蓋可能需要額外的緩衝，可在膝下墊一個折疊的毯子 (圖 9.3)。

示範影片

門閂式 *Parighasana*

曾經上過瑜伽課的人可能會想，為什麼門閂式這個側伸展體式很少出現在瑜伽課中呢？可能是我們通常不會在站姿和坐姿以外的跪姿體式花費時間和注意力。不過，我們仍然認為這是一個很適合探索的體式。門閂式可以讓我們在練習中打開新的潛力：在體式中進行調整時，了解感覺的好壞，甚至可能發現新的變化以及新的輔具技巧。盡情享受我們在此提供的建議吧！也不要害怕發揮創意，開啟新的可能性。

好處：門閂式可以很好地拉伸身體兩側，還可以拉伸胸部、肩膀和伸直腿的腿後肌。

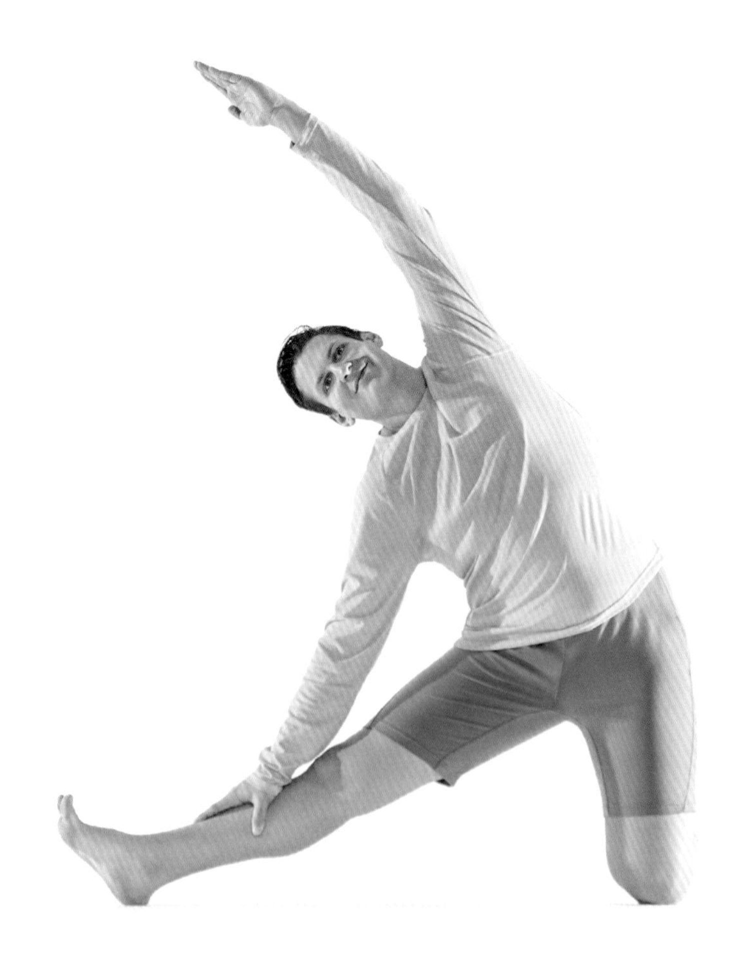

圖 9.4

練習

1. 先從高跪姿開始，脊椎伸長，雙手叉腰。
2. 接著將右腿朝側邊伸直。你可以將右腳趾指向正前方 (或指向右側) 並讓腳底貼平地面，或者也可以讓腳趾朝上，就像模特兒在圖 9.4 展示的那樣。讓左臀位於左膝正上方，左腳腳趾可以輕鬆點地或將腳背放平。
3. 吸氣時雙臂張開與身體呈 T 形，吐氣時慢慢向右側彎曲，可以將右手放在大腿或小腿上 (或腿前的瑜伽磚上)，然後左臂延伸向上並來回調整手部位置，以獲得最佳的伸展感受。
4. 避免向前圓肩駝背，以免脫離側向的伸展。挺起胸膛，找到頸部最舒適的頭部位置，眼睛可以向下凝視地面、直視前方或向上凝視抬高的手。停留三到五個呼吸後吸氣，並將身體回正並換邊。

變化式：使用毯子和瑜伽磚輔助

1. 如同門閂式的姿勢，但跪在毯子或折疊的瑜伽墊上增加緩衝，幫助膝蓋在體式中感覺更舒適。
2. 如果要練習踝關節的靈活性，並且希望能在體式中將伸直腿的腳掌貼平地面，可以先試著在腳下放置一塊瑜伽磚。這能給予腳掌向下紮根的支撐，同時瑜伽磚也能輔助體式的穩定。

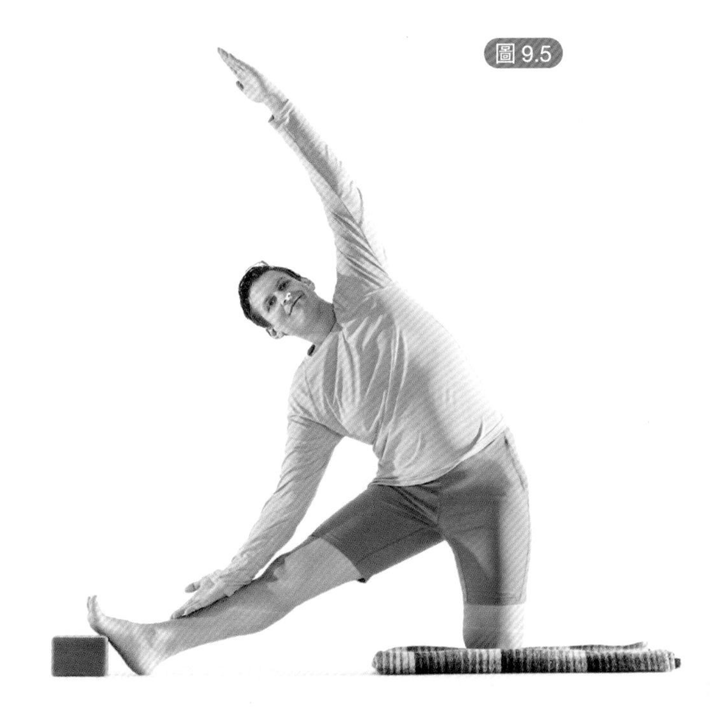

圖 9.5

示範影片

坐姿英雄式 *Virasana*

坐姿英雄式對於筆者這種胖胖身材的人來說並沒有想像中的容易，不過仍然是值得練習探索的體式。請記得！**練習體式的目的是讓它對我們有益，而不是強迫將身體擠進體式中。**

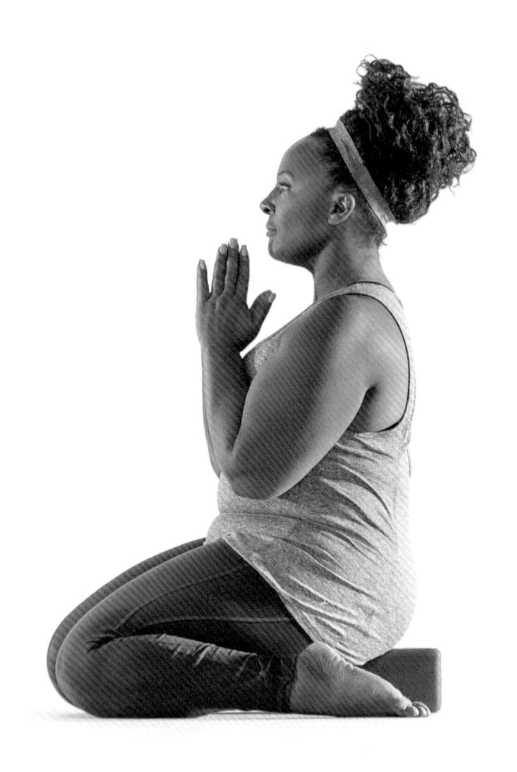

圖 9.6

好處：坐姿英雄式可以讓大腿股四頭肌得到很好的伸展感受，以減輕緊繃的狀態。這個體式還可以為後彎體式做準備，因為大多數後彎動作需要非常柔軟的股四頭肌。有些人還發現坐姿英雄式是一個穩定、舒適的冥想姿勢，特別是坐在磚上時 (圖 9.6)。

練習

1. 從高跪姿開始，腳趾不捲曲點地。雙腳分開比臀部稍寬一點 (寬到可以坐在雙腳之間)，然後慢慢將臀部放低到墊上。

2. 在坐下時用拇指向下按摩小腿可幫助放鬆，也可以更輕鬆地坐在雙腳之間。如果臀部只能停在離地較高的位置就坐不下去，或感覺膝蓋不舒服，那麼請在雙腳之間放置一塊或兩塊堆疊的瑜伽磚。磚的高度和寬度取決於自身感受，只要感覺舒適與支撐力足夠即可。
3. 讓雙腳剛好在臀部的外側，並把腳背放平壓穩墊上，腳尖指向正後方。如果是坐在磚上，可以用腳和腳踝夾住磚以防止雙腳打開。大腿之間保持一點空間感覺會更好，但如果雙腿只能併攏也沒有關係。
4. 身體坐高，後腦勺與骨盆後側對齊，雙手輕輕放在大腿上、胸前祈禱手、或任何感覺最合適的位置。

變化式：用捲毯來支撐腳踝

1. 如果在做坐姿英雄式的時候，腳和腳踝的伸展太過強烈而感到不適，可以試著在腳踝下方放一條捲起的毯子來支撐。
2. 雖然這個體式並沒有如前述使用到瑜伽磚，但將腳踝墊高也同樣會感覺比較舒適。

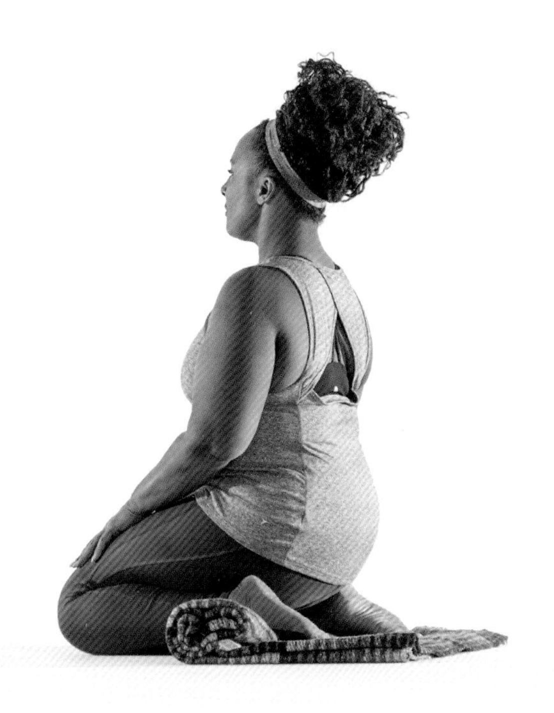

圖 9.7

示範影片

船式 *Navasana*

船式不是一個簡單的體式，需要倚賴整個核心的力量，而不單單只靠腹肌，也因此讓我們更加意識到自己的核心是否足夠強壯！

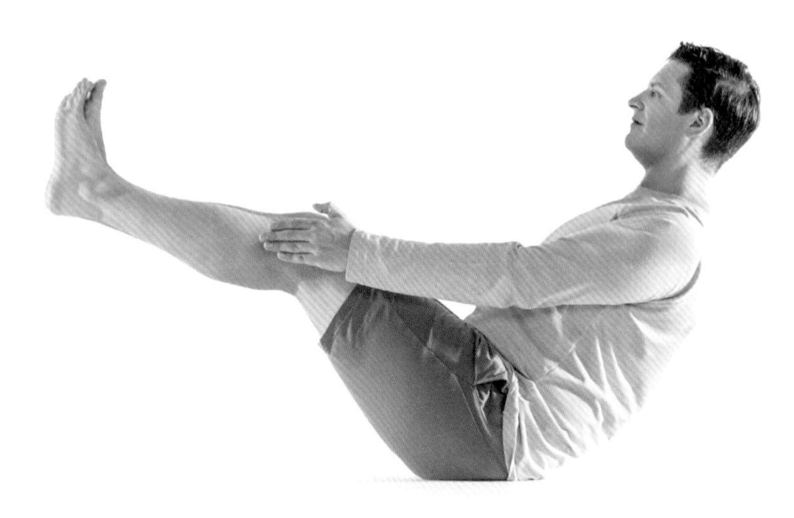

圖 9.8

好處：船式能夠喚醒並訓練脊椎周圍的核心肌群以及髖屈肌。

練習

1. 先輕鬆坐著，膝蓋彎曲讓雙腳平放墊上，雙手放在臀部旁邊或後面。保持脊椎拉長，讓意識來到腹部，並在吐氣時收束下腹。看看你可不可以在吸氣時啟動核心肌群，並透過拉長脊椎來找到更多的延伸感受。
2. 吐氣時，維持核心肌群的張力與保持脊椎拉長。此時身體稍微向後傾斜並抬起雙腳向前伸直，讓小腿平行於地面。
3. 保持核心肌群張力，胸口輕輕抬高擴張並拉長軀幹。然後，手臂向前平伸與肩膀同一高度，掌心相對。
4. 在這裡停留幾個呼吸後慢慢伸直雙腿，使身體呈 V 字形。再停留三到五個呼吸後將雙腳放回墊上。

變化式1：膝蓋彎曲，雙手抱住大腿後側

直腿練習船式對大多數人都極具挑戰性(如果在體式中造成背部彎曲，反而會適得其反)，與其把雙腿伸直當成目標，不如盡可能保持脊椎拉長還來得重要。

1. 雙腿向前伸出時，讓膝蓋彎曲並以雙手抱住大腿後側會有所幫助。
2. 也可以用手來打開大腿內側的空間，有助於改善下背向內彎曲，讓你的身體有更多的提升和延展。

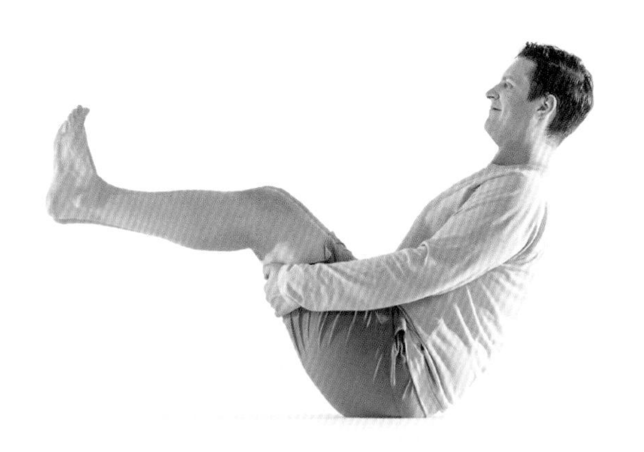

圖 9.9

變化式2：使用椅子和瑜伽磚輔助

如果核心力量尚不足以完成船式，也可以使用椅子和瑜伽磚輔助來減輕負荷。

1. 坐在椅面前半，在面前的地版上放置一塊或兩塊瑜伽磚，彎曲雙腳將腳後跟放在磚上。保持脊椎拉長，雙手抓住座椅邊緣。
2. 身體向後傾斜，直到腹肌有用力的感覺。拉長脊椎，肩胛骨內收，打開胸口。
3. 接著，將雙臂伸到身前，讓掌心相對(圖9.10)。停留三到五個呼吸。
4. 解開動作時請抓住座椅，慢慢將雙腳放回地上，恢復一開始的坐姿。

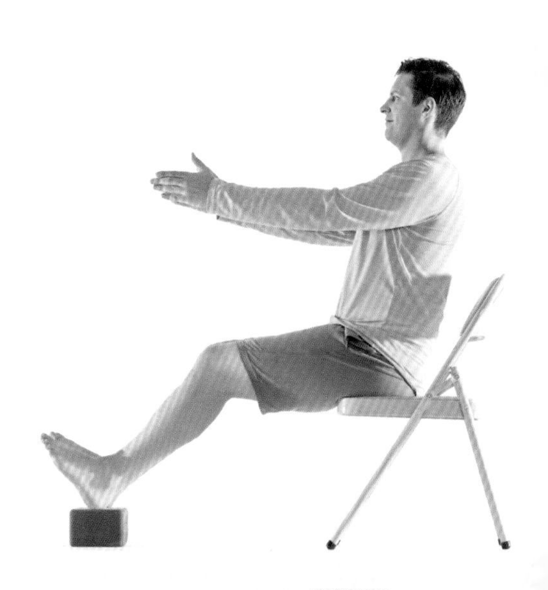

圖 9.10

示範影片

變化式 3：使用瑜伽繩輔助

這個變化式一開始可能有點看不懂要怎麼開始，但如果你把瑜伽繩放好並找到「平衡點」，這條繩子就能像吊床一樣提供身體支撐，是一個超級棒的輔助道具。

1. 首先把瑜伽繩弄出一個大大的繩圈，可以在體式中調整繩圈的大小以符合身材。如果瑜伽繩的長度不夠，也可以把兩條瑜伽繩接在一起使用。
2. 將繩圈從頭頂套下，靠在手臂下方的肩胛骨上，並確保 D 形扣環在手可以輕易摸到的位置，以便在需要時調整長度。用腳踩住繩圈另一頭並用 D 形扣環進行調整，要調到繩圈不會鬆垮的合適長度。
3. 慢慢伸直雙腿，用上背和雙腳同時壓穩繩圈固定，在兩者均勻地壓住繩圈時，你會慢慢找到「平衡點」。再將手臂向前伸展並拉長脊椎 (圖 9.11)。停留三到五個呼吸。
4. 想要停留更多的呼吸也可以。然後彎曲膝蓋，鬆開繩圈，慢慢將雙腳放低到墊上。

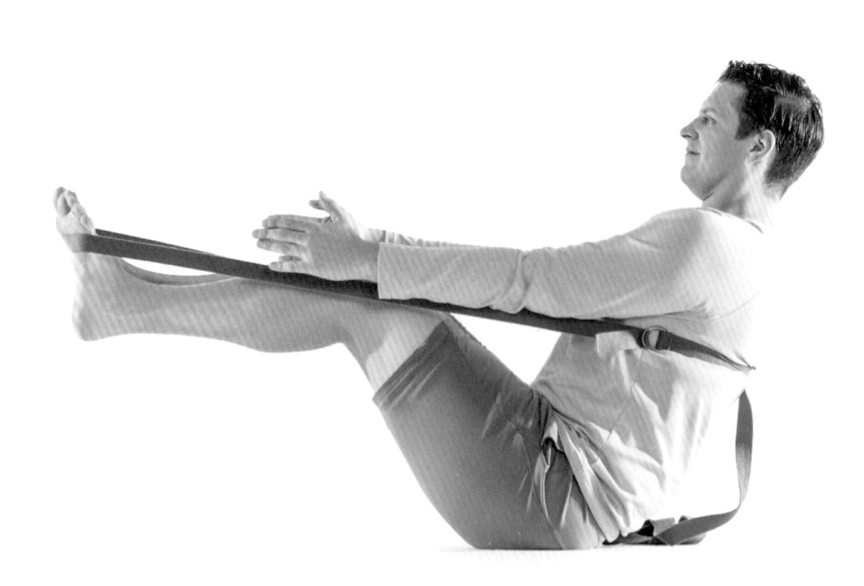

圖 9.11

示範影片

杖式 *Dandasana*

杖式乍看之下沒什麼特別之處，不就是坐著而已嘛！但正如山式是所有瑜伽站立體式的基礎一樣，杖式是所有坐姿體式的基礎，為前彎、扭轉、側彎、後彎做好準備，也可以透過多種方式來進行調整以滿足練習需求和目標。

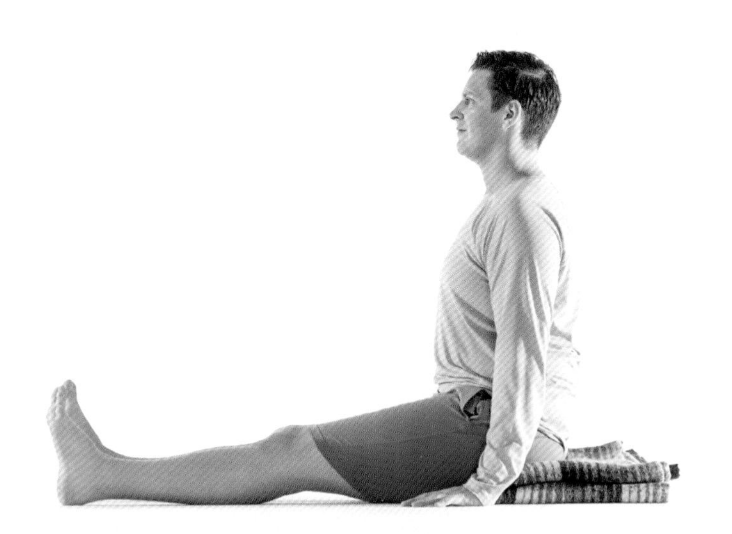

圖 9.12

好處：杖式可以幫助你從坐姿開始找到中立延伸的脊椎位置，還可以提供溫和的腿後側伸展(但如果本身肌肉就很緊繃，伸展就不會那麼溫和了)。

練習

1. 坐在墊子上，雙腿伸直向前並舒適地靠在一起。可以先彎曲雙腳，保持脊椎拉長，後腦勺與骨盆後側對齊，下巴輕收和地面平行，下背可以稍微彎曲。
2. 如果無法坐高坐穩或是下背過於彎曲的話，可以試著坐在一張或多張折疊毯子的邊緣，這能幫助骨盆前傾，並保持腰椎穩定。
3. 用手輕輕幫助大腿肌肉向內旋(向下旋向墊子，但大腿股骨則有反向力量拮抗旋轉)，同時保持膝蓋和腳趾指向天花板也會很有幫助(圖 9.12)。
4. 每個人手臂與身體的比例不同，可以選擇將手掌按穩臀部兩旁的墊上，或是用指尖(或握拳)點在墊上，也可以將手輕放在大腿上，並保持脊椎延伸。

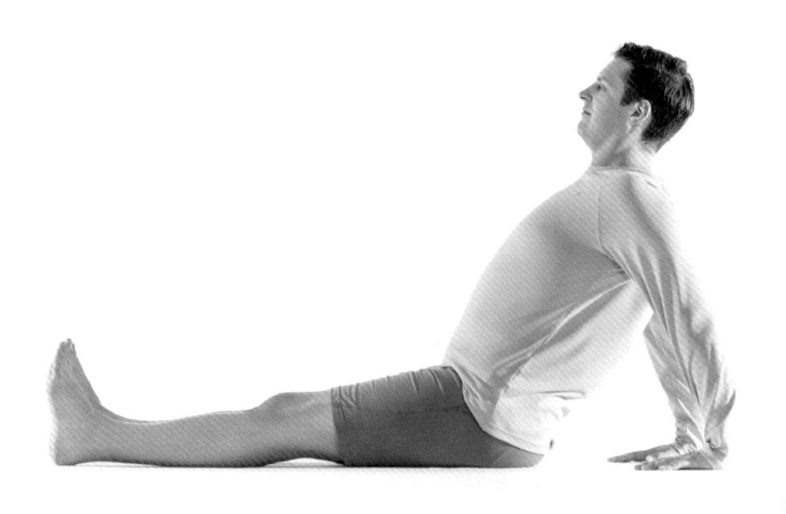

圖 9.13

變化式 1：向後傾斜

如果你的下背在杖式中容易圓背，而且即便坐在毯子上也沒有幫助，那麼可以嘗試一下這個變化式 (圖 9.13)。

1. 軀幹不要直立於地面，而是將手放在身後並向後傾斜，讓身體和地板約成 45 度角。你會發現在這個體式裡更能夠保持自然的下背彎曲幅度。
2. 隨著練習經驗增加，就可以嘗試讓雙手越來越靠近臀部，讓軀幹慢慢接近直立。

示範影片

變化式 2：臥杖式 (*Supta dandasana*)

就像許多坐姿體式一樣，其中一個練習杖式的好方法就是將姿勢顛倒！臥杖式以地面來幫助你維持脊椎中立，如此可更專注在體式的其他方面，例如腿後伸展和雙腳對齊。使用瑜伽繩來練習臥杖式是一個特別好的方法，它能穩定姿勢，並可練習用腳踩穩繩子 (圖 9.14)。

1. 先將瑜伽繩弄成一個大繩圈，輕鬆坐在墊上，雙腿向前伸並與臀部同寬。接著將繩圈從頭套下，並讓 D 形扣環在前以便需要時可輕鬆調整長度。將繩圈抵在骨盆後側與腳底，並將 D 形扣環稍微移開一點以免被腳踩到。

2. 然後慢慢躺下，雙手抓住繩子兩端，以腳底(或拇趾球)輕推繩面。這邊要注意！繩圈仍然要繞在骨盆後側而不是在下背(因為當你躺下時，它可能會往上跑)。將腳底向上蹬向天花板，踩穩瑜伽繩(如果腿後感覺緊繃，可以稍微彎曲膝蓋)。輕鬆讓骨盆向前傾斜一點，讓下背和墊子之間有一點空間。
3. 保持下巴與前額在同一水平線上，可以試著在頭下枕一個小枕頭或折疊毯子以抬高額頭。停留數個呼吸。
4. 當準備好要離開體式時，先慢慢彎曲膝蓋，鬆開繩圈，然後把繩圈從臀下拿出來。

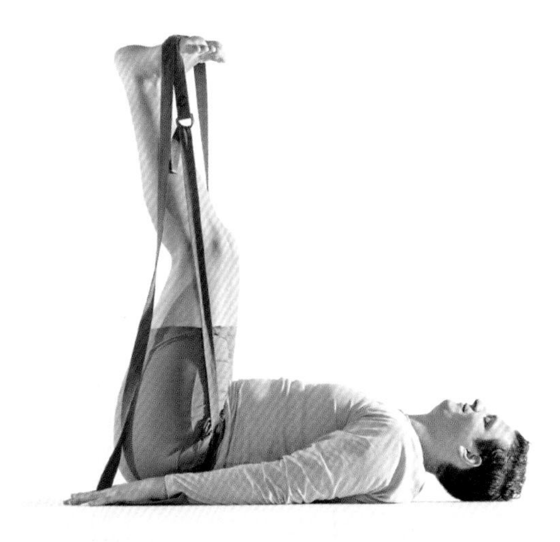

圖 9.14

變化式3：使用牆壁和折疊的毯子輔助

示範影片

1. 距離牆壁一條腿的距離坐下，讓雙腳抵住牆壁練習可以幫助腿部維持中立。
2. 將捲起的瑜伽墊或毯子放在膝蓋下方可以保持膝蓋微彎，讓下背更容易維持自然曲線，有些人會感覺腿後肌伸展更加舒適，也不會那麼強烈。
3. 對於容易過度伸直膝蓋的人，將腳後跟抬離地面會有所幫助。

小提醒：請注意！對於大多數人來說，在靜態、坐姿(如杖式)體式中過度伸直膝蓋並沒有錯，但保持腳後跟著地並將膝窩墊在捲起的墊子或毯子上的版本，可以讓你有不一樣的體驗。

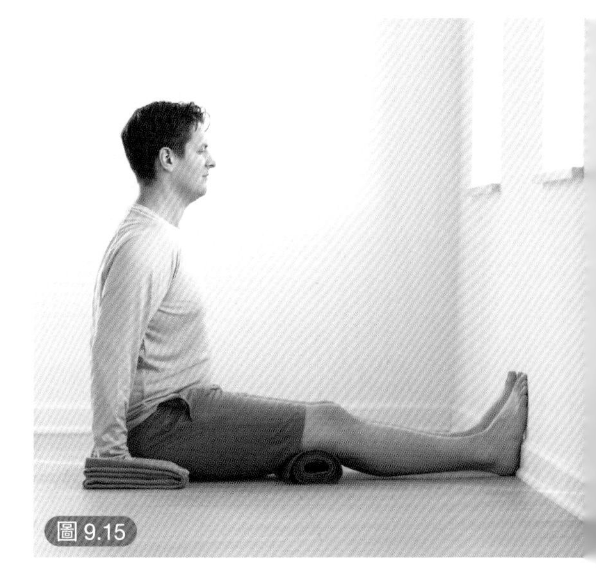

圖 9.15

坐姿前彎 *Paschimottanasana*

坐姿前彎的梵文意思是「向著西方延展」。想想看，瑜伽練習者向著日出，用拜日式禮敬太陽神開啟一天的練習。東邊代表身體前側，西邊代表身體背側，因此身體向著日出前彎，也表示背側得到延展。

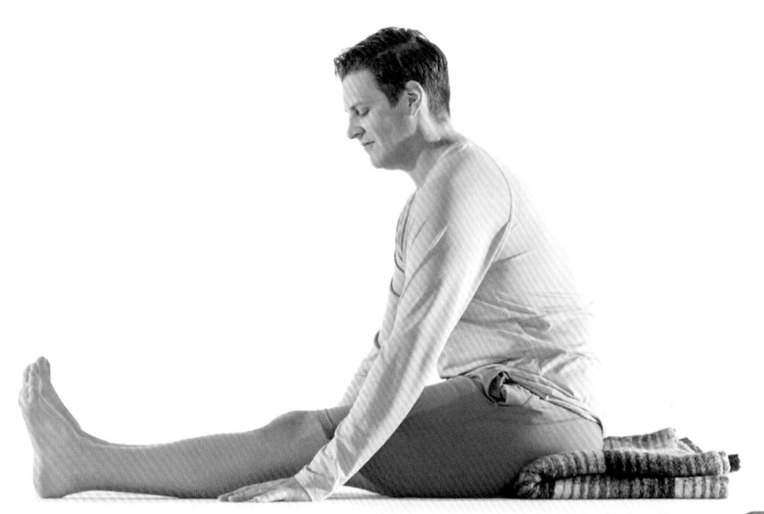

圖 9.16

好處：坐姿前彎能喚醒整條脊椎、伸展肩部、背部、骨盆後側的肌肉和腿後肌，同時也可以安定神經系統。

練習

坐姿前彎時保持脊椎的中立位置很重要，可以選擇坐在折疊毯子的邊緣墊高髖部，使下背保持自然曲線 (否則下背可能會過於彎曲，讓前彎變得困難或不舒服)。

1. 一開始先坐直，雙腿向前延伸，雙臂在身旁。
2. 吸氣時，頭頂向上延伸脊椎。吐氣時，雙手向前慢慢爬，從髖部向前彎身 (而不是彎腰)，盡可能保持脊椎拉長延伸。
3. 當慢慢放鬆進入前彎時，可以將手放在墊上或抓住腳、腳踝、任何感覺舒適的地方。

4. 每一次吸氣時，都讓身體再向前延伸一點，甚至稍微抬高一點。每一次吐氣時，前彎得更深一點。保持頸部拉長，臉部表情放鬆柔軟。停留數個呼吸後，再慢慢起身回到坐穩坐直、脊柱拉長的位置上。

變化式1：彎曲膝蓋的坐姿前彎

1. 在做前彎時，如果感到腿後緊繃或上背部過度彎曲，可以嘗試彎曲膝蓋，有助於將手舒適地握住腳的外緣。
2. 也可以使用瑜伽繩繞在腳底輔助，用手舒適地抓住繩子的末端，可減少腿後肌的一些伸展，幫助維持脊椎的長度，並在前彎時能更「均勻分佈」背部的彎曲弧度，讓背部有更多伸展空間。

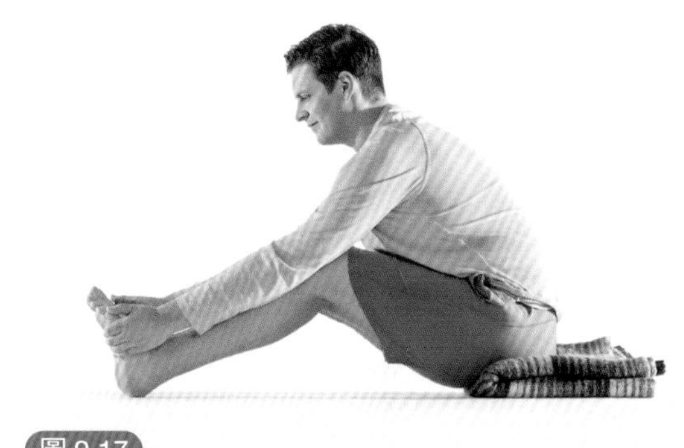

圖 9.17

變化式2：仰臥前彎

將體式顛倒、輕鬆躺下能更容易做到前彎，特別是腿後或下背在坐姿前彎時會感到不適的人。

1. 先輕鬆躺下，膝蓋彎曲，雙腳放在地上。手臂平放在身旁，如果頸部感覺不舒服，可以將折疊毯子或枕頭枕在後腦勺。
2. 接著讓兩個膝蓋一次一個靠近胸口，腹部收束。一旦兩個膝蓋都朝向胸部後，即可將腿伸向天花板，腳板回勾彎曲。
3. 可以讓手臂維持放在身旁，或伸手抓住大腿或小腿後側，如果能抓住腳也可以。
4. 只要身體感覺舒適，骨盆就可以慢慢抬離地板，讓雙腿更靠近自己。停留幾個呼吸後回到起始位置。

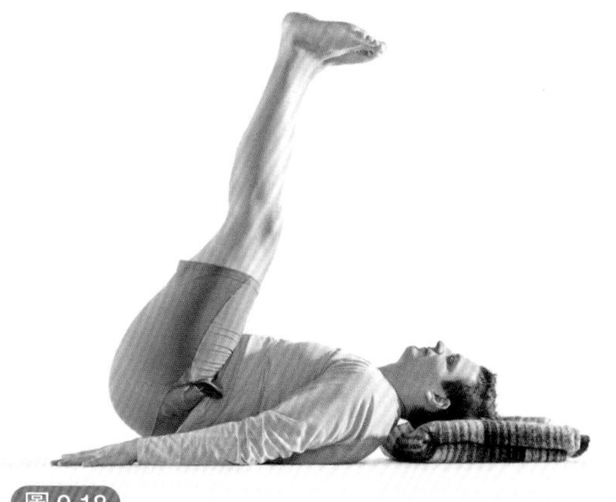

圖 9.18

頭碰膝式 *Janu Sirsanana*

經過訓練的學員能做到以頭去碰觸膝蓋，但這並非必要，因為很多人就是碰不到！所以有些瑜伽老師在教導這個動作時，只會指示頭朝伸直腿做前彎，而不會要求碰到膝蓋。無論你如何看待這個體式，只要記住！沒必要將頭直接碰到膝蓋或腿上的任何位置，只需要專注在延長脊椎的感受就好。

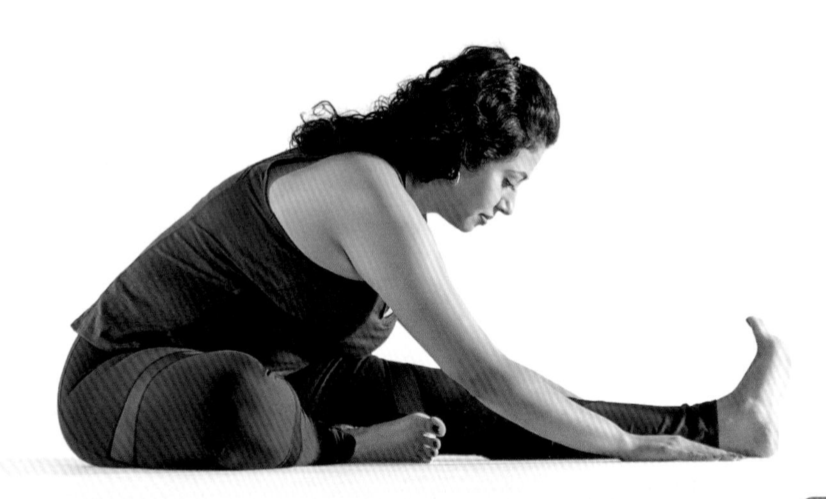

圖 9.19

好處：頭碰膝式能為腿後、腹股溝、臀部和背部肌肉帶來深度的拉伸效果。前彎也能讓許多人感到寧靜和踏實。

練習

1. 如果臀部或下背過於緊繃，可以坐在折疊毯子的邊緣。如果還行，就直接坐在墊子上。雙腿放在身前，呈杖式 (圖 9.12)。
2. 將右腳掌放在左大腿內側。軀幹和鎖骨與左腿對齊，保持脊椎拉長，並在朝左腿方向前彎時吐氣。可以抓住左小腿的脛骨、腳踝或腳掌，也可以使用瑜伽繩繞住左腳底，並用雙手牢牢握住它。
3. 每次吸氣，拉長上半身。每次吐氣，前彎折疊得更深。停留幾個呼吸後深吸一口氣，慢慢起身拉長脊椎並換邊。

小提醒：你可能會發現在直腿前彎時，改成朝彎曲腿的膝蓋方向向外伸展會更加舒適。

變化式：使用抱枕和椅子輔助

示範影片

如果是追求輕鬆療癒的伸展感受，或者只能以更少的前彎幅度來練習體式，可以試試這個版本。

1. 將抱枕橫放在椅面上，並面向椅子坐下，雙腿向前伸展，放在椅腳之間。調整好臀部與椅子的距離，這樣當你在前彎時，前額就能輕靠在抱枕上。保持左腿伸直並彎曲右膝，將右腳掌放在左大腿內側 (圖 9.20)。
2. 深吸一口氣。吐氣時，開始慢慢稍微向前彎，保持脊椎拉長。你可以直接將前額放在抱枕上，也可以抓住椅腳或抓住椅背下方兩側。如果想要前彎幅度更少一點，也可以將手掌或前臂疊放在額頭下方。
3. 如果還想再減少前彎幅度，就把折疊毯再疊放在抱枕上吧！
4. 但如果想要加深前彎幅度，可以試著身體稍微向後移動 (離椅子再遠一點)，讓前額的支撐稍低一些，例如拿掉抱枕只用一條或兩條折疊毯 (圖 9.21)。可以根據需要進行調整，以便在前彎時能保持脊椎的長度。手只要放在舒適的地方就好。
5. 停留數個呼吸後深吸一口氣，慢慢起身拉長脊椎並換邊。

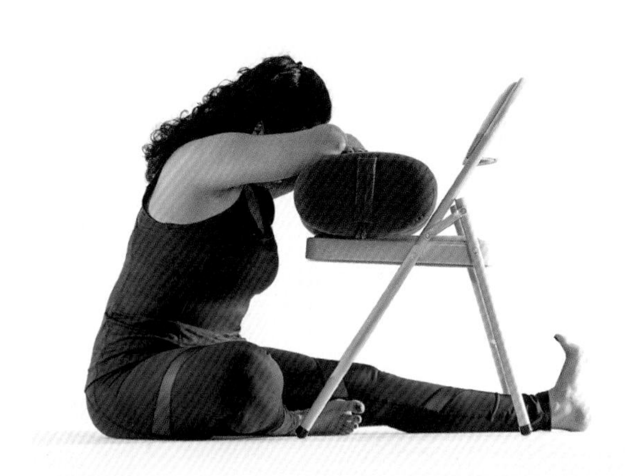

圖 9.20

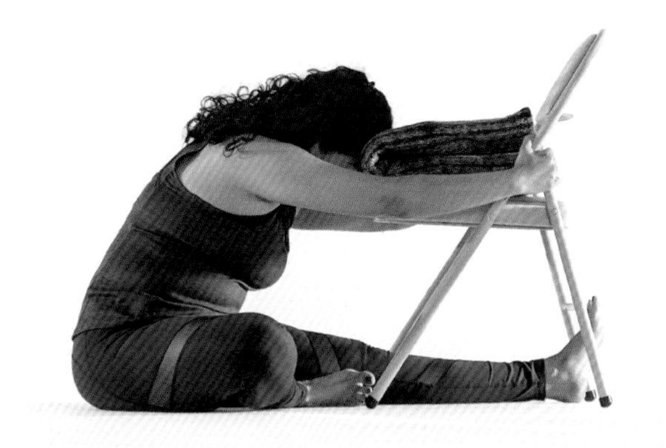

圖 9.21

10 chapter

後彎體式

示範影片

臥姿英雄式 *Supta Virasana*

如果坐姿英雄式 (圖 9.6) 的大腿內旋對你來說不容易做到，那麼臥姿英雄式也會很有挑戰性。再次強調！做不做得到某個體式，與你是否能成為一名瑜伽練習者並無相關，而是與天生的髖部結構、身體比例和諸多解剖學因素有關，而不同的身體構造也可能反而在其他體式佔優勢。即使臥姿英雄式對你而言有些困難，也還是有幾種變化式可幫助你，最重要的是讓體式成為你自己的。

好處：臥姿英雄式的好處甚至更勝坐姿英雄式，可為像是輪式 (亦稱向上弓式，圖 10.14)、弓式 (圖 10.9) 與駱駝式 (圖 10.5) 等後彎體式做良好的準備，因為它不僅提供股四頭肌與髖屈肌的伸展，還給胸腔與肩膀創造了開展的空間。

練習

1. 以高跪姿開始，腳背貼平地面，雙腿打開比髖部寬一些，這樣臀部才能坐在雙腿之間，然後慢慢往下坐到地板 (如果臀部離地板很遠，可以坐在一塊瑜伽磚或折疊的毯子上)。
2. 將腳掌調整到剛好在臀部的外側，腳背主動推地面，腳趾指向正後方。如果是坐在輔具上，讓腳掌和腳踝夾往中間的輔具，腳趾向後延伸，透過幾個深呼吸安住其中。

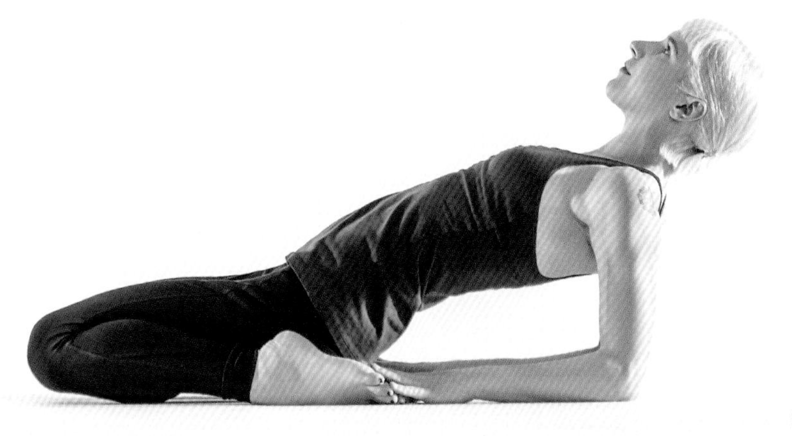

圖 10.1

3. 當你感覺舒適時，就可以慢慢往後躺下，並將手放到後方地板，先用手掌支撐往後走(如果是坐在瑜伽磚上，可能無法往後走太多，除非身後還有抱枕或摺疊的毯子來支撐背部、頸部和頭部)。
4. 如果感覺是舒服的，可以改用手肘支撐(如圖 10.1)。也可以躺到地板上並將手往頭頂的方向伸直，手背則放在地板上。如果膝蓋會感到不舒服，則表示需要退回來，讓身體直立一些減輕膝蓋張力。
5. 停留幾個呼吸，或是依需要計時一到兩分鐘的時間。完成後將自己推起身並重新回到高跪姿。

變化式 1：單腿臥姿英雄式

示範影片

如果雙腿的臥姿英雄式感覺不舒服，可以試試單腿的版本。

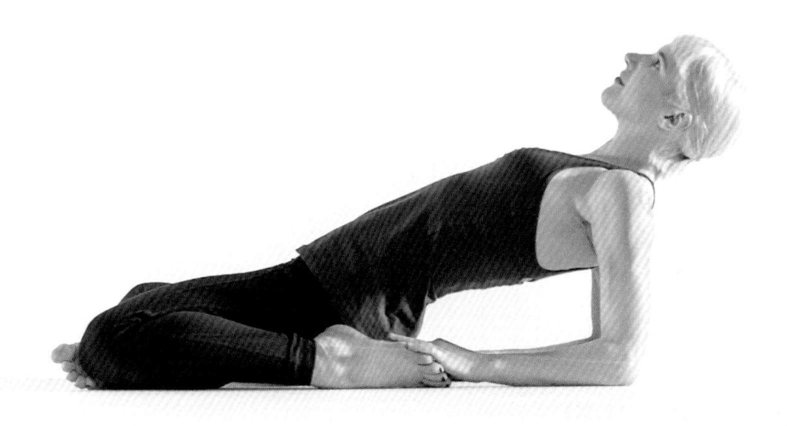

圖 10.2

1. 從Z形坐姿(雙腿彎曲，右腳在前、左腳在後)開始，重心靠往右臀，將雙腿移向左，讓右腳底靠在左大腿內側的膝蓋下方，則左腳掌盡可能地靠近左臀部外側，左腳趾指向正後方。
2. 如果這樣感覺舒服就可以開始向後躺下，先將手掌放在身後的地板上，或用手肘支撐。也可以向後躺平，頭放在地板上(雙手可以放在任何舒適的位置)。

變化式2：瑜伽磚支撐胸椎

如果可以在臥姿英雄式中以手肘支撐，但仍躺不到地板上，或是躺下去會感到不舒服，請嘗試這個變化式。

1. 在胸椎後面(中背部)放置一塊瑜伽磚，根據自己的需要調整瑜伽磚，磚的高度可以是最高(三樓)、中間(二樓)或是最低(一樓)。
2. 磚也可依偏好放置於水平方向(寬邊)或垂直方向(長邊)，試驗看看哪種方式最適合自己。無論習慣採用哪個高度或方向，都需將瑜伽磚的底邊對齊肩胛骨的底端，重點是要讓頸部感到舒適的地方，這表示頭部需維持在自然中正的位置上。
3. 若覺得頸部缺少支撐，也可以讓後腦勺靠在另一塊磚、抱枕或毯子上。如果可以的話，甚至可以放到地板上。

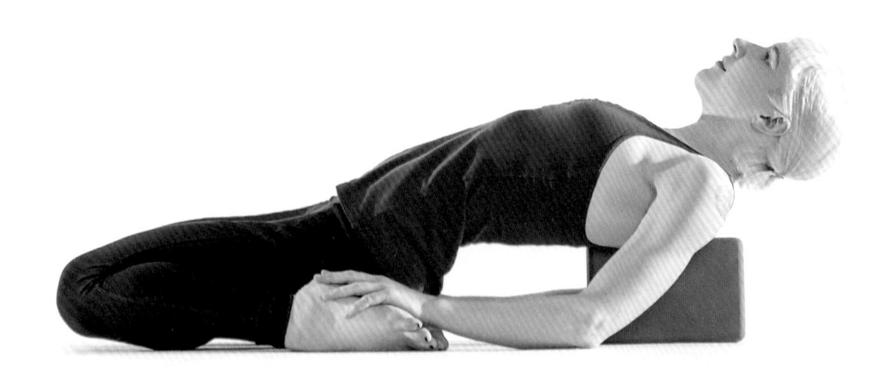

圖10.3

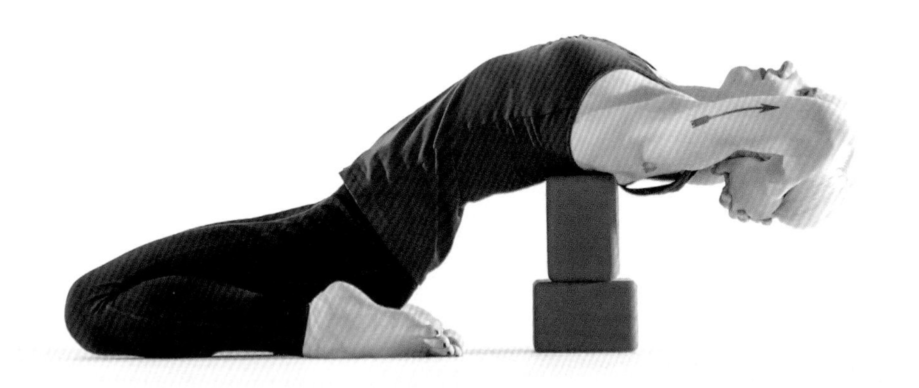

圖 10.4

變化式 3：兩塊磚支撐胸椎，雙手拖住後腦勺

這是臥姿英雄式「躺著放鬆」的終極版本！這個版本是將兩塊瑜伽磚疊在一起。

1. 先擺好身後的兩塊磚：下方的磚以水平方向的最低高度放置，上方的磚以水平方向的中間高度放置。如此當你從坐姿英雄式進入時，躺下時的瑜伽磚底邊會剛好對齊肩胛骨底端。
2. 請記住！你是自己練習時的建築師：如果這個特定的擺放方式並不適合你，可以改變磚的方向與位置，直到找到感覺舒適的方式，能夠同時讓膝蓋保持在地上，也使胸口有一個很好的開展。
3. 雙手十指互扣拖住後腦勺，讓頭躺在掌心中 (圖 10.4)。可以用手溫柔地牽引脖子往頭頂的方向拉，但實際上並沒有移動身體，雙頰和下巴都保持放鬆、柔軟，此時脖子應該會感覺非常舒服。
4. 當你準備好坐起來時要以胸骨引導，就像心口處被一根繩子輕輕地拎起來一樣，頭部最後才抬起。

駱駝式 *Ustrasana*

駱駝式通常是為向上弓式 (圖 10.14) 等更深的後彎體式作準備。如果你在生活中經常需要向前彎曲身體或駝背，那麼駱駝式會是一個很好的舒展體式。

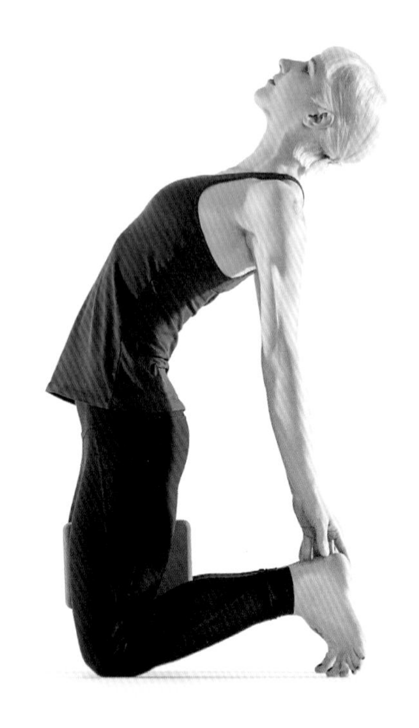

圖 10.5

好處：駱駝式能伸展身體的前側，包括股四頭肌、髖屈肌、腹部、胸部以及頸部和肩部，還可以鍛鍊背部肌肉，有助於保持良好體態，還有提升整體活力的效果，幫助我們感到精力充沛和清醒！

練習

1. 以高跪姿開始，膝蓋在臀部正下方。如果需要，可以在膝蓋下放毯子以增加膝蓋的緩衝。建議可以在大腿內側上端夾一塊瑜伽磚，以提醒大腿主動內旋，並啟動骨盆底肌與下腹部輕輕收束的力量，如此一來可以激活雙腿，防止將後彎幅度帶到下背部 (這是很常見的錯誤)。
2. 將手放在臀部，讓小腿和腳背主動推地，或腳趾踩地使腳後跟離手的距離更近一些。

3. 接著將手掌放在骨盆後側，介於腰部底端和臀部頂端之間，手指朝向地板。大腿內側維持夾磚的感受，脊椎延伸拉長，向後彎，下巴微微內收。
4. 可以停留在這裡。若是想要加深感受，讓手往下找腳跟並將拇指輕點腳跟外側。確認髖部保持在膝蓋正上方，並維持夾磚的感受。
5. 擴張胸腔，使後彎更多地進入上背部，如果感覺舒服，可以凝視前方或天空，停留三到五個呼吸。
6. 解開體式時，先將雙手放回臀部，下一個吸氣以胸骨(心口)引導往上。

示範影片

變化式1：手扶抱枕

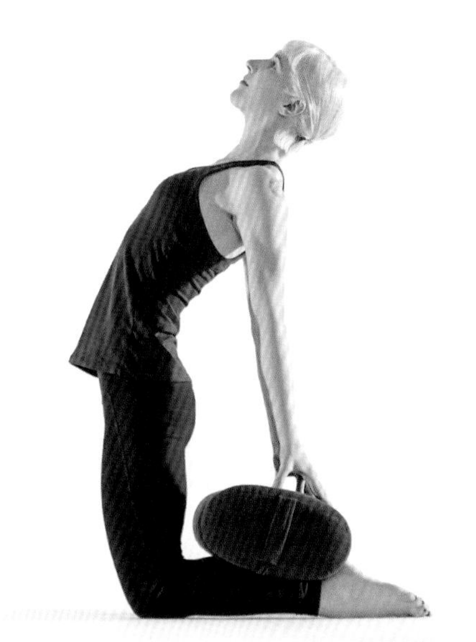

圖10.6

1. 如果後彎時雙手離腳跟距離太遠搆不著，或者手扶腳跟感覺不舒服，可以在小腿上平放一個抱枕，以指尖輕點在抱枕上(如果需要更多的高度，可以在抱枕上再放上折疊的毯子)。
2. 如果用腳趾踩地會感到不舒服，可以改用腳背貼地(圖10.6)。

變化式2：腳趾踩磚

1. 後彎想要摸到腳跟還有另一種方法，就是在腳底墊一塊瑜伽磚(水平的一樓高度)以提高腳跟(圖10.7)。
2. 這個動作會直接壓在膝蓋上，最好要有墊子做緩衝。

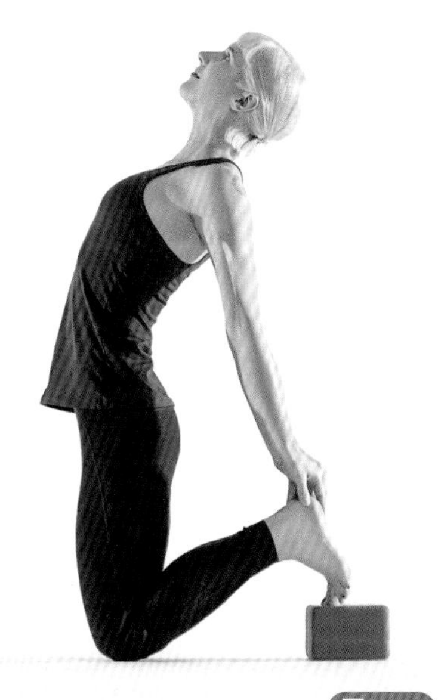

圖10.7

示範影片

變化式 3：靠在牆上

這是一個確保下背部不會承受太多壓力的變化式，如果大腿離開牆壁，就知道自己後彎太多。如果需要，還可以結合抱枕或瑜伽磚做支撐。

1. 於牆前方採高跪姿，膝蓋在髖部正下方，腳趾踩地或腳背貼平皆可。將雙手放在骨盆後側，手指朝下。提起下腹部，向上延伸至頭頂。
2. 接著讓大腿靠在牆上，上身開始往後仰，胸腔慢慢離開牆面，保持胸部上提、擴張，以將更多的後彎帶入上背部，大腿保持貼在牆上，停留在這裡。
3. 或者繼續把手伸到腳後跟上，大腿不要離開牆面，凝視牆面，如果頭部感到舒適的話，可以讓頭往後來到後彎自然的弧度。
4. 停留三到五個呼吸，以心口引導回到起始位置，然後頭部再抬起回到原位。

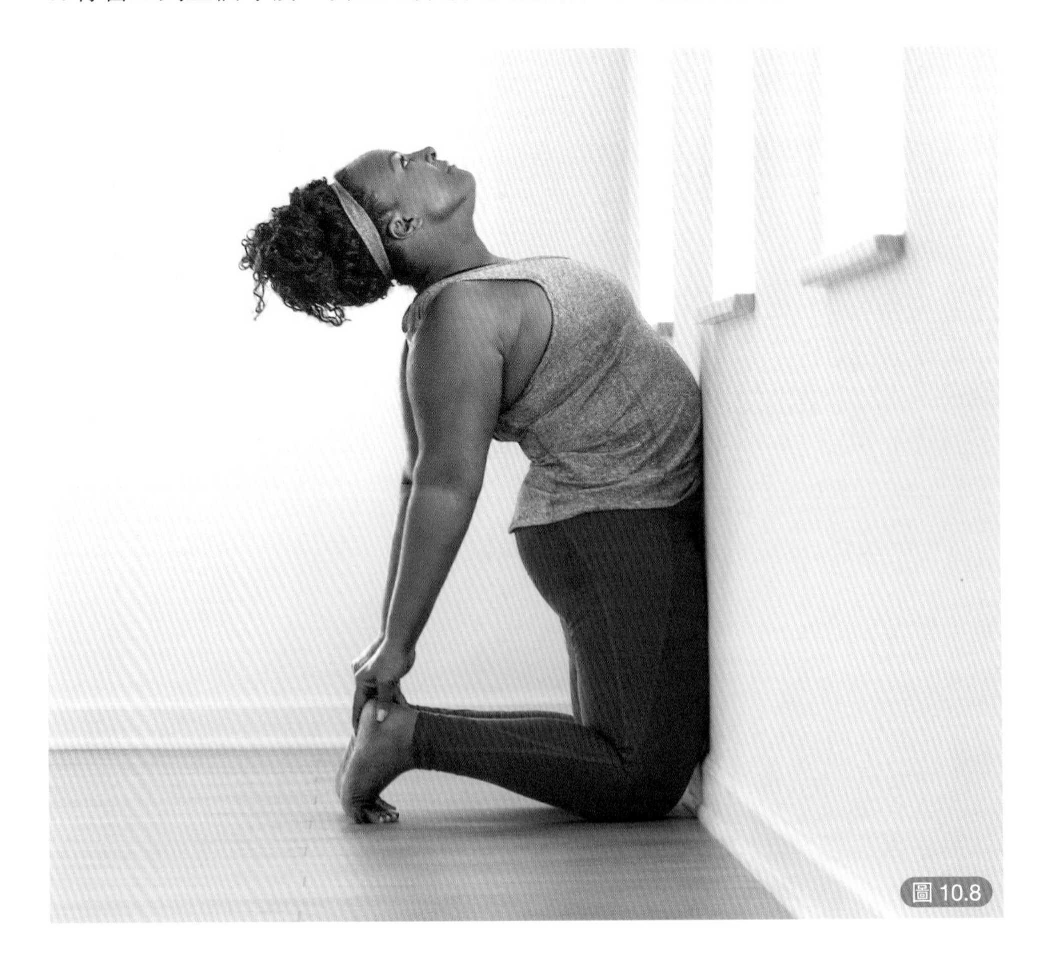

圖 10.8

示範影片

弓式 *Dhanurasana*

弓式就是臉朝下的輪式(亦稱向上弓式，圖 10.14)，力量主要來自臀部和大腿的啟動，對許多人都是一個具有挑戰性的體式，但也有幾種變化式能讓我們樂在其中。

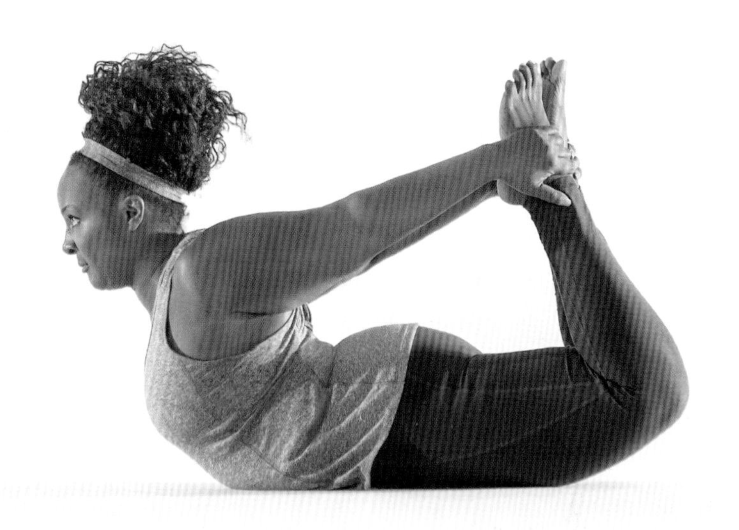

圖 10.9

好處：弓式可以開展身體前側，同時激活後側。除了伸展胸部、肩部、腹部、股四頭肌和髖屈肌，也能鍛鍊到臀部、腿後肌和背部肌肉，有效啟動全身的活力，對久坐者或上半身緊繃的人是非常好的體式。

練習

1. 肚子貼地趴著，雙手放在身體兩側，掌心朝向自己。
2. 大腿內側往中間夾，然後彎曲膝蓋，同時手向後握住小腿或腳踝外側。
3. 下一個吸氣時，以腿為主動力量向後提，帶動雙手往後、肩胛骨內收，使大腿和胸腔浮離地面，擴張鎖骨並提起胸骨，通過頭頂向上延展，同時保持頸部延伸。
4. 停留三到五個呼吸，接著身體放回地面，在控制下鬆開雙腿。

變化式 1：半弓式（*Ardha Dhanurasana*）

如果無法雙手同時向後握住雙腳，或握住之後感到不舒服，那麼半弓式會是一個很好的選擇。

1. 面朝下趴著，雙手放鬆在身體兩側，掌心朝向自己。
2. 接著用左手肘支撐身體，彎曲右膝，使右腳跟靠近右臀，右手向後握住右小腿或腳踝，以骨盆主動推地。
3. 下一個吸氣，將右小腿或腳踝往手的方向推送，同時讓胸腔抬離地面。
4. 停留三到五個呼吸，保持啟動右腿力量，擴張胸腔 (左腳持續輕推地面)，呼氣時放掉體式，然後換邊。

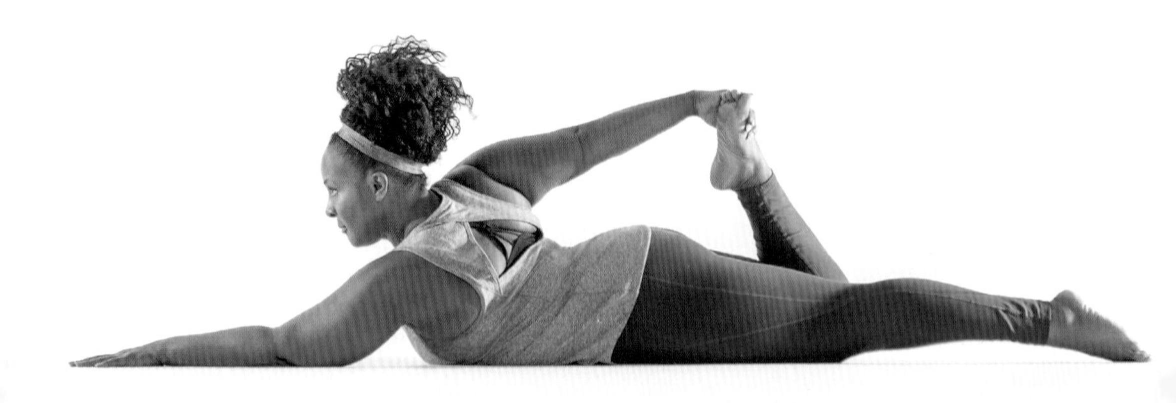

圖 10.10

示範影片

變化式 2：使用瑜伽繩

如果手實在抓不到腳踝，也可以藉助瑜伽繩的輔助將腿往前、往高處拉。嘗試雙手向後伸，分別抓住繩後，透過雙手往腳掌方向走，腳掌同時主動往頭的方向伸，找到背側啟動力量與伸展感受。

1. 先準備兩條瑜伽繩並坐在地板上，將繩子各弄成大小能套住腳掌的圈環。然後雙手各握住一條繩子，將另一端分別套入同側足弓上，收緊圈環。接著，肚子貼地趴著，準備進入弓式。
2. 彎曲膝蓋，將兩條繩子的尾段放在各該側的肩膀上，然後雙手各握住一條。手沿著繩子往後走，找到適合自己的距離，感覺繩子足夠緊，開始主動向上拉，將腿往天空提高，擴張胸腔。
3. 繼續將繩子向上拉的同時，骨盆也主動推往地面，凝視點在前方，力量延伸至頭頂的方向。
4. 停留三到五個呼吸，接著將雙手沿著繩子往回走，釋放繩子的張力，有控制地把腿、胸腔和手臂放回地面。

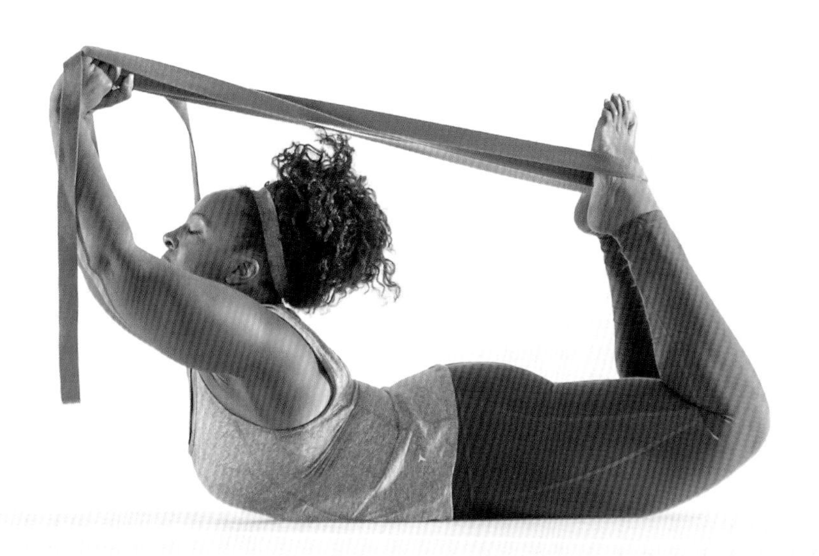

圖 10.11

示範影片

橋式 *Setu Bandha*

橋式的梵文也稱為 *setu bandha sarvanghasana*，其中 *sarvanghasana* 的意思是「全肢體式」，是肩倒立的梵文名。雖然橋式確實與肩倒立相似 (通常是進入肩倒立時的預備體式)，但更常作為向上弓式 (圖 10.14) 的準備動作，除了有效伸展胸腔與肩背，同時也是非常舒服的修復體式。

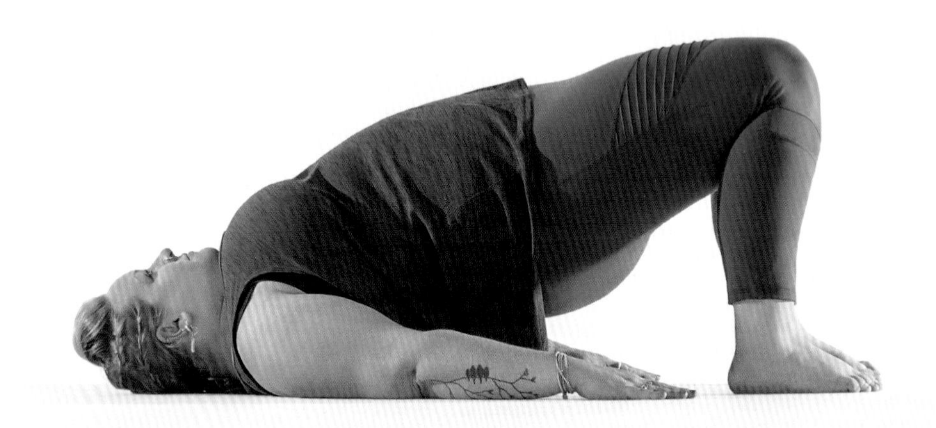

圖 10.12

好處：橋式是瑜伽老師經常提到的「開心」體式，因為它可以開展胸腔與肩背空間，也對大腿和髖屈肌有很好的拉伸作用。

練習

1. 採仰臥姿，雙腿彎曲使腳跟位於膝蓋正下方，腳掌平放在地面。雙腳平行並嘗試讓膝蓋與腳的方向一致。
2. 手臂置於身體兩側，肩胛骨內收，擴張胸腔，延展肩膀前側，確保頸部後側和地面之間有空間。維持動作一個吸氣後，下一個吐氣將臀部抬向天花板。

3. 如果可以的話，將雙手十指互扣於身後，使肩胛骨往中間收得更多。如果頸部後側貼平於地面的話，可稍微抬起下巴以保持頸部和地面之間的空間。
4. 停留三到五個呼吸後，如果雙手互扣於身後，則先鬆開手，接著將骨盆放回地面。

示範影片

變化式：瑜伽磚支撐的橋式

1. 為了提升橋式的修復效果，可以在骨盆下方放置一塊瑜伽磚，不過「最佳擺位」因人而異，有些人喜歡放在靠近尾骨處，有些人則喜歡放在骶骨(位於腰椎與尾骨之間)下方，基本上就是要確保磚的位置在骨盆下方，而不要放在下背腰椎上。
2. 磚的高度一、二、三樓皆可。你會發現停留在這個變化式的時間可以比無支撐的橋式長許多，也更能享受於其中。

> **小提醒：**可以在大腿和腳掌之間各夾一塊瑜伽磚，防止膝蓋和腳掌向外打開。如果很難做到雙手於背後互扣，可以嘗試抓住墊子外緣，讓肩胛骨向內收更多。

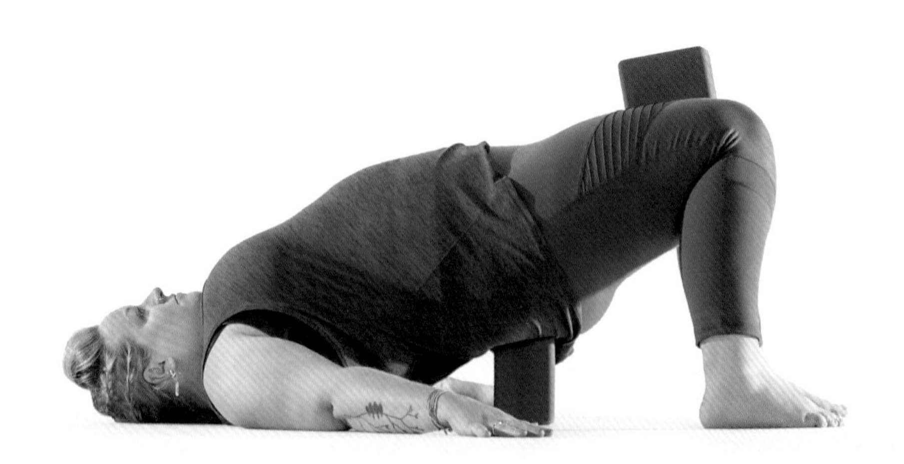

圖 10.13

向上弓式 *Urdhva Dhanurasana*

向上弓式亦稱為**輪式**，是瑜伽課中較深的後彎體式之一，除了後彎本身需要的條件外，特別需要大量手臂與身體背側的力量，以及前側的柔軟度。向上弓式並不容易做到，需要時間與經驗的累積，在此也會提供一些我們最喜歡的變化式。

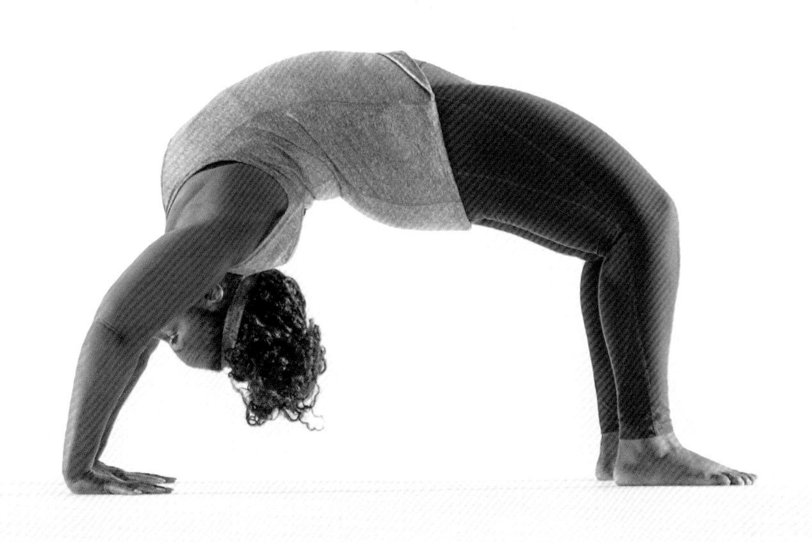

圖 10.14

好處：向上弓式能開展整個身體前側，包括胸部、肩膀、腹部、髖屈肌和股四頭肌，同時激活身體後側，例如臀大肌、腿後肌和豎脊肌群。許多人在這個體式中可以有效提升活力，讓整個身心活躍起來！

練習

1. 從仰臥開始，彎曲膝蓋使腳跟在膝蓋下方，腳掌平放地面，雙腳大約平行。
2. 彎曲手肘，將雙手伸往頭頂方向，手掌放在耳朵旁邊的地面，指尖朝腳的方向。記得手肘向內收，避免向外張開太多。
3. 下一個吸氣時，用雙手和雙腿主動推地的力量，將肩膀和臀部輕輕抬起，不需要急著將自己推到最高的位置，先讓頭頂點地，停留在這裡觀察一下：是否需要將雙手稍微往外移一些？調整到讓自己覺得穩定有力的姿勢。

4. 手肘持續保持內收，讓手臂骨塞入肩窩（譯註：也就是可以舒適固定肩膀關節的位置，再將肩胛骨收向肋骨，可以將重量分散到下肢）。

5. 準備好之後的下一個吸氣，以雙腳主動踩地的力量伸直手臂，讓頭輕鬆離地且頸部放鬆，根據需要調整雙腳距離並大略平行，並讓膝蓋和腳趾指向同一個方向。

6. 在感覺舒適的情況下，提起腳跟往手的方向移動使腳更靠近手，再讓腳跟穩穩踩地，腳掌不要朝外。透過腳掌與手掌向下紮根的力量，將胸口拎往後（朝視線的前方）。

7. 停留三到五個呼吸。解開動作時，如果腳先前有往手移動，則腳先走回原來的距離。接著收下巴，身體下來時先將肩膀後側和上背部放回地面。

小提醒：如果股四頭肌感到緊繃，可以嘗試將腳後跟提起，以前腳掌支撐。

示範影片

變化式 1：靠牆的向上弓式

1. 將捲起的毯子或抱枕放至牆角，仰臥時頭朝向毯子或抱枕前的牆壁（頭不要放在毯子或抱枕上）。彎曲膝蓋，腳掌放平於地面。

2. 手則反向放在毯子或抱枕上，指尖朝腳的方向。手肘向內收，避免向外張開太多。

3. 以雙腿踩地與手掌主動推往輔具的力量，將臀部和肩膀抬離地面。先以頭頂點地，在這裡可以檢視與調整手腳的距離。在下一個吸氣，啟動雙手和雙腿的力量，伸直雙臂，將頭抬離地面（圖 10.15）。

4. 停留在向上弓式時，持續將雙腿踩向地面，手掌主動推往下方的輔具，保持頭部和頸部放鬆，將胸腔拎往後方的牆壁。

5. 停留三到五個呼吸後，解開動作時先微收下巴，再讓肩膀後側和上背部依次放回地面。

小提醒：如果無法找到雙腿向下踩的感受，或者股四頭肌和髖屈肌感覺很緊繃，可以嘗試將輔具改用兩塊瑜伽磚靠在牆邊提供更穩定的支撐，做向上弓式時將雙腳踩在瑜伽磚上以墊高腳的位置。

示範影片

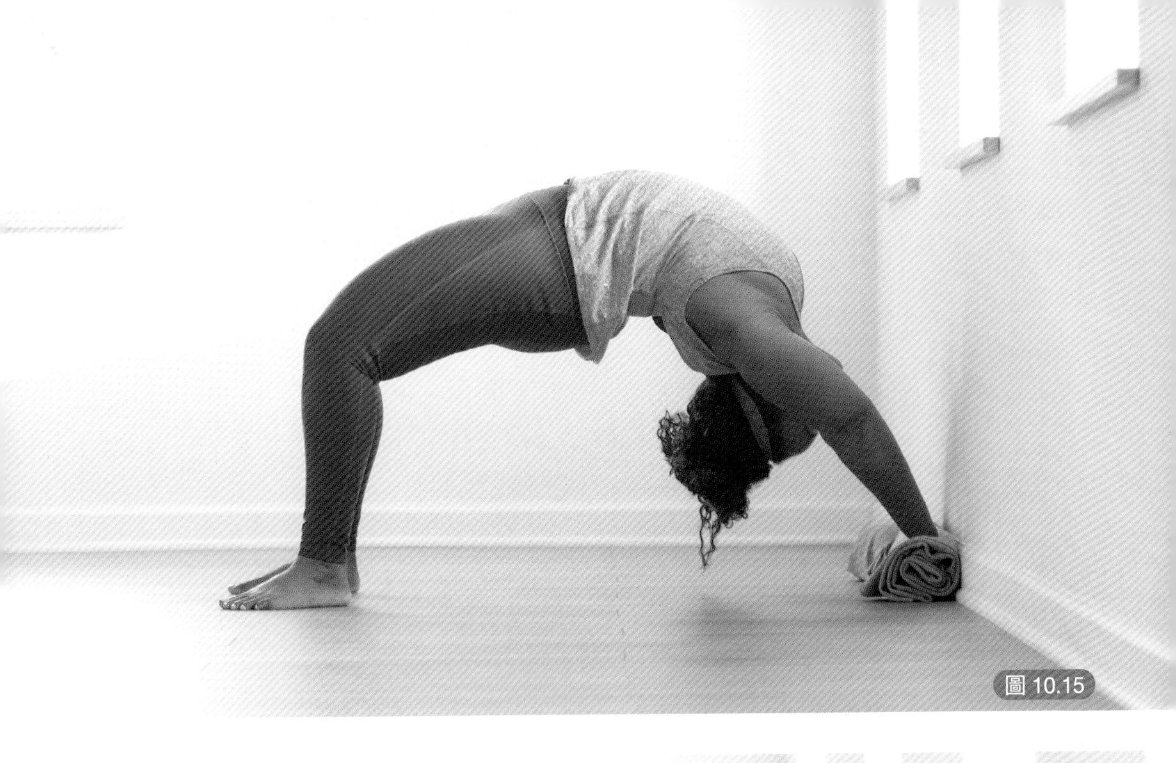
圖 10.15

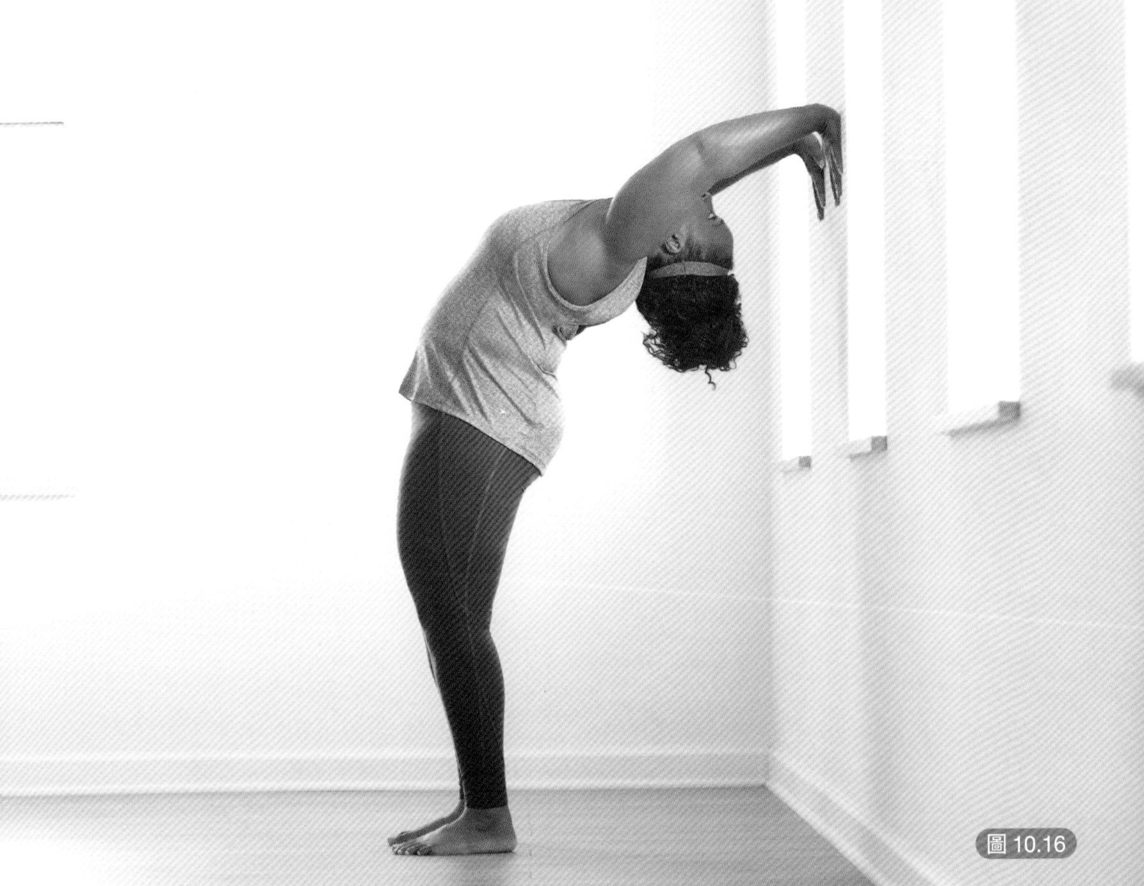
圖 10.16

變化式2：靠牆站立的向上弓式

1. 背對著牆約三十公分站立，雙腳分開與髖部同寬，手放在髖兩側，雙腿向下紮根，啟動大腿內收的力量，往頭頂方向拎高。
2. 肩胛骨內收下沉，接著雙手向上向後延伸，讓手掌貼到後方的牆壁牆面往下走，同時腳走離牆面直到胸口往天花版方向舒展並向上凝視 (圖 10.16)。
3. 停留三到五個呼吸。在下一個吸氣時解開動作，雙腳退回原來的位置，再用手輕推牆面，以胸骨 (心口) 引導將自己拎回站姿。

變化式3：巨石陣的輔具支撐

這個變化式需要用兩塊瑜伽磚和硬一點的抱枕組合成支撐身體的平台 (形似英國的巨石陣)，也可以將這個支撐平台作為進入無支撐版本的預備輔具，將身體的起始點提高，讓原本的向上弓式變得容易做到。

1. 在抱枕兩端分別放置一個最低高度的瑜伽磚，坐在抱枕的尾端，腳掌平放地面，手往後扶，幫助自己躺在抱枕上。
2. 再輕輕地將頭往後挪，讓頭頂能夠點地。手掌放到耳朵旁，指尖朝向肩膀，雙手主動推地，肩胛骨內收，試著將自己推離抱枕一些，降回來後可以再嘗試幾次 (圖 10.17)。
3. 如果想進入將手臂伸直的向上弓式，可在下一個吸氣時讓手腳同時往下推地，提起髖部並伸直手臂，用雙腿和雙手向下紮根的力量將身體往上送，保持頭部和頸部放鬆。
4. 停留幾個呼吸後，微收下巴，彎曲手肘，將背部放回抱枕上。起身時可以從抱枕一側滾下，或用單手推地直接回到坐姿。

圖 10.17

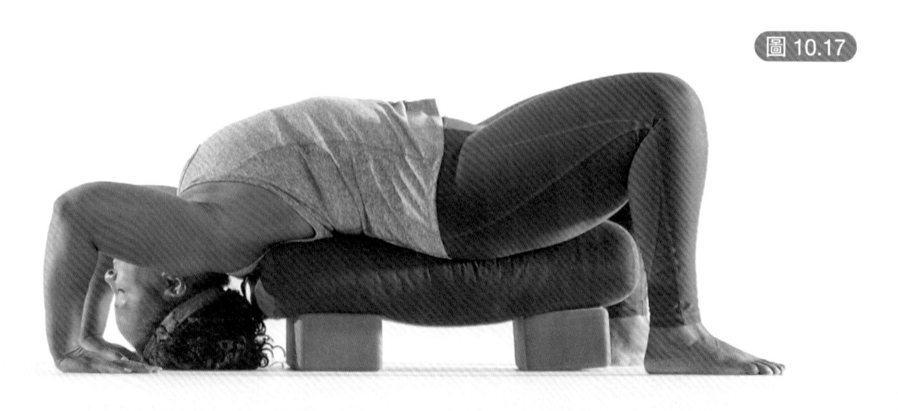

示範影片

狂野式 *Chamatkarasana*

狂野式也被稱為**翻轉狗**，近年經常出現在流動瑜伽的課堂裡，儘管這是相對較新的體式，但仍然有一個梵文名，被譯為「驚喜的、驚奇的」或是「盡情狂歡」。一般認為這個體式於 1990 年代首次出現在瑜伽界。雖然從下犬式 (圖 6.28) 翻轉向上進到狂野式需要一點挑戰，不過也許因為它既有趣又富有表現力的特性，成為許多瑜伽練習者的最愛之一

好處：狂野式就像所有後彎體式一樣可以開展胸部和肩部，還能為髖屈肌提供很好的伸展。依不同進入方式，可作為鍛鍊核心力量和肩膀穩定性的好方法。

練習

1. 從側平板式 (圖 12.1) 進到狂野式對大多數人來說會輕鬆一些，對肩膀的負擔也較少。從左側 (左手撐地) 的側平板式開始，左手腕摺痕與墊子的短邊平行，並且讓左肘眼 (肘窩) 朝向食指和拇指中間。
2. 彎曲右膝，輕輕將右腳掌往後放在左腿後方的地板上。
3. 接著將右臂伸到右耳朵旁邊，將小指側的手臂轉向地板，如果感覺舒適，可以停留在這個「側彎」版本的狂野式中 (圖 10.18)。選擇向下凝視左手、直視前方，或向上凝視右手。
4. 或者可以將胸口轉向天花板，帶入更多的後彎，也可以將左腳掌放平地面，透過胸腔更多地開展空間 (圖 10.19)。在舒適的範圍裡，將頭往後放，在體式中隨心所欲的舒展。如果要增加挑戰性，可以將右腳尖懸空遠離地面。
5. 退出動作時可先回到側平板式，或將右手放回地面進到下犬式，再換邊。

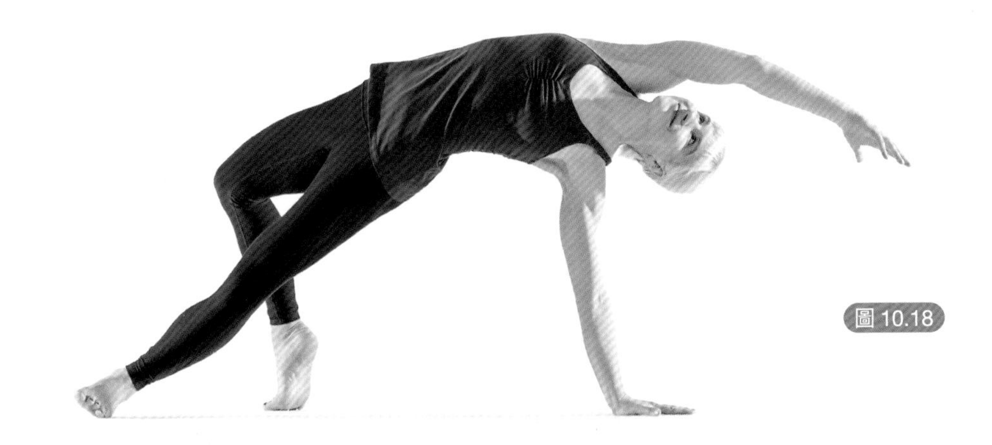

圖 10.18

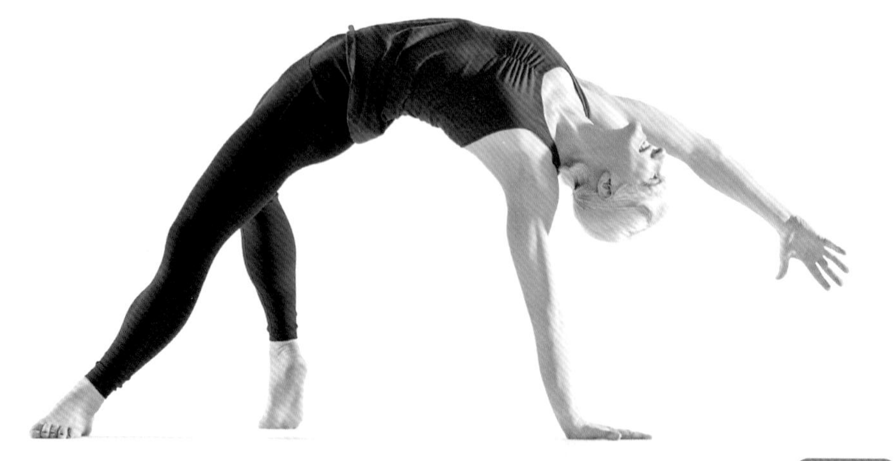

圖 10.19

示範影片

如何由下犬式進入狂野式？

1. 從下犬式進到狂野式，先將右腿往後往上踢 (通常稱為**三腳下犬式**)，彎曲右膝並將右臀疊在左臀上方，這個「開髖」動作有時稱為**蝎子狗**。
2. 需特別觀照自己右手的重心，如果要停留在蠍子狗中，就要將更多的重量放回右手，讓兩邊肩膀平均施力、保持水平，才能夠真正專注在打開右髖。
3. 如果打算往後翻到狂野式，那麼重心就不需要送回右手，而是當右腳拇趾球輕輕的往後放到左腿後方的地面時，讓右手抬離地面，將胸口轉向天空並敞開來到狂野式！
4. 退出體式時，將右手放回地面，回到下犬式，然後換邊。

變化式 1：跪姿狂野式

示範影片

這個變化式 (圖 10.20) 對肩膀的負擔比較低，可以直接推入後彎，同時也比較接近地面，讓狂野式變得更輕鬆。

1. 首先從 Z 形坐姿開始：左脛骨向前，右腿向後，將左腳底貼放或靠近右大腿內側，接近膝蓋下方的位置。
2. 接著將左手指尖朝後放在左臀後方約一個手掌的距離 (距離需足夠讓你撐起身體時，左肩可以在左手腕正上方或後方一些)。
3. 下一個吸氣時將臀部抬離地面，右手向頭頂前方延伸，胸腔開展朝向天空，凝視向上或任何感到舒適的點，享受呼吸。接著退回後換邊。

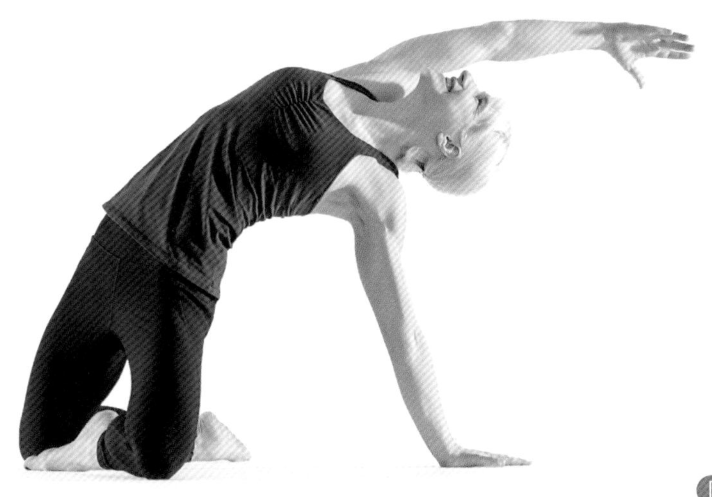

圖 10.20

變化式 2：觀星者

觀星者與上一個變化式類似，都是從地面將身體撐起。從頭碰膝式 (圖 9.19) 進入這個體式是很好的選擇。

1. 從坐姿開始，右腿伸直並彎曲左膝，左腳掌貼在右大腿內側。
2. 接著將左手指尖朝後，掌心貼放距離左臀後方約三十公分的位置，向下推地將臀部抬離地面，展開胸腔朝向天空。
3. 右手畫一個大圓往頭頂的方向延伸，右腳掌貼地 (圖 10.21)。接著有控制地降低臀部後換邊。

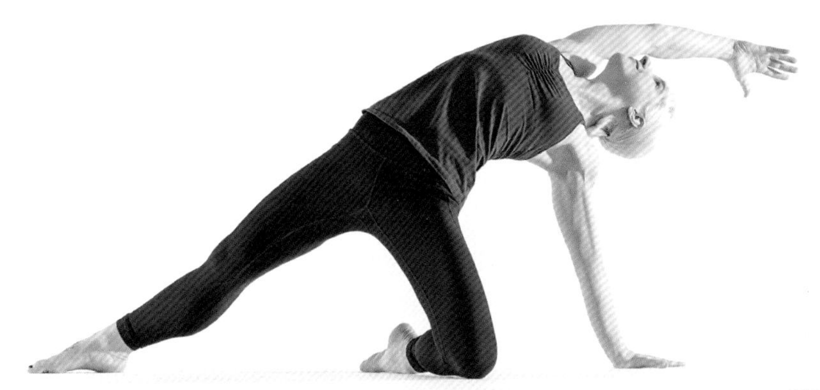

圖 10.21

示範影片

美人魚式 *Naginyasana*

美人魚式與鴿式(亦稱單腿鴿王式，圖 8.14)相似，有時也被認為是鴿式的變化式。但與鴿式其他的後彎變化式相比，美人魚式對多數人來說更容易做到，比如鴿王式需要將手臂舉過頭頂抓住後腳，這通常需要肩膀與胸椎有更多的開展空間才做得到。

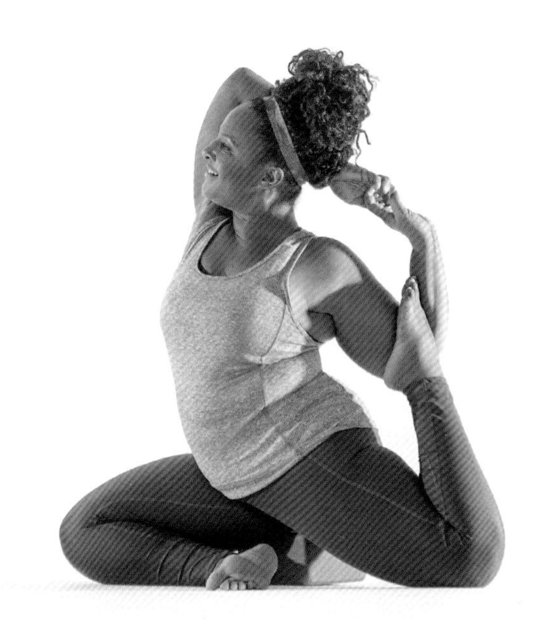

圖 10.22

好處：美人魚式對臀部、腹股溝、股四頭肌、髖屈肌、胸部、肩膀、肱二頭肌和肱三頭肌都有很好的拉伸效果。如同亞瑟王式(圖 8.11)一樣，美人魚式因為後膝彎曲，包括股外側肌、股內側肌和股中間肌的股四頭肌群都可以得到伸展，因為皆與膝關節連動，這在後腿膝蓋伸直的鴿式中並不會被伸展到。

練習

1. 從右腿在前的鴿式開始，右脛骨盡可能與墊子短邊平行，以感覺舒適為優先。若無法在進入體式時維持平衡，可選擇在右臀下方墊一塊瑜伽磚支撐。
2. 指尖點地將上半身推離右大腿，拉長身體前側，接著彎曲左膝朝上，讓左腳跟靠近左臀。

3. 用左手向後伸，抓住左腳掌內緣，嘗試看看左腳掌是否可以放到左前臂內側。如果可以的話，就將左腳掌拉近抵住左肘的摺痕處後，再將腳掌推入上臂並使其更靠近身體。
4. 脊椎向上延伸，右臂往頭頂方向伸長並往頭後方帶，彎曲右肘將右前臂放在頭後方，用右手握住左手 (綁手)，身體面向墊子前方。停留三到五個呼吸，然後有控制地解開動作後換邊。

變化式 1：不綁手的美人魚式

如果沒有辦法將左腳掌拉往左手肘，可以只著重在美人魚式拉伸大腿前側的優點，也可能需要在右臀下方墊一個瑜伽磚以維持平衡。

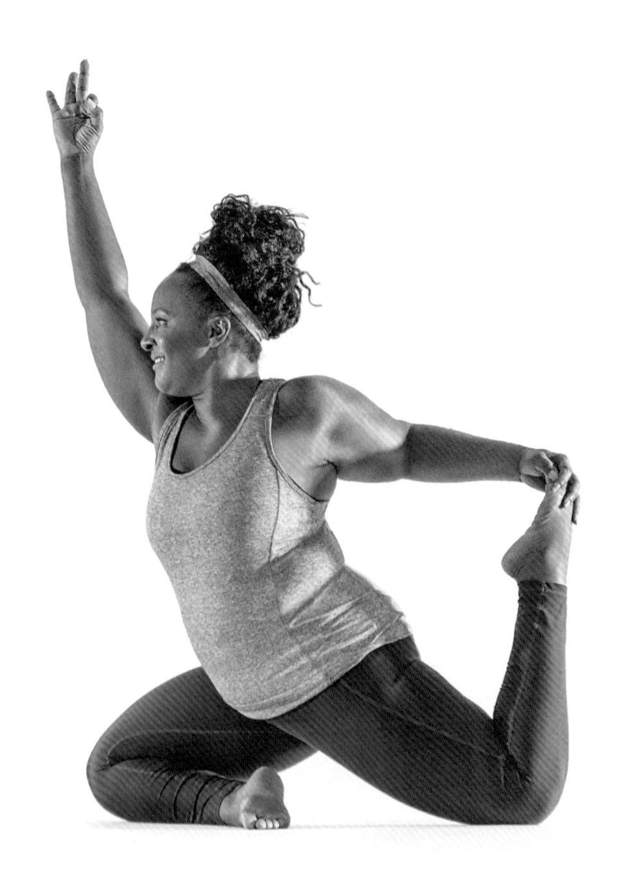

圖 10.23

1. 保持脊椎延伸，手於身體兩側，指尖點地，彎曲左膝並將左腳跟拉向臀部，抓住腳掌內側 (可以使左肩更容易向後展開，而不會向前移，能夠給胸腔更多開展空間)。
2. 身體面向前方，彎曲手肘將腳跟拉更靠近臀部，保持右手指尖點地。如果要增加平衡挑戰，可以將右臂向上伸。維持三到五個呼吸。
3. 如果有將右臂抬起，先讓右手指尖點回地板，在控制下鬆開後腳，換邊。

變化式 2：加入扭轉的美人魚式

美人魚式再上身體扭轉，更能感受到後腿股四頭肌和髖屈肌的加強伸展。

1. 與前述的變化式相同，彎曲後腿 (左) 膝蓋，此時換成用右手往後去抓住左腳外側，並將腳跟拉向臀部。
2. 左手則依照自己舒服的方式，選擇將左前臂支撐在地板上 (圖 10.24)，或者放在身體前方的輔具上。
3. 也可以保持左臂伸直，透過右手把左腳跟拉往臀部的張力，同時將胸口向右打開。凝視任何能讓頸部輕鬆舒適的方向，停留三到五個呼吸。
4. 解開動作時，先有控制地鬆開後腳，回到面向前方的鴿式放鬆，接著換邊。

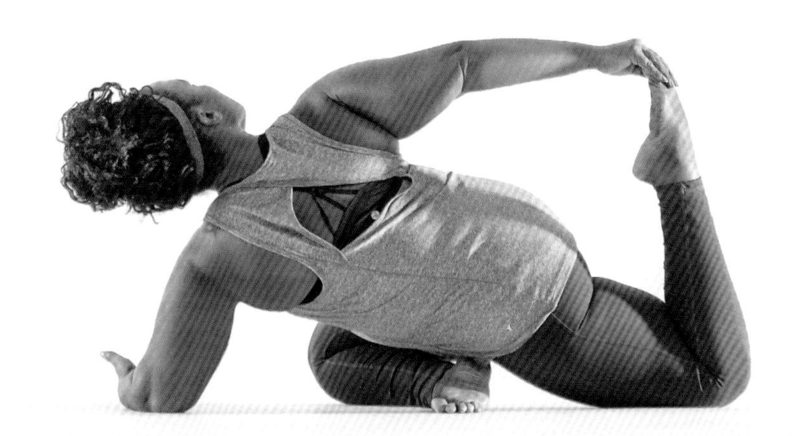

圖 10.24

11 chapter

倒立體式

海豚式+前臂平衡 *Ardha Pincha Mayurasana + Pincha Mayurasana*

海豚式為前臂支撐的下犬變化式，當手腕不舒服時可以做為下犬式的替代體式。不過如果肩膀痠痛或緊繃，也可能不容易做到海豚式。海豚式通常也是進入前臂平衡很好的預備體式，讓我們一起探索吧！

好處：海豚式可以增加上背部與肩膀的力量，同時伸展臀大肌、腿後肌和小腿肌群。

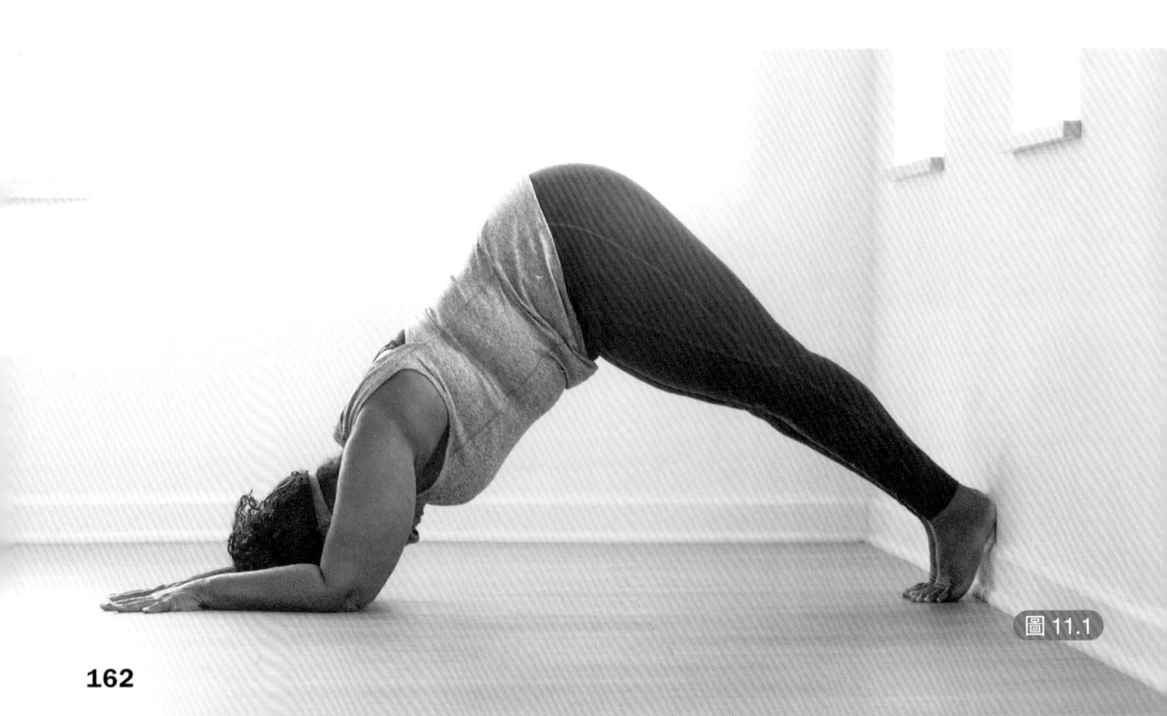

圖 11.1

練習

1. 面向墊子的短邊呈四足跪姿，接著手臂彎曲讓手肘放在肩膀正下方。保持雙臂與墊子的長邊平行，前臂主動壓穩墊子。
2. 踮起腳尖，膝蓋離地，身體呈倒 V 字形，保持頭部與脊椎成一直線，不斷地延展脊椎 (也可以彎曲膝蓋幫助延展)。
3. 停留三到五個呼吸後，膝蓋放回地面，放鬆。

示範影片

> **小提醒：**如果手肘容易向外打開，可以嘗試雙手合十呈祈禱式，如頭倒立變化式的手部姿勢 (圖 11.6)，或用雙手握住一塊瑜伽磚。

示範影片

4. 也可以嘗試將腳跟踩在牆上的海豚式 (圖 11.1)，提高施力點以提供支撐。以手肘、膝蓋、腳趾貼地的四足跪姿開始，用拇趾球推地讓腳掌靠近牆角，然後提起膝蓋進到海豚式。
5. 如果你正在練習前臂平衡，可以嘗試將雙腳走上牆 (也許會需要回到地板調整與牆的距離，當腳踩到牆上時，肩膀會剛好在肘部正上方)，直到雙腿平行地板，身體呈現倒 L 形或 V 形，與靠牆的手倒立相似 (圖 11.10)。

變化式 1：前臂靠在牆上

1. 面向牆壁站立，身體向前傾並將前臂放在牆上，手肘與肩同高或略高於肩膀。
2. 將前臂主動推往牆壁，然後腳向後走一點距離，盡可能維持脊椎伸展的感受，讓頭頂和脊椎保持自然的延伸線 (圖 11.2)。
3. 停留三到五個呼吸後，雙腳走回牆邊，鬆開雙臂，解開動作。
4. 也可以嘗試加大雙腳與牆面的距離，讓上半身更平行於地面。

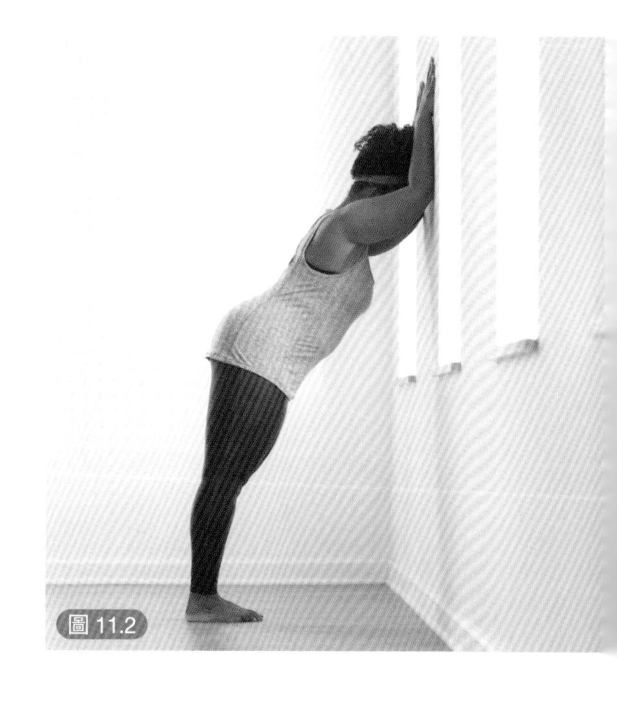
圖 11.2

變化式2：前臂放在椅子上

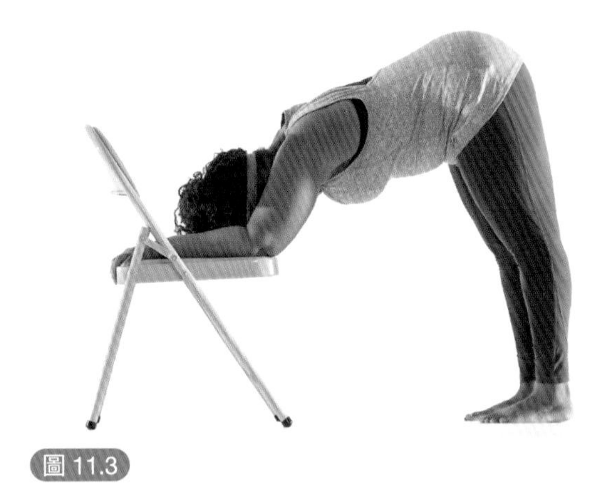
圖 11.3

1. 站在椅子前方，雙腿分開與髖部同寬，或依自己感覺舒適稍窄一些或寬一些皆可。
2. 從鼠蹊摺痕線向前彎，將前臂與肘部放在椅面，可以用手指輕扣椅面邊緣獲得更好的支撐。
3. 雙腳向後走離椅子進到海豚式，保持脊椎延展，停留三到五個呼吸後，再往回走，退出動作。

> **小提醒：**雙腳往後再多走一些，可以加強腿部拉伸的感受，同時提供肩膀更多的參與空間。往前走越接近椅子則穩定度越好。

變化式3：椅子支撐的跪姿海豚式

1. 這是另一個讓身體為海豚式做好準備的好方法。面對椅面呈跪姿，可以在椅面或膝蓋下放置毯子增加舒適度。
2. 將上臂後側的肘部靠在椅面，接著將膝蓋往後走到臀部正下方，額頭靠在椅面，雙手合十呈祈禱式落於腦後(圖 11.4)。
3. 肩胛骨向內收，盡可能讓脊椎持續延展、伸長，保持呼吸放鬆。停留幾個呼吸後將手放回椅面，解開動作。

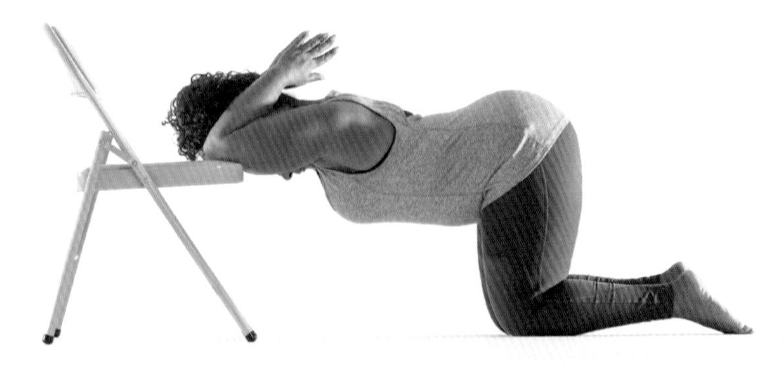
圖 11.4

變化式4：前臂平衡、孔雀起舞式 *Pincha Mayurasana*

這個前臂平衡的體式看起來有點難度，但如果將其視為海豚往下潛水，就沒有那麼令人望之卻步了。

1. 從海豚式預備動作進入，剛開始練習此體式或者擔心身體會往前翻倒，就請靠牆面練習。運用前面任何一種適合自己的海豚變化式調整手臂位置，讓肘部保持在肩膀正下方。
2. 雙肩在肘部上方，雙腳盡可能走往手肘的方向，同時啟動前臂外旋的力量，將前臂、手腕和手掌主動壓向地板，凝視雙手掌之間或任何舒適的點。
3. 下一個吸氣時，單腿抬往空中(不用擔心臀部無法保持正中，稍微打開一些是可以的)，接著提起下腳的腳跟。
4. 下一個呼氣時，彎曲下腳的膝蓋並嘗試輕跳，讓下腳往上輕觸上腳，也許需要多嘗試幾次才能抵達，或者只是持續練習向上跳起的感受也可以。
5. 當雙腿舉高進入前臂平衡後，持續啟動前臂推往地板的方向。
6. 如果雙腳容易彎曲或無法向上伸直，找到力量通過腳踝內側往上延伸的感受(或者將腳趾指向感覺舒適的方向)，保持脖子伸長，凝視大拇指或任何感覺穩定舒適的點。如果是靠牆練習，可以嘗試距離牆面半公尺左右的位置。
7. 依次放回單腿退出動作，再抬起另一條腿嘗試輕跳。

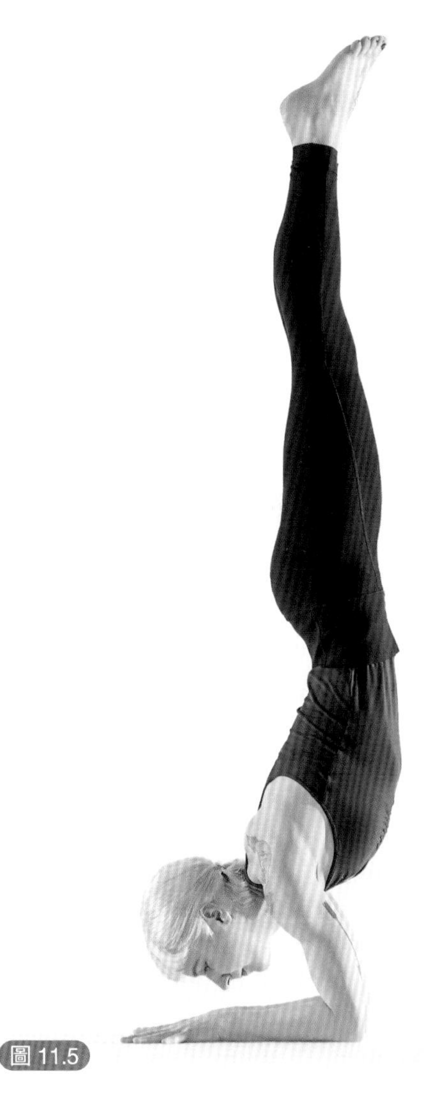

圖 11.5

示範影片

頭倒立 *Sirsasana*

頭倒立經常被當成體位法之王，意味著此體式的重要性。事實上，頭倒立對許多初學者，或甚至有經驗的練習者都很有挑戰性，更不用說那些被禁止以頭部支撐的練習者。那有什麼解決方法呢？需要深刻的理解體式如何運作，並找出最適合自已的替代方式。接下來會介紹傳統的頭倒立如何進行，以及如何在頭部沒有負重的情形下達到相同效果的變化式。

好處：如頭倒立等倒立體式最大的好處在於建立自信心，而頭倒立當然又屬第一。起初擔心掉落的恐懼感是非常真切的，一旦克服了這層恐懼，這個體式能為你提升心智並帶來嶄新的視野。

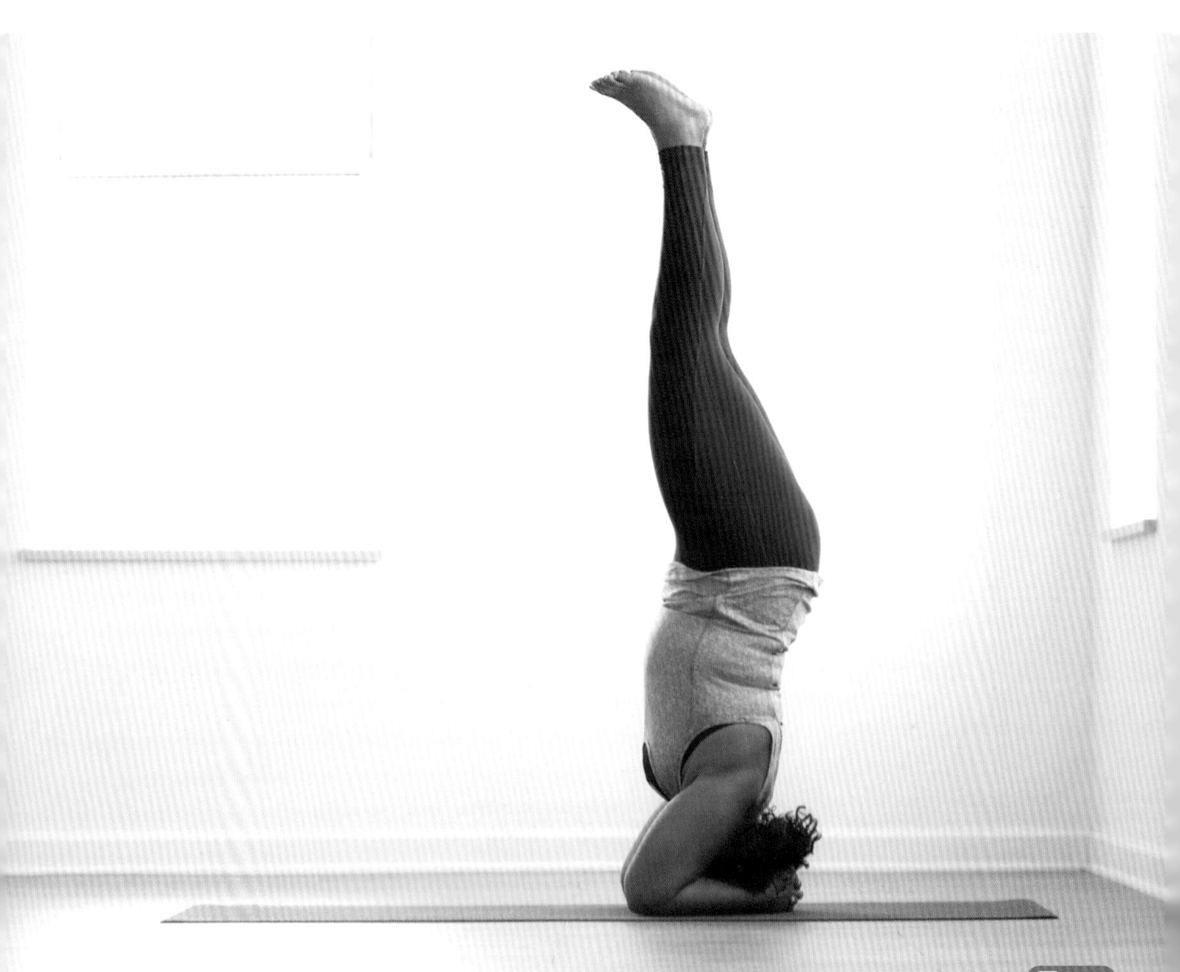

圖 11.6

練習

練習這個體式時若沒有安全感，也可以面向牆壁操作。

1. 從四足跪姿開始，前臂放到地板上，讓肘部位於肩膀正下方。十指互扣並將壓在最下面的小指頭收入掌心，這樣就可以讓手掌外緣、手腕和前臂貼實地板，然後將頭頂放在交握於地面的手掌心中。
2. 雙臂推實地板，抬起膝蓋用雙腳走往手肘的方向，當你已經抵達合適的距離，在下一次吐氣時將雙膝收向胸口，停留並找到你的平衡點。
3. 接著啟動並收束腹部與大腿內側，身體平穩後將雙腿伸直朝向天空。固定雙臂並持續向下推地，保持大腿內收，力量穿過腳跟向上延展 (圖 11.6)。
4. 退出體式時，先膝蓋彎曲回到胸前，接著將腳趾放回地面，膝蓋落地，腳背放平，坐往腳跟，進入嬰兒式休息。

示範影片

變化式 1：瑜伽磚支撐的頭倒立

這個變化式 (圖 11.8) 不需要讓頭部頂在任何東西上，可以作為頭倒立 (圖 11.6) 非常好的替代體式，同時也是前臂平衡 (圖 11.1) 很好的預備與變化。瑜伽磚的支撐提供非常好施力點，幫助你在雙腿離牆的狀態下找到平衡。

1. 這裡需要三塊瑜伽磚和一面牆，墊子的短邊靠在牆邊，將一個瑜伽磚以三樓的高度放在距離牆面三十公分左右的位置，磚的窄邊朝向牆壁，另外兩塊磚用一樓高度水平放疊放在第一塊磚上並剛好靠著牆壁 (圖 11.7)。
2. 面向牆壁，前臂與膝蓋著地，十指互扣握住底部磚的後方 (如果需要可以隨時微調磚的位置，不過要確保頂部的磚靠實在牆上)，肩膀位於肘部上方。
3. 啟動前臂力量壓向地板，抬起上半身並順勢踮起腳趾進入海豚式 (圖 11.1)，保持肩膀疊放在肘部上方。頭部遠離地板，雙腳走往牆，直到上背部能接觸到磚。
4. 從這裡抬起一條腿並彎曲下腿的膝蓋，嘗試看看是否可以輕跳進入前臂平衡 (圖 11.5)，先讓腳跟碰到牆壁。除了上背部輕輕地抵住頂部的兩塊磚之外，如果後腦勺可以觸到底部的磚，那就溫柔地抵住它，這同樣可以幫助你在體式中獲得更多的平衡與核心的啟動。

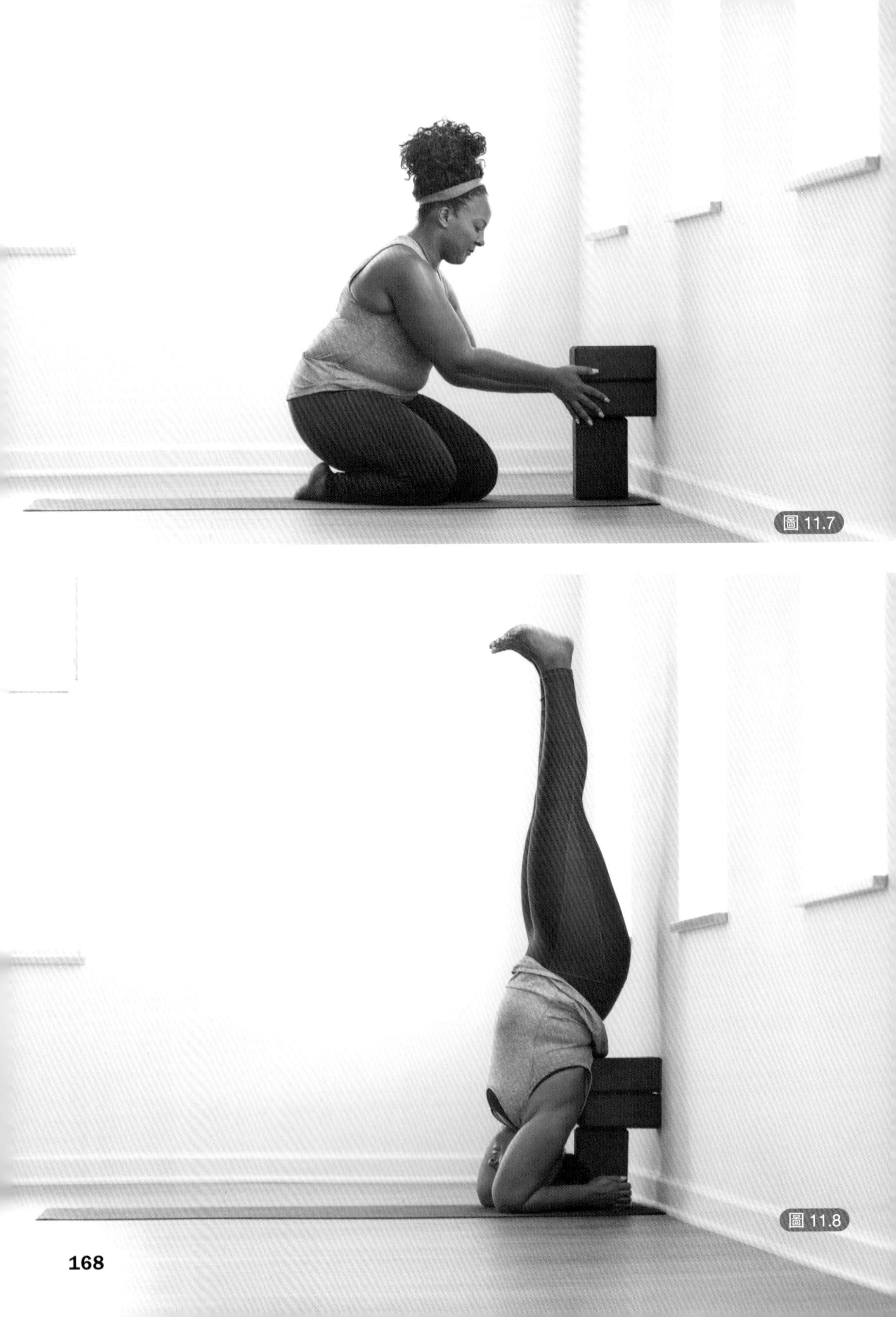
圖 11.7

圖 11.8

5. 如果感覺姿勢穩定了，就嘗試輪流將其中一個腳跟或同時讓兩個腳跟從牆上移開。
6. 如果你有規律的練習頭倒立 (圖 11.6) 並且身體的條件允許，可以讓頭頂輕輕地放在地板上，否則請保持頭部遠離地板。停留三到五個呼吸後，依次放回單腿，退出體式。

變化式 2：遠離牆的肘支撐頭倒立

與瑜伽磚支撐的變化式一樣不會對頭頸區域造成壓迫，但背後沒有瑜伽磚幫助平衡後，就完全要靠自己的平衡感了，如此也會啟動更多核心與肩膀的力量。

1. 從四足跪姿開始，前臂平放地面，肩膀在肘部正上方。雙手十指互扣或雙手合十呈祈禱式 (和頭倒立的完成式一樣，如果選擇十指互扣，則需將小指收進掌心)。
2. 接著踮腳尖，抬起臀部進入海豚式。保持雙肩在肘部上方，雙腳盡可能地走向肘部，但肩膀不下塌，視線朝向腿的方向。保持前臂相互平行，同時壓入地面，保持頭部遠離地板。
3. 從這裡抬起一條腿，彎曲下腿的膝蓋，然後輕跳進入前臂平衡，持續啟動前臂向下推的力量，讓身體遠離地面 (圖 11.9)。
4. 凝視點不在雙手之間，而是微收下巴向前看，並讓頭頂指向地板但沒有碰到地面！停留三到五個呼吸，依次放下單腿退出動作。

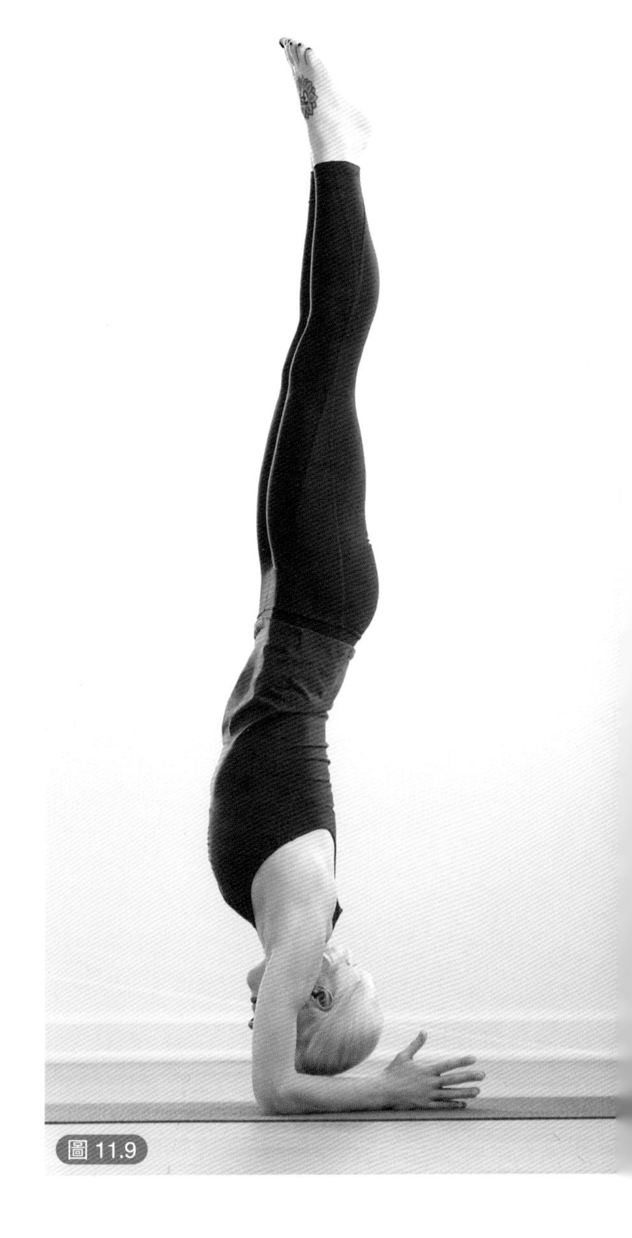
圖 11.9

手倒立 *Adho Mukha Vriksasana*

手倒立的梵文直譯為面朝下的樹式，通常稱作手倒立，給予練習者很多的探索空間，但是要如何踏出第一步以及下一步該怎麼做會是個挑戰。有很多方法可以練習前往手倒立，接下來我們將嘗試如何「走或跳」進體式裡，同時也會探索如何「漂浮」進手倒立(並解釋老師口中的「漂浮」到底是什麼意思)。

好處：手倒立可以(也同時需要)鍛鍊手腕、手臂、肩膀和核心的力量。

練習

示範影片

走進手倒立

走上牆的手倒立需要很多上半身的力量，但同時也是練習手倒立很好的起點，因為可以練習準確掌控中間的平衡點(如果用跳的進入體式，很可能會跳過頭，直接翻進向上弓式(圖 10.14))。

變化式 1：L 形靠牆

1. 面對牆坐著，雙腿往前伸直且腳掌抵住牆面，雙手放在臀部兩側。
2. 接著維持雙手與牆面的距離不變，翻身來到四足跪姿(此時臀部朝向牆壁)。檢查肩膀外側是否與手腕中心對齊，手指皆舒適而均勻地張開，手腕摺痕線平行於墊子的短邊。

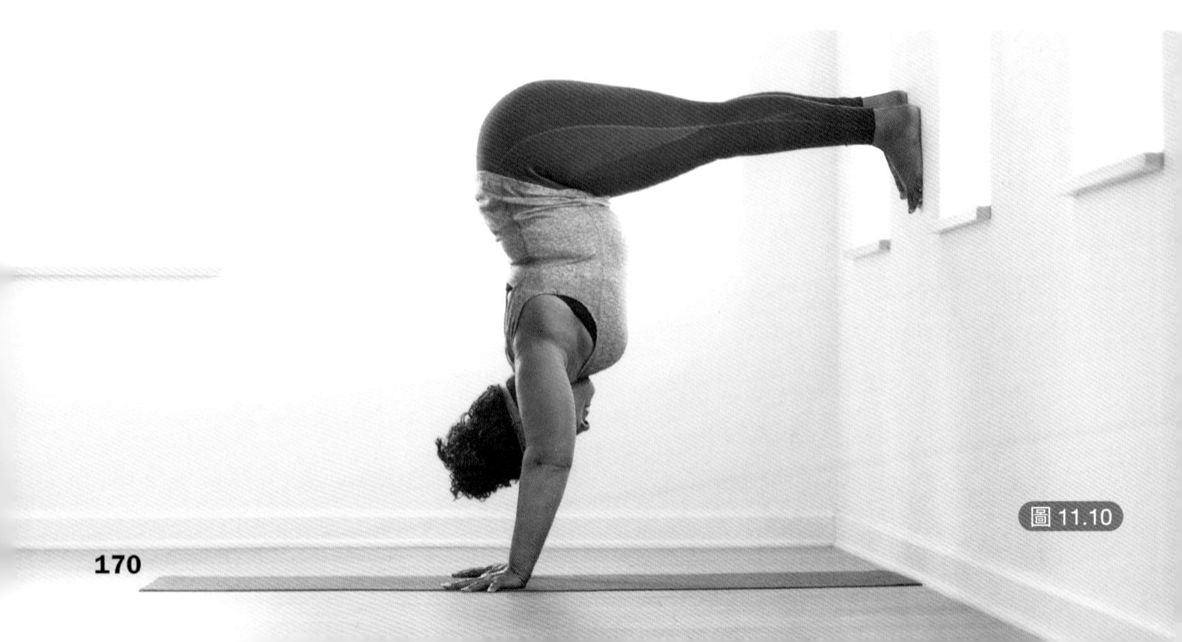

圖 11.10

3. 踮腳尖並提起膝蓋，然後腳跟踢進牆角，如同距離較短的下犬式(圖 6.28)。
4. 雙手推地將身體推離地面，兩隻腳依次踩上牆，雙腳掌來到與臀部同高的位置壓入牆壁，如同一個倒 L 字形。大腿內側拎向天花板，凝視點在牆角，盡可能停留三個呼吸以上，再沿著牆往下走，退出動作。

示範影片

跳進手倒立

剛開始練習或擔心翻過頭，可以靠著牆練習。將墊子的短邊靠牆，手掌離牆一些距離，距離越遠越容易找到平衡。

變化式 2：單膝彎曲

1. 呈四足跪姿，手腕在肩膀正下方，膝蓋在髖部正下方，拇趾球踩地。接著膝蓋離地，臀部向上向後推，進入距離較短的下犬式，一隻腳往前跨到距離手掌約三十公分左右的位置。
2. 後腿提起，拎到前腳掌上，肩膀向前移到手腕正上方或稍微向前一些(依照自己的需要調整前腿的位置)，凝視點在拇指中間。這是跳進手倒立的起始動作，不需要擔心提起的後腳可能帶點外展而使髖部無法維持水平。
3. 開始練習跳躍之前，請嘗試以下準備：吸氣，接著呼氣，彎曲站立的前腿膝蓋，用抬起的後腿腳趾輕點地板。下一個吸氣，伸直站立的前腿，抬高後腿，重複幾次：

    呼氣，彎膝，輕點。
    吸氣，抬起。

4. 當你準備好後，可以加入跳躍：

    吸氣，抬起。
    呼氣，彎膝，輕點(tap)。

5. 接著呼氣的盡頭，屏息，跳躍，彎曲跳躍的前腿膝蓋收向胸口，並保持後腿伸直。再重複幾次：

    吸氣，抬起。
    呼氣，輕點。
    呼完後屏息，接著跳起。

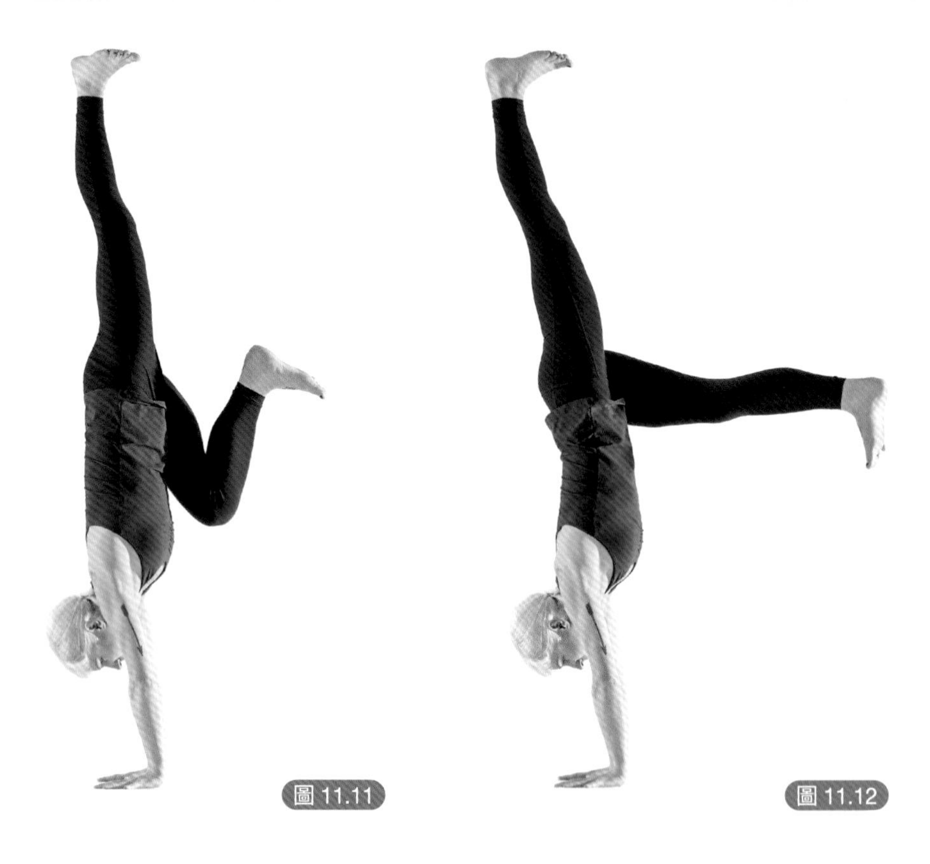
圖 11.11

圖 11.12

6. 如果無法掌握停止呼氣後跳起，可以改試一邊呼氣，同時跳起：

   吸氣，抬起。

   呼氣，輕點，跳躍。

7. 可以持續練習跳起，或者試著在跳躍中找到平衡的感覺，保持一個膝蓋彎曲(圖 11.11) 或將彎曲的腿伸直往上觸到另一條腿。接著一次放下一條腿，退出動作。

變化式3：雙腿伸直

1. 如同前述的變化式一樣呈四足跪姿，再推進到距離較短的下犬式。接著向前邁出一隻腳，讓前腳與手掌距離約三十公分。
2. 後腿抬高到前腳掌上，同時肩膀前移到手腕正上方或稍微往前。在這個變化式中，髖部需相對水平於地面，不用後腳趾向下點地，維持後腿抬起。
3. 吸氣，呼氣時同時微微彎曲前腿膝蓋，跳躍，用收髖為引導，進入雙腿呈 L 字形的手倒立 (圖 11.12)。

4. 持續以起始動作嘗試跳躍，或者找到可以平衡的空間，停留在體式中保持雙腿打開呈 L 形。如果可以的話，讓前腿往上進入完整的手倒立。

漂浮進手倒立

你有沒有聽過瑜伽老師說「跳進或漂浮進手倒立」？或者「從下犬式向前漂浮到墊子上」？這是什麼意思呢？漂浮和跳躍有什麼不同嗎？

雖然不同的老師和瑜伽派別都有各自的術語，但總而言之，漂浮和跳躍之間的區別在於：當你「漂浮」時，會有「停留的空間感」或「懸停的時間」。例如，如果你從下犬式「漂浮」到前彎，雙腿輕跳將重心轉移到手掌，雙腳就可以懸停在空中 (或輕觸手腕)，再輕柔地落到手腕後方的地面。

如果打算漂浮進手倒立，從懸停開始，把雙腿舉到空中，而不是放到地上。在這個變化式中，「漂浮」進手倒立就與推進手倒立極為相似：將雙手放在地面上，踮腳尖，重心移向手掌，用手推地的力量將雙腳抬離地面，在沒有跳躍產生的動力下進入手倒立。

無論你正在練習漂浮還是推進體式，或者只是想嘗試新的體驗，下面兩個「漂浮」的鍛鍊都可以成為非常好的輔助練習。在準備 1 當中，一隻腳會始終留在牆上，所以嘗試此練習之前，需要能夠輕鬆的駕馭 L 形手倒立。在準備 2 當中，兩隻腳都會離開牆面，因此在嘗試之前，需要能夠在沒有牆支撐的手倒立中感到舒適自在。

準備 1：腳趾輕點

1. 首先進入 L 字形手倒立 (圖 11.13)，如前述變化式 1，凝視點在大拇指中間。呼氣，彎曲右膝 (提起右腳跟，右腳拇趾球保持在牆上)，左腿維持伸直離牆，用左腳趾輕點左手腕後側 (圖 11.14)。
2. 吸氣，當你伸直右腿，同時雙手推地 (右腳跟貼回牆上)，接著將左腿抬回臀部的高度，但不碰到牆壁。同一側上下練習三到五次後，休息一下，然後換邊。

小提醒：為了用腳趾輕點手腕，必須將重心轉移到手掌，為了抬起你的腿，必須真的往下推地板，這兩個動作都是漂浮或推進手倒立的關鍵。

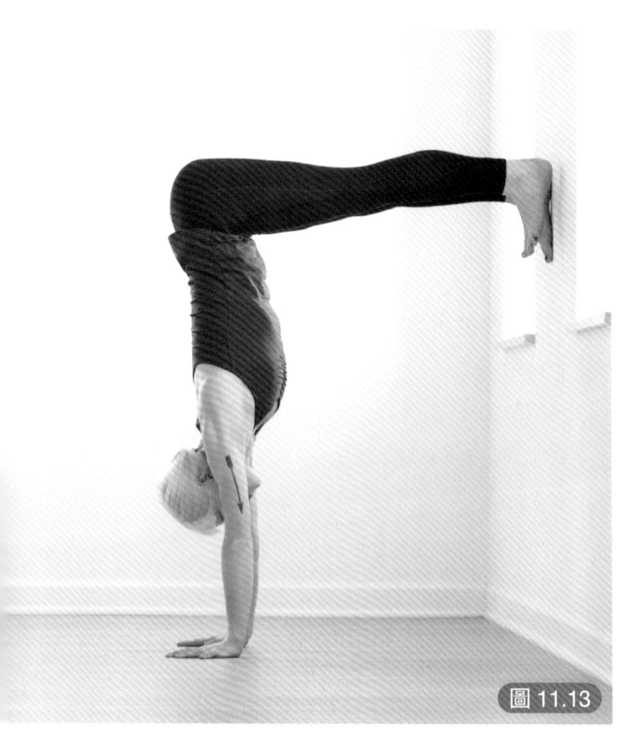
圖 11.13

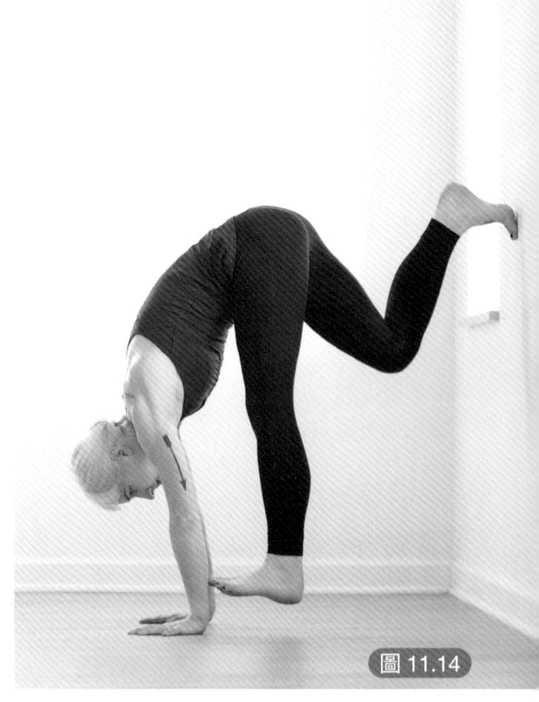
圖 11.14

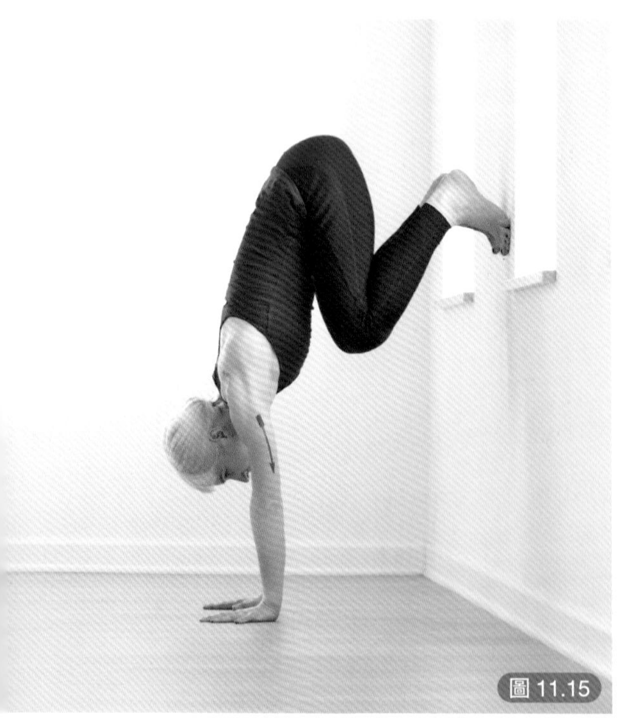
圖 11.15

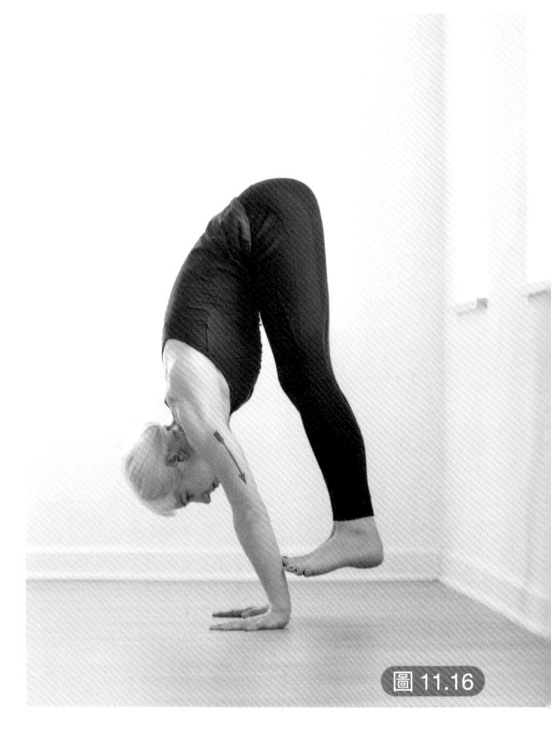
圖 11.16

準備 2：漂離牆壁

1. 在這個練習中，你與牆面的距離要比 L 形手倒立更短。背對牆呈四足跪姿，手掌根與牆面約一條手臂的距離。接著雙腿沿著牆往上走到腳掌與臀部同高，此時會處於膝蓋彎曲的蹲姿。腳後跟離開牆，凝視點在雙手拇指之間 (圖 11.15)。
2. 從蹲姿開始，將更多的重心轉移到手指，會感覺到腳後跟踩牆的力量越來越輕，此時就可以讓腳離開牆面，雙腳垂下用腳趾輕點手腕後部 (圖 11.16)，然後再回到牆上。先以 3 次為目標，以你感覺自然舒適的方式呼吸就好 (例如，可以在輕點手腕時呼氣，並在將雙腳放回牆上時吸氣)。

請記住！這是一個非常有挑戰性的練習，如果感覺彆扭、沮喪甚至認為自己不可能做到，這都是正常的。

如果在輕點手腕後，雙腳回不到牆上，而是落在手腕後方的地上，這也完全沒關係！你可以再走回牆上，多做幾次練習，最後也許就能夠讓腳回到牆上了，而且漂浮的感受也會越來越明確，但最重要的是享受其中，在所有的練習裡投入過程中的鍛鍊，而不是為了達到完美的體式或動作。

如何找到 (並保持) 平衡的手倒立

當你已經進入手倒立！該怎麼維持在體式裡？以下是可以派上用場的好方法：

» 展開腳趾 (我們不完全了解這樣做為何會有幫助，但它確實有效！)。

» 不要馬上併攏雙腿：跳進手倒立完成式之前，請保持雙腿分開，找到平衡後再將雙腿併攏。

» 如果感覺自己快要向前翻進後彎，嘗試將更多重心轉移到手指尖。

» 如果感覺自己快要向後倒回下犬式，嘗試將更多重心轉移到手掌根。

蝎子式 *Vrischikasana*

蠍子式是結合後彎的手平衡體式，可以從前臂平衡（又稱**蠍子一式**）或手倒立（又稱**蠍子二式**）進入。接著我們將以前臂平衡的進入方式為切入點，以下許多方法同樣能夠應用於以手倒立進入。

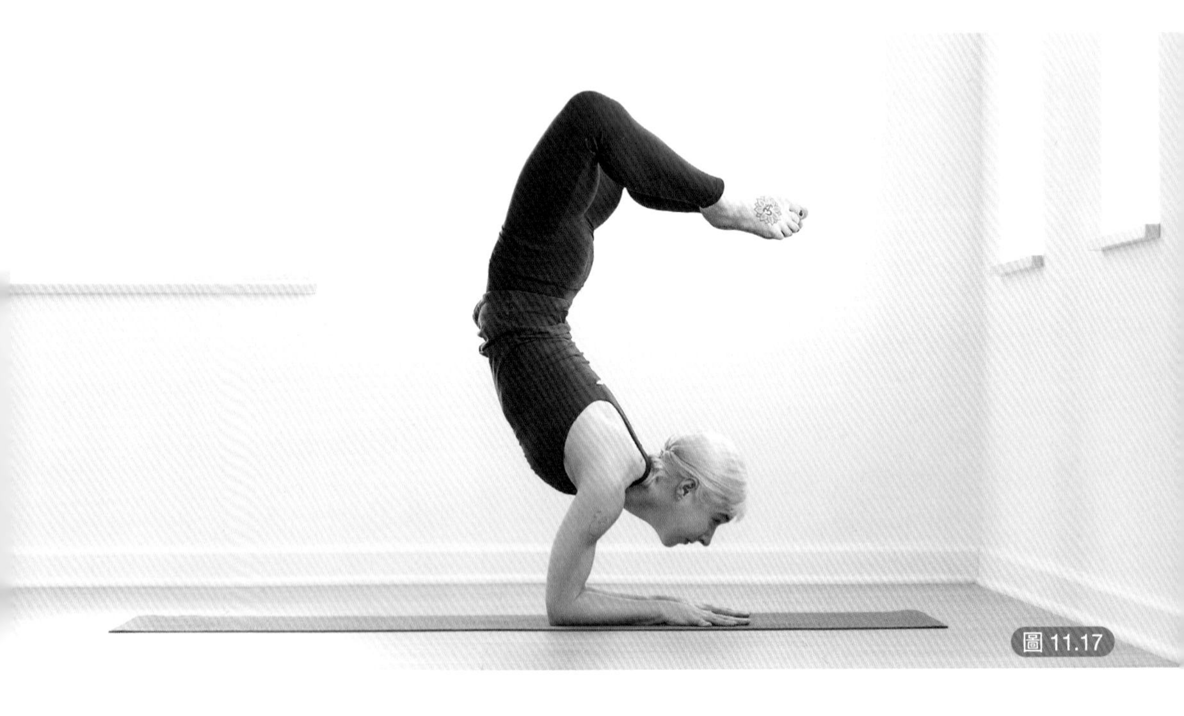
圖 11.17

好處：這個體式結合手平衡和後彎，需要肩部具備足夠的穩定性與活動度，良好的準備與鍛鍊肩部可以幫助達到此體式，與其他手平衡一樣令人振奮，但對我們來說，這個體式最大的好處是探索時的樂趣，建議在嘗試蠍子式之前，先熟悉前臂平衡。

練習

從前臂平衡進入，你會發現在牆邊練習會更輕鬆。

1. 前臂平行（或雙手間握一塊磚）貼地，或者十指互扣或雙手合十呈祈禱式皆可。雙手離牆十五公分左右（依需要調整適合的距離），離牆不要太遠的目的是讓前勾的蠍子腳可以碰到牆壁，但也不要離牆太近以免無法進入後彎。

2. 在前臂平衡時，啟動前臂主動推地，凝視點於雙手之間，專注於開展胸腔空間，並向前移動，就好像將胸口「穿過」上臂一樣。
3. 接著開始彎曲膝蓋，並讓它們自在地往外打開，讓大腳趾保持相碰並拉往頭頂。至於腳趾是否碰到頭頂並不重要，這不是此體式的重點，腳趾能不能碰到頭取決於個人的身形比例，正如圖 11.17 所示，儘管模特兒已經處於深度的後彎，但她的腳仍離頭頂很遠。
4. 如果是在牆邊練習，請彎曲並分開膝蓋，同時讓腳趾順著牆往下滑，腳趾要留在牆上或者抬離牆面皆可。退出體式時，則一次放下一條腿。

變化式 1：腳放在椅子上

椅子上的蝎子式仍然是一個強烈的後彎，但使用椅子可以更容易達成。

1. 呈跪姿面向椅面，與椅子的距離取決於不同的身形比例，需要幾次嘗試找出最適合自己的距離。
2. 進到前臂平衡 (圖 11.1) 後，雙腳盡可能有控制地依序放到椅子上。前臂往下推地，讓身體遠離地面，凝視點可以在任何頸部感到舒適的地方。
3. 如果感覺身體穩定，則停留幾個呼吸後，再一次放下一條腿，退出動作。

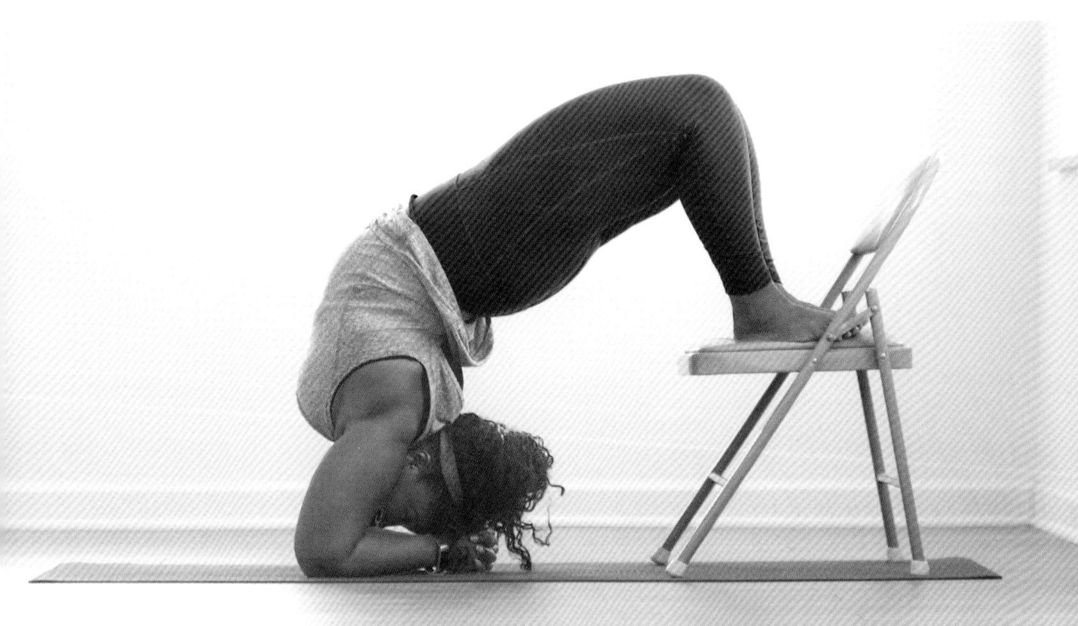

圖 11.18

變化式2：反轉蠍子式

這個變化式有後彎的元素，因此有時被稱為**充電蠍子**或**空背**。與前述的變化式一樣，可以選擇用前臂平行、十指互扣或雙手合十呈祈禱式來練習。

1. 這個體式不是從前臂平衡(凝視雙手之間)開始，而是從頭頂懸停在遠離地面的頭倒立變化式2(圖 11.9)開始。
2. 將膝蓋彎曲收向胸口，持續用前臂推往地板，同時將胸部向前穿過手臂，並將臀部送往反方向。停留幾個呼吸，退出體式時一次放下一條腿。

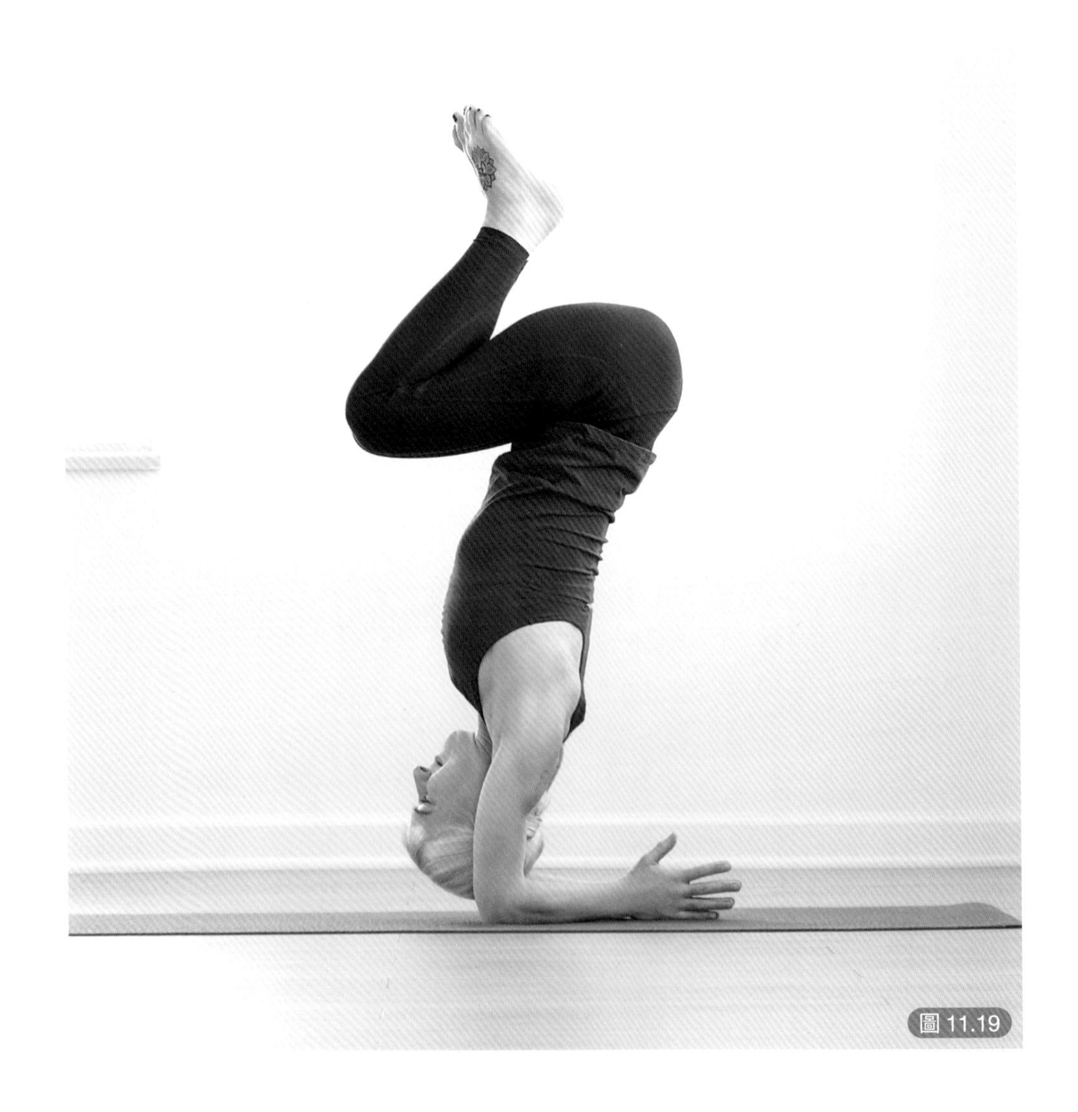

圖 11.19

倒箭式 *Viparita Karani*

倒箭式的梵文直譯為「倒立的動作」，但同時也被稱為**腿靠上牆式**。作為一種有支撐且具療癒效果的體式，雙腿向上可以替代倒立(例如頭倒立或肩倒立)，能夠作為練習結束時代替攤屍式的修復動作。

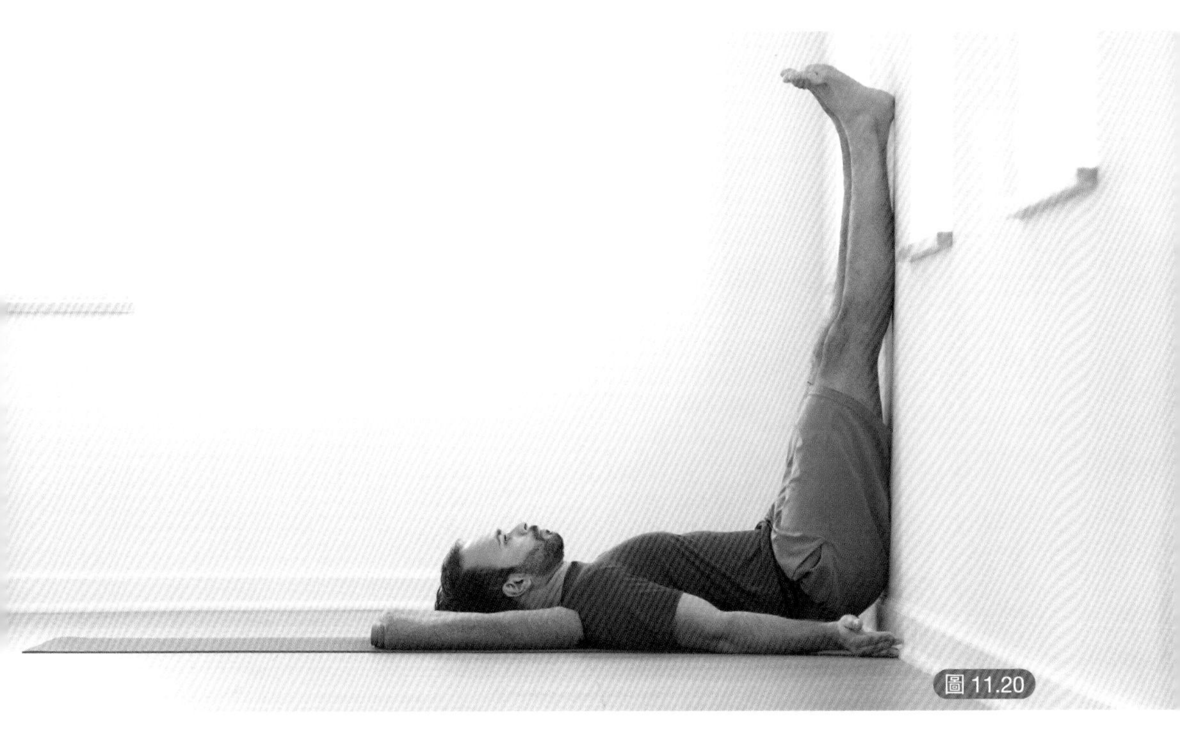

圖 11.20

好處：倒箭式與其他倒立體式有相同的效果，例如恢復活力、改善情緒、鎮靜中樞神經系統、改善血液循環、幫助淋巴引流，並緩解疲倦的腿或腫脹的腳踝，且對經常旅行或有時差困擾的人也是很有療效的體式。

練習

這個體式需要一點技巧才能進入，但保證絕對值得一試。

1. 讓左側或右側身體靠牆而坐，臀部盡可能靠近牆面。然後身體轉向牆的同時也向後躺，並將雙腿抬到牆上。
2. 如果雙腿沒辦法伸直，也可以稍微彎曲保持自然的伸展，或是微微外展。此體式的關鍵是找到一個讓自己感覺最輕鬆舒適，不需要花費力氣的位置。

3. 肩膀和頭部放在地板上或用毯子墊在頭頸下方。如果臀部沒有接觸到牆壁，則將重心轉到其中一側後挪動臀部更靠近牆壁 (臀部和牆壁之間可以有一點點空間，在舒適的範圍內盡可能地靠近)。
4. 然後張開雙臂，掌心朝上，或將雙手放在任何感覺舒適的位置。可以閉上眼睛或者保持目光柔和，停留三到五分鐘，若有需要也可以停留更久的時間！
5. 準備退出體式時，彎曲膝蓋並將腳掌放在牆上，身體滾向一側，在那裡享受幾個呼吸，接著將身體推起，回到坐姿。

小提醒：倒立通常指的是頭部低於心臟的任何姿勢，為了使倒箭式更接近倒立，可以將腳掌踩在牆上並抬起臀部，再將抱枕或摺疊好的毯子放到臀部下方將臀部抬高。

示範影片

變化式：綁瑜伽繩的倒箭式

1. 用瑜伽繩綁住腳踝或小腿 (譯註：若有兩條繩子，可一條綁在小腿中段，另一條綁在大腿中段)，可以讓這個體式更加放鬆，因為瑜伽繩可以提供腿部側面和後面的支撐。
2. 將繩子綁住腳踝或小腿之後，再將腿抬到牆上，要確保繩子緊而舒適，使雙腿可以靠在牆上放鬆，感覺雙腿完全被繩子支撐著。

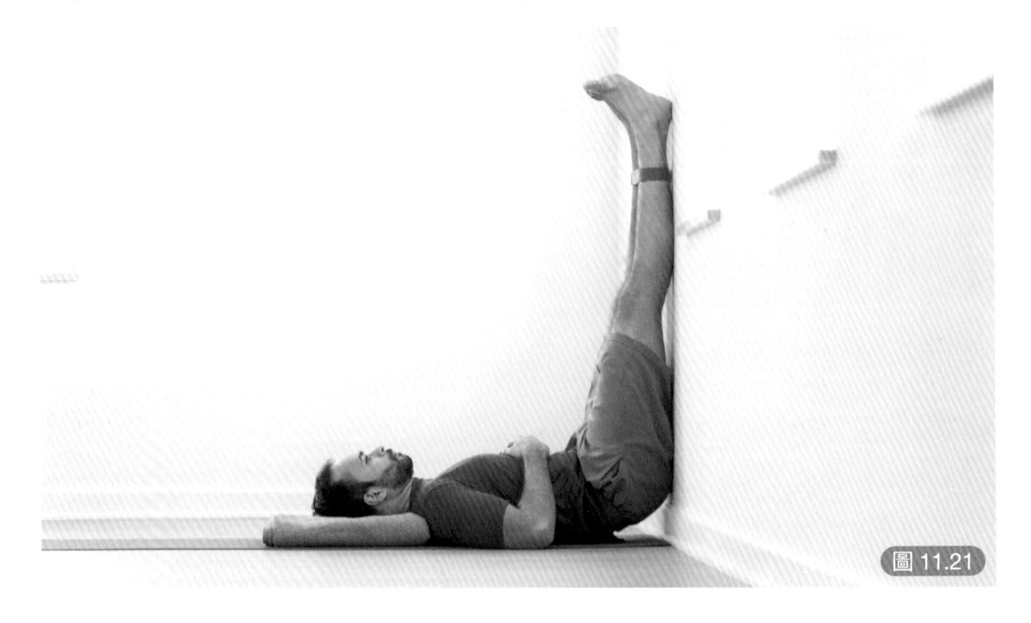

圖 11.21

12 chapter

手平衡體式

> **編註：**手平衡體式的難度較高，建議筋骨較硬或是久未練習者可以暫時跳過。

示範影片

側平板式 *Vasisthasana*

獻給聖哲 婆私吒 (Sage Vasistha) 的手平衡

側平板式也常被稱為**側平板支撐**，是手平衡的基礎練習體式，需要專注且努力地用一隻手和一隻腳的肌力來撐起整個身體。

好處：側平板式能提高注意力和核心力量，同時也是加強手腕、前臂和肩膀肌力的絕佳動作。

練習

有很多方法可以來到側平板式，以下介紹的這個方法更容易與呼吸串連的流動序列結合，還能啟動手掌在肩膀下方主動推地的力量，這是練習手平衡很重要的動作。

1. 從下犬式 (圖 6.28) 開始，右手來到墊子中心或保持在原位 (兩種方式都可以試試看，找到最適合自己的版本)。
2. 接著用右腳外緣撐地，並把左腳疊放在右腳上時 (或將其放在右腳前面的地板上，如圖 12.1 所示)，試著將重心轉移到右手，並保持雙腳輕鬆微彎。

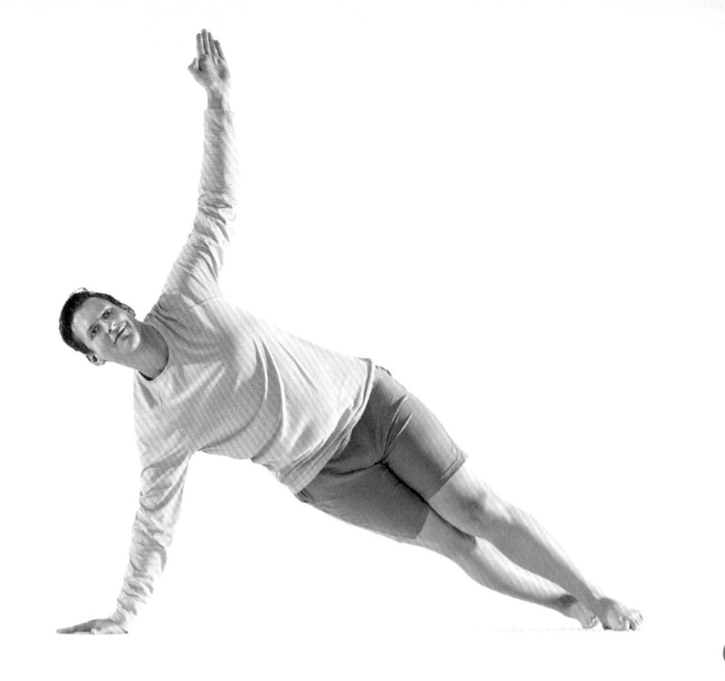

圖 12.1

3. 可以把左手放在臀部或向天空延伸，眼睛輕鬆凝視前方，或者轉頭向上看往左拇指。用右手推地板，再把臀部抬高離地。
4. 保持身體穩定的情況下停留三到五個呼吸，然後回到下犬式，再換邊。

變化式 1：肘撐側平板

如果直接用手掌撐地會讓手腕不適或疼痛，可試試用整個前臂撐地的變化式。

1. 從低平板式 (圖 6.34) 開始，讓肩膀位於手肘正上方，腳跟在腳掌正上方。
2. 接著右前臂與瑜伽墊前緣平行，讓手肘位在肩膀正下方。右腳掌外緣撐地，左腳疊放到右腳上。保持臀部離地，並將左手放在髖部或向上延伸。
3. 停留三到五個呼吸，回到低平板式並換邊。

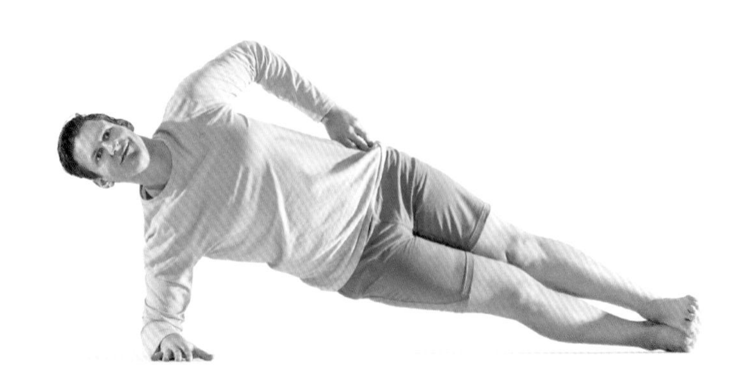

圖 12.2

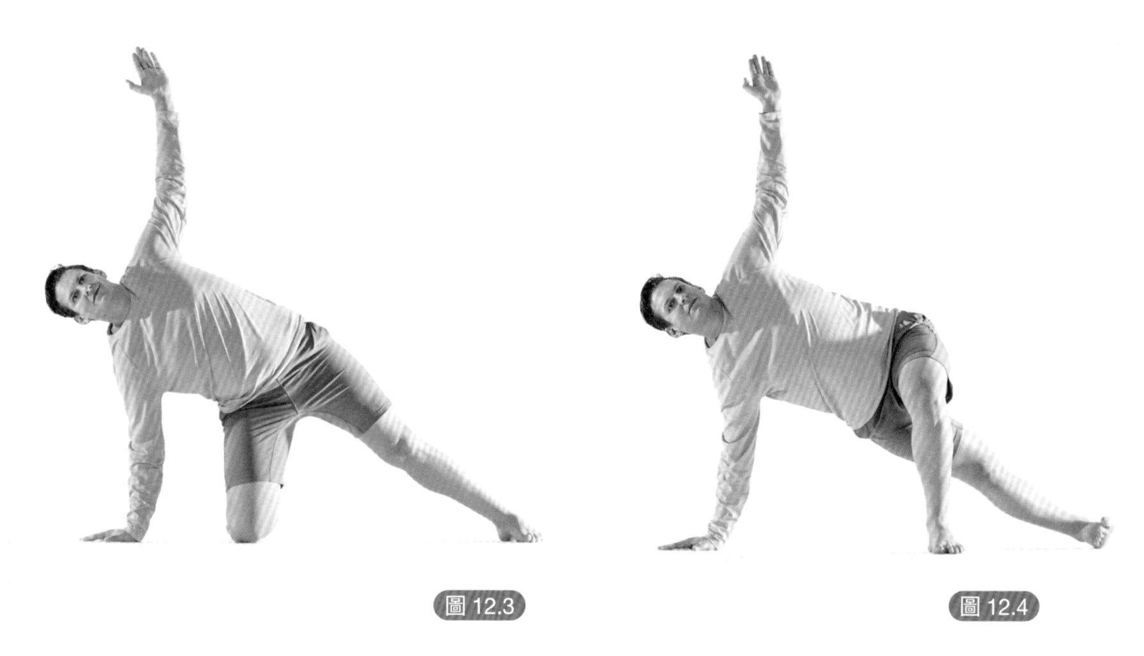

圖 12.3

圖 12.4

變化式 2：跪姿側平板

1. 從四足跪姿開始，先將左腿伸直向後，腳趾朝下並以拇趾球踩地。
2. 接著慢慢將重心轉移到右手上，骨盆翻向左側，讓左腳外緣和墊子短邊平行。右腳則向後移動，就像支架一樣幫助保持平衡。雙肩呈一直線，胸口敞開面向墊子的左側。右手向下推地，左手放在髖部或向上延伸 (圖 12.3)。
3. 視線輕鬆向前或向上凝視左手拇指。停留三到五個呼吸後，回到四足跪姿並換邊。

變化式 3：單腳踩在前方的側平板

這個變化式更容易保持平衡，並且放到流動序列間的轉換會很有趣，讓創意來引領你前進吧！

1. 從下犬式開始，將左腳往前踩到墊子的一半，彎曲膝蓋好讓左腿轉向墊子的左側長邊。
2. 接著右腳倒向外緣支撐，慢慢將重心轉移到右手上，右腳外緣與右手向下用力推地，然後將臀部抬起。肩膀上下呈一直線，保持胸腔開闊，左手可以放在髖部或向上延伸 (圖 12.4)。
3. 視線輕鬆向前或向上凝視。停留三到五個呼吸後回到下犬式，再換邊。

飛行羅盤式 *Visvamitrasana*

獻給聖哲 毗斯瓦蜜多羅 (Sage Visvamitra) 的手平衡

飛行羅盤式看起來有點嚇人，但如果拆解成多個步驟，就會變得比較平易近人，與其視為複雜的手平衡體式，不如把它當成側平板的變化式。飛行羅盤式有時也被稱為**飛行指南針式**，是因為類似於指南針式 (圖 8.21)，如此一來，就可以當成側平板式與指南針式的結合體式。以下將探討飛行羅盤式的側平板變化式，以及其他可針對個別情形調整的變化版本，為自己訂製專屬的練習吧！

好處：由於飛行羅盤式的複雜性，整合了瑜伽練習中許多不同的面向，如手平衡、側身伸展、肩部開展和腿部拉伸等等，可以當成整體性的體式。

練習

飛行羅盤式的難度較高且包含許多面向，因此拆解成由簡而難的幾個關鍵變化式，才能逐步進入變化式 5 的飛行羅盤傳統體式。

> **編註：**作者並未在書中呈現標準飛行羅盤式的照片，讀者可以搜尋「Visvamitrasana」就能找到，也可以參考 P.188 變化式 5 的示範影片。其體式接近無綁手的飛行羅盤式 (圖 12.7)，差別在於飛行羅盤式的前腿是放在下手臂的後側，難度也較高。

示範影片

變化式 1：搖滾之星

搖滾之星變化式也被稱為**墜落之星**，是飛行羅盤式一個很好的準備或替代式。

1. 從下犬式 (圖 6.28) 開始，吸氣時將右腿抬高 (通常稱作**三腳狗**的姿勢)。呼氣時彎曲右腿穿過身體下方並朝向左上臂，保持右膝蓋伸向左側。
2. 接著左腳掌內緣貼地，調整左腳跟朝向右側，左腳趾指向左側，並將左手放在右腿脛骨上，然後將右腿拉向胸口。可以選擇停留在這裡，或試著在左手鬆開右膝的同時讓右膝保持在原位。
3. 保持右膝彎曲，或將右腳伸直踢向左側，讓右腿持續延伸並抬高。也可以試著將左手臂伸直向上，將右腳小趾邊緣放到地板上，使右腳盡可能靠近墊子

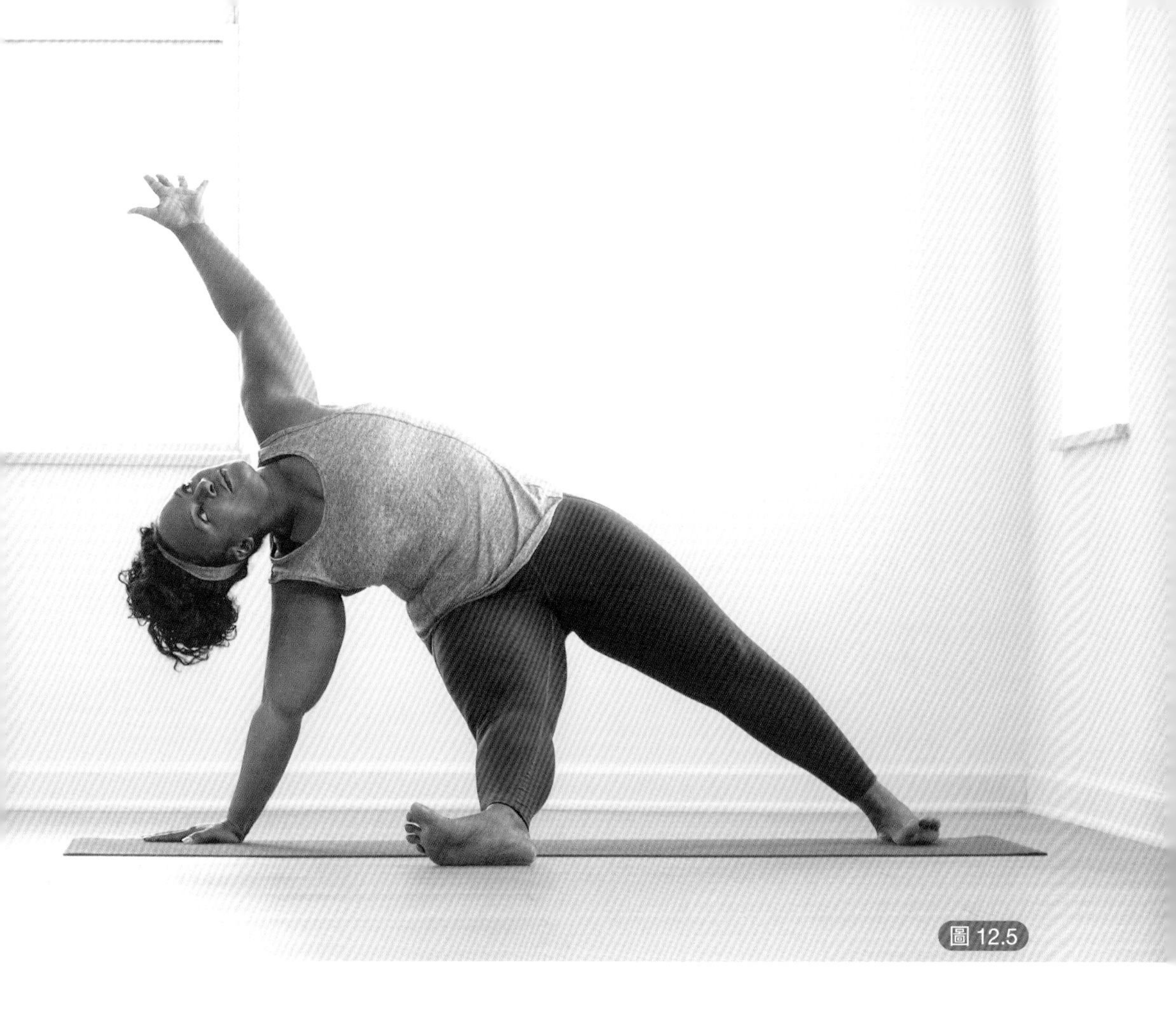
圖 12.5

的頂端 (圖 12.5)。視線凝視向下、向前或向上都可以，找到頸部感覺最舒適的位置，在這裡享受幾個呼吸。

4. 退出體式時，可以將左手放回地面回到下犬式。亦或是將雙腿大大地張開，並將坐骨放到地板上以坐角式結束。不管選擇回到下犬式或坐角式，都要記得換邊練習。

變化式 2：飛踢搖滾星

1. 如果想增加肌力與平衡感，可試著在上一個變化式不將右腳小趾邊緣放到地板上，而是保持右腿持續抬起 (圖 12.6)。
2. 停留幾個呼吸，再次回到下犬式並換邊。

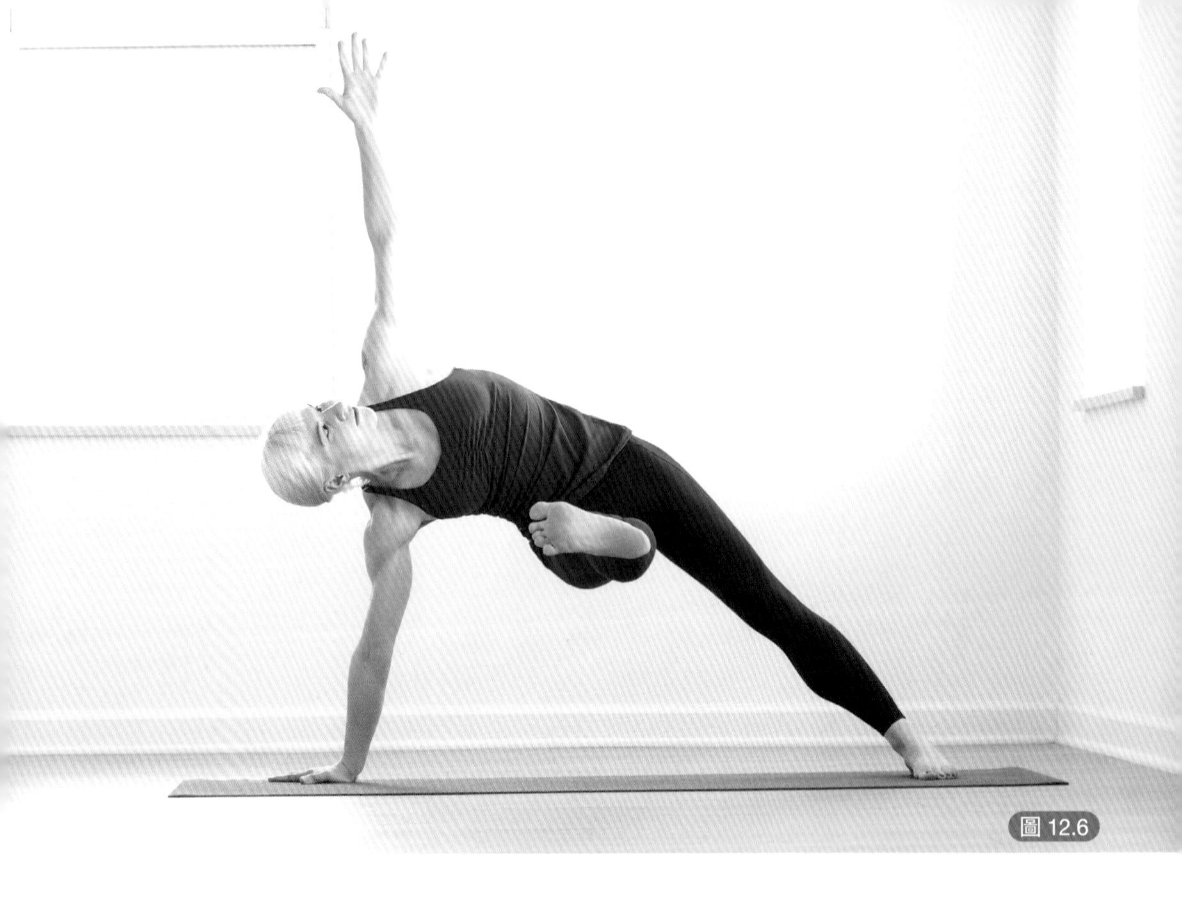
圖 12.6

變化式3：無綁手的飛行羅盤式

傳統的飛行羅盤式 (變化式 5) 會把手臂放到前腿的前方，並用手抓住前腳的綁手姿勢，需要用到更多肩部與上臂的空間和力量，即使沒有進入手平衡，也已經非常具有挑戰性！而此變化式是去除綁手的版本 (手臂在前腿前方)，可以更容易進入體式。

1. 先來到上述搖滾之星將右腿踢往左側的動作，停在彎曲的右腿拉向胸口時。
2. 接著讓右膝保持在原位，用左手抓住右腳的小趾側。可以選擇停留在這裡，或者將右腿伸直向左 (就像飛踢搖滾星一樣，但要持續用左手握住右腳板)。
3. 可以停留在這裡，或者將右腿向前畫一個大圓，再讓右腳指向墊子的前端，右腿和右上臂推向彼此。如果頸部感覺舒服，可以將胸口展開更多並向上看 (圖 12.7)。
4. 停留幾個呼吸後解開動作，回到下犬式，然後換邊。

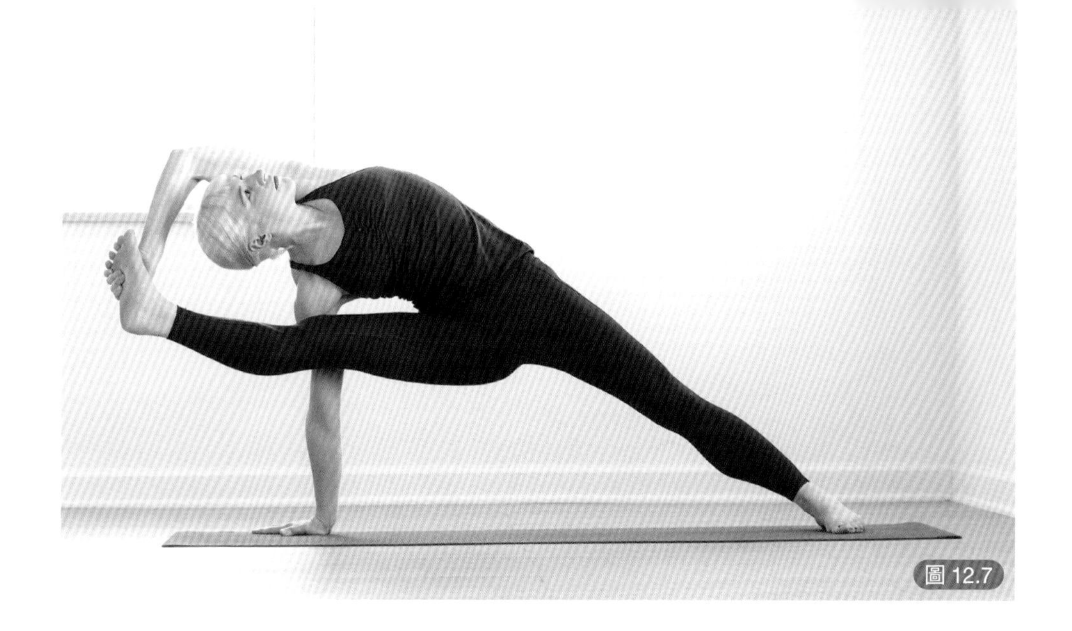
圖 12.7

變化式 4：跪姿飛行羅盤式

這個變化式從跪姿開始，並結合了綁手的練習(請注意！此變化式的前腿會放在手臂後側)，因為比其他變化式更接近地面，你會感到更穩定一些。

1. 從低弓步開始，右腳向前，左膝點地，左腳拇趾球踩地，雙手放在右腳內側。
2. 接著讓左腳掌向右走，使左脛骨呈 45 度角，讓整個左小腿都走向右側，這時候身體正面會面向左手邊，形成一個提供維持平衡的**支架**。
3. 開始將右肩和右上臂放到腿下方：讓右手來到小腿下方後，將小腿肌肉提向膝蓋，保持小腿肌肉上提，將右大腿向後移動(臀部向右移動)，以創造更多空間讓肩膀和手臂可以穿到腿下方。然後請繼續進行以下三個動作：

   (i) 小腿肌肉向上
   (ii) 大腿肌肉向臀部收
   (iii) 讓肩膀盡可能來到腿下方

提示：如果感覺動作很卡，請嘗試在進行以上的練習時，先將右腳跟抬離地面以騰出更多空間，當肩膀已經盡可能來到腿下方時，才將腳跟放回地板上。

4. 接下來將右手掌平放在腿外側的地板上，讓右腿推往右手臂，右手臂也回推到右腿上，再將左手放到左臀部上，看看能否不用手的幫忙將右腳抬離地板。

5. 如果能夠抬起右腳，請用左手扣住小趾邊緣。停留在這裡，或者保持手掌與腿邊緣的連接，開始伸直右腿，將右臀部向下沉，同時向上開展胸口。
6. 如果感到舒適，可以抬頭向上凝視 (圖 12.8)。探索完成後，彎曲右膝回到低弓步，然後換邊。

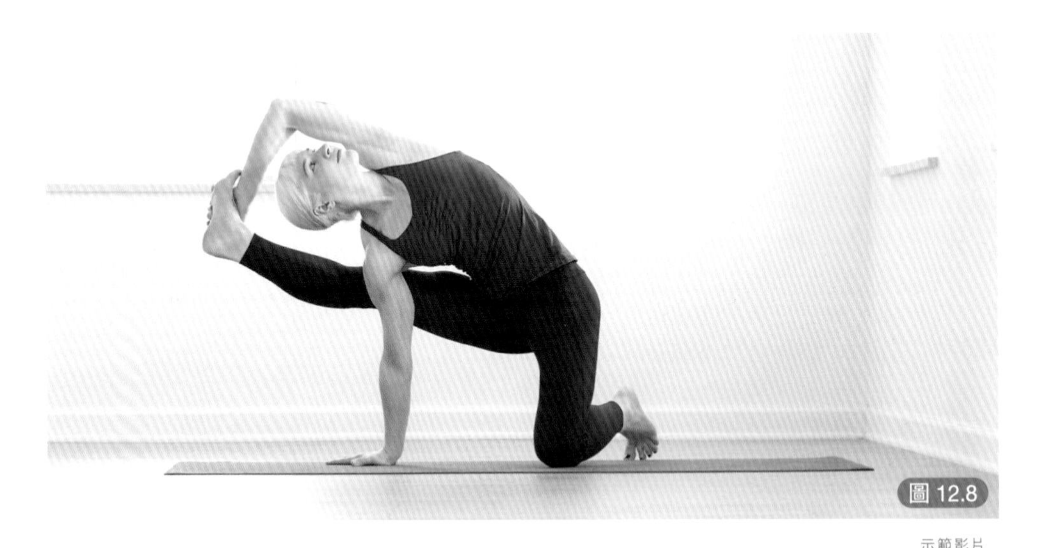
圖 12.8

示範影片

變化式 5：綁手並加入後腿伸直

這個變化式就是將後腿伸直的跪姿飛行羅盤式，被認為是飛行羅盤式的傳統體式，但並不因此就比其他變化式來得更好，只是較為常見的版本。

1. 從右腳在前、左腿伸直向後的高弓步 (圖 6.14) 開始，將後腳外轉踩成英雄二式 (圖 7.1) 的站姿。
2. 接著將右上臂與肩膀放在右腿下方，如前一個變化式所述的三個步驟：小腿肌肉向上，大腿肌肉向臀部收，並讓肩膀盡可能放到腿下方 (此時快要趴到地板上)。
3. 接著將右手掌平放在右腳外側的地板上，讓右腿推向手臂，手臂也同時回推向腿，左手放在臀部。不用手幫忙將右腳抬離地板，如果右腳可以抬起，用左手抓住右腳小趾的一側，停留在這裡，或者開始伸直右腿，保持手掌和腿掌外側的連接，讓右臀向下沉並向上展開胸口，視線凝視向前或向上。
4. 退出體式時，先彎曲前腳膝蓋回到高弓步，然後換邊！

示範影片

烏鴉式 *Kakasana*

烏鴉式通常是練習者學到的第一個手平衡之一，當用直臂練習時被稱為**鶴式**(*bakasana*)，兩個名稱一般情形下也可以互換使用。

烏鴉式需要很大的勇氣、平衡性和核心力量，為了更容易達到體式，可以使用各種輔具嘗試變化式。不過要記住！因為手臂被固定在膝蓋下，所以有可能往前撲倒而撞到臉，這種不幸的結果常常使學生心有餘悸，只要在練習時於面前放一個抱枕或摺疊的毯子作為「防撞墊」以防萬一，並試著回到八歲時無所畏懼的心，烏鴉式也就不再那麼可怕了！

好處：烏鴉式有助於加強手腕和手臂，同時還能透過延展上背肌肉來增加脊柱的柔韌性。在這個體式中保持平衡需要核心力量，定期練習也可以建立排除干擾的注意力並維持一段時間的專注力。

練習

1. 從深蹲開始，雙腳分開與墊子同寬，臀部盡可能靠近地板，將肘部放在膝蓋內，上臂推入大腿內側，盡量讓膝蓋靠近腋窩。
2. 接著身體前傾將手掌往前平放在腳前的地板上，並分開與肩同寬，五根手指舒適地張開。當肘部向外彎曲時，膝蓋同時向內推。

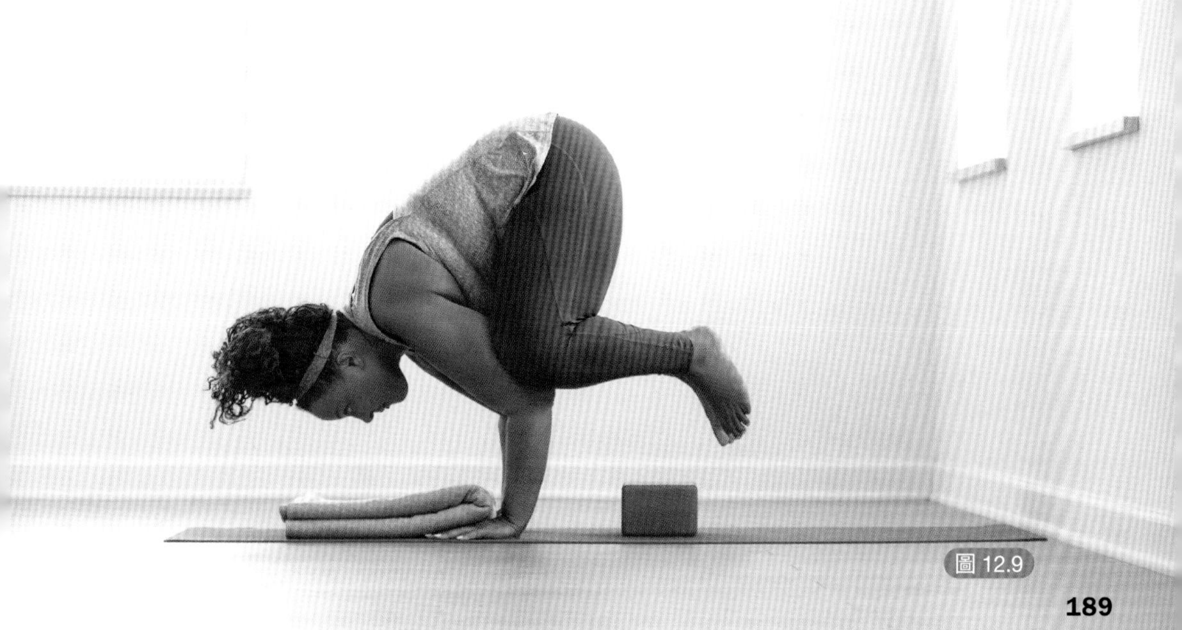

圖 12.9

3. 踮腳尖，身體前傾，凝視前方，開始將重心轉移到手上。先抬起一隻腳，然後再抬起另一隻腳，雙腿向中間夾，雙手推實地板，想像要把地板推離自己(圖 12.9)。
4. 一旦可以在這個體式中找到平衡，保持視線凝視向前，而不要回頭看腳趾，這樣更可以維持平衡。停留幾個呼吸，然後將雙腳放回地板上。
5. 有些人喜歡將膝蓋抵在肘部或上臂外側進入烏鴉式，利用腿推往手臂的阻力和手臂反推腿的阻力來保持穩定性。也有些人更喜歡將膝蓋放在上臂後側，兩種方式都試試看，嘗試一下哪個姿勢比較適合自己。

提示：可以嘗試用一塊瑜伽磚輔助，以創造更高的起始位置，降低進入體式的挑戰(如圖 12.9)。開始時先深蹲在固定好的磚上，雙手放在面前的地板上，分開與肩同寬，將膝蓋推往手臂，依照上述同樣的練習步驟。

變化式 1：臥姿烏鴉式

如果想熟悉烏鴉式的動作，同時建立手平衡的身體感受，這是一個可以避免在練習時讓手腕承受太多重量的變化式，還可以完全消除臉摔在地上的風險。

1. 從仰臥姿開始，彎曲雙腿且腳掌平放在地板上。

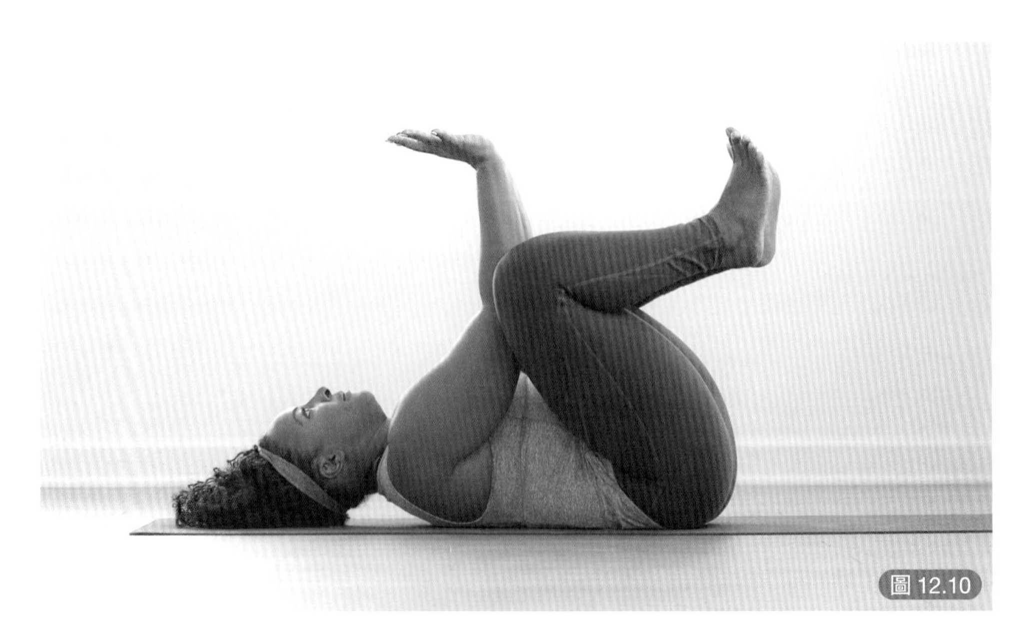
圖 12.10

2. 將膝蓋收向胸口，同時讓雙膝張開，將肘部放在膝蓋內側，將膝蓋推向肘部的同時也讓肘部推向膝蓋。
3. 掌心朝上推向天空，想像推著天花板一樣。收縮核心讓肋骨下緣收往臀部方向，並讓下背部貼實地板，此時低頭或抬頭皆可。停留幾個呼吸後放鬆。

變化式2：靠牆練習

如果在烏鴉式中保持雙腳離開地板的挑戰性太高，可以嘗試這個變化式。

1. 背對牆壁站立，距離牆壁幾公分(依不同身形比例找到最適合的距離)。
2. 如前述相同的進入方式：先深蹲，手肘放在膝蓋內側，前傾將手放在地上。
3. 當開始將重心轉移到指尖時，先抬起一隻腳向後踩到牆上，接著再讓另一隻腳也踩上來。雙手按實地面，同時雙腳踩進牆面，繼續凝視地面(圖12.11)。
4. 在姿勢穩定後，保持三到五個呼吸。退出體式時，請一次放回一隻腳。

另外也可以嘗試在額頭下方放一塊磚，以獲得更多支撐與平衡(圖 12.12)。

1. 進入體式前，請在面前放置一個水平方向、最高高度的磚。當開始將腳抬到牆上時，也將前額放到磚上。
2. 如果感覺穩定，可以試著讓前額離開磚。在這裡停留三到五個呼吸。退出體式時，如果前額在磚上，先讓額頭離開磚，同時一次將一隻腳放回地上。

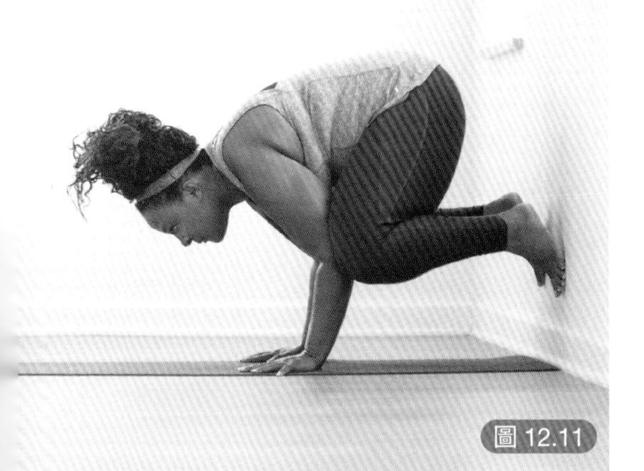
圖 12.11

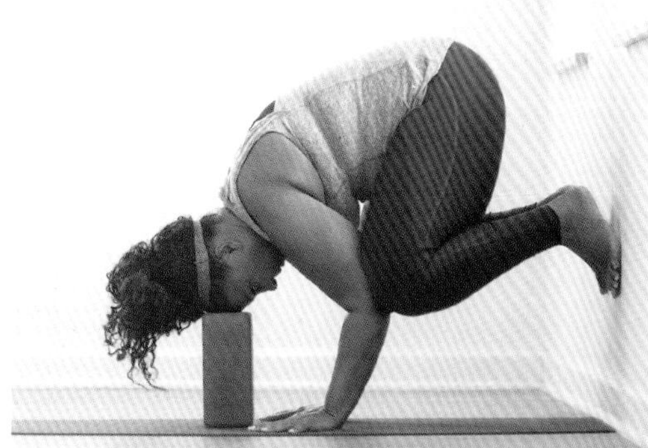
圖 12.12

示範影片

側烏鴉式 / 側鶴式 *Parsva Bakasana*

許多練習者的經驗告訴我們，側烏鴉式比烏鴉式更容易學習，儘管如此，側烏鴉式同樣需要很強的核心力量和勇氣。雖然身體需要大量的準備，但最重要的技能還是在於注意力和決心。

好處：側烏鴉式為肩膀、手臂和手腕提供極好的力量挑戰，還需要很多脊柱的扭轉空間來啟動腹內斜肌。

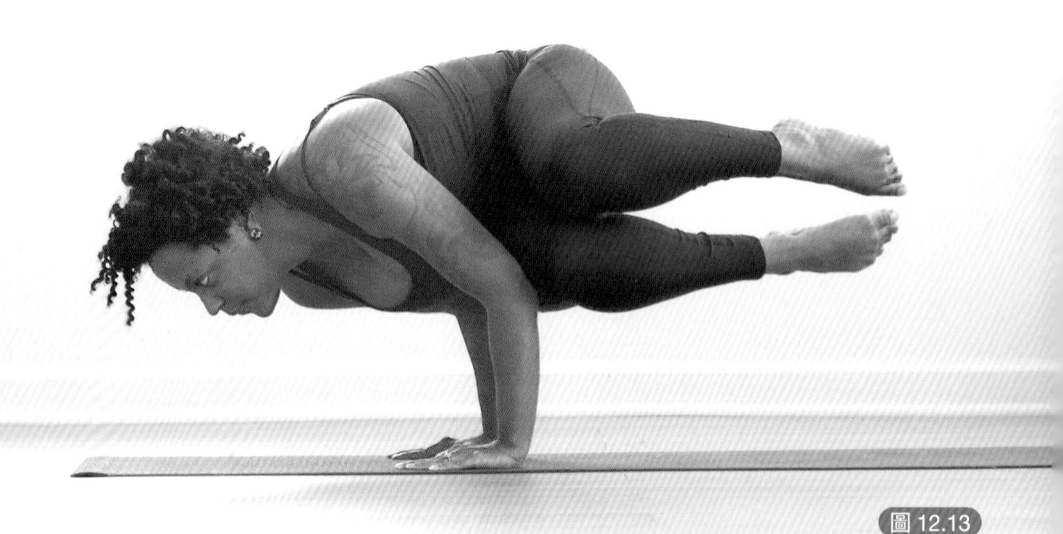

圖 12.13

練習

1. 以雙腿併攏的幻椅式 (圖 6.6) 開始，站在墊子前端，雙手放在胸前呈祈禱式。
2. 大腿向內夾住，踮腳尖到拇趾球後再蹲得更低一些。盡可能地向右手邊扭轉軀幹，並以左手肘抵在右大腿外側，再將掌心貼實在地板上，與肩同寬。譯註：此處需要脊柱及身體扭轉空間足夠的練習者才能放到地上，初學者一般並不容易做到。

3. 接著進入手平衡：身體前傾，將右大腿外側推入左上臂，當你慢慢開始抬起上腿 (左腿) 時彎曲雙肘，看看能否找到平衡點。
4. 如果確信身體很穩定，請嘗試將右腳提起來輕觸左腳，即使只在空中停留幾秒鐘，也要繼續練習，視線凝視前方的地板。如果可以的話，停留幾個呼吸，然後解開動作，放鬆後換邊。

變化式 1：磚輔助

1. 在右腳踝旁邊設置兩個並排的瑜伽磚 (縱向、中間高度)，然後從幻椅式開始，將雙腳併攏，且雙腿向內集中，雙手在心口前方呈祈禱式，大腿內側向中間夾，踮腳尖到拇趾球後再蹲得更低。
2. 接著將右臀放在磚上，盡可能向右手邊扭轉軀幹，雙手放在地板上與肩同寬。
3. 左手肘壓入右大腿頂端，右手掌在肩膀正下方，雙腳提離地板，凝視任何感覺舒適的地方 (圖 12.14)。
4. 在這裡停留三到五個呼吸，然後放鬆並換邊。

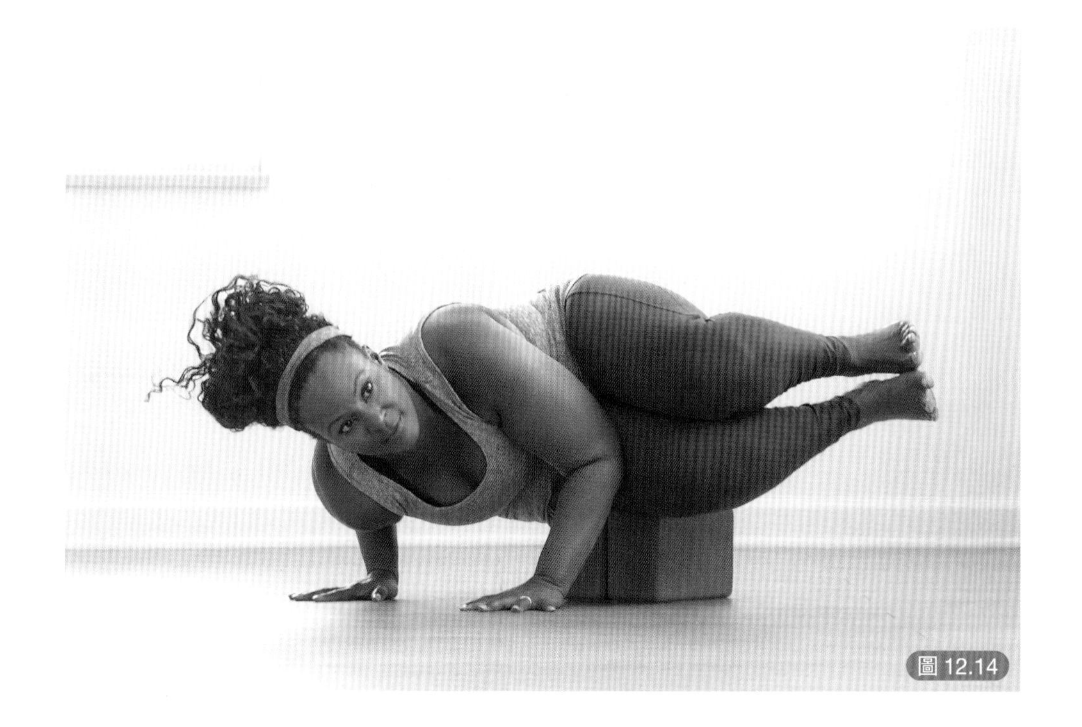

圖 12.14

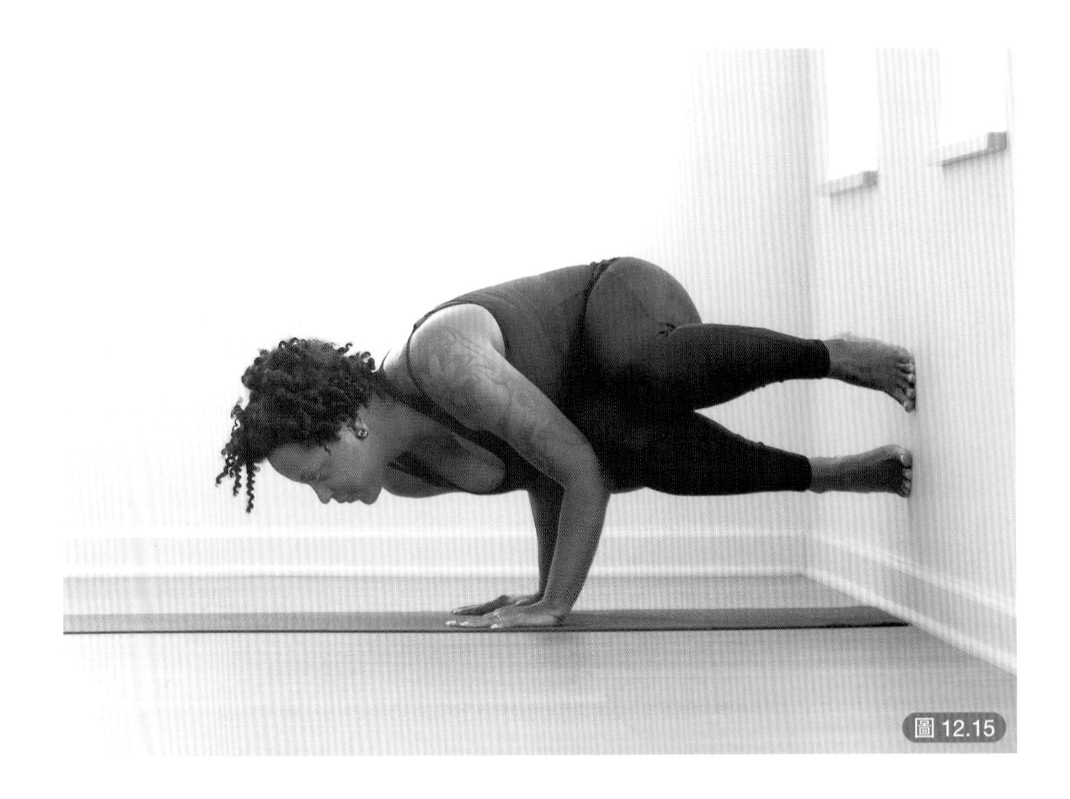
圖 12.15

變化式2：牆輔助

除了用瑜伽磚墊在臀部下方之外，也可以試試腳踩牆壁的變化式。

1. 身體左側離牆面數公分的距離，雙腿併攏進入幻椅式(可能需要調整與牆的距離，找到最適合身體的比例)，雙腿夾緊，踮腳尖後蹲下。
2. 盡可能向右手邊扭轉軀幹，左手肘抵在右大腿後側，雙手手掌放在地板上，與肩同寬。
3. 身體開始前傾，將更多重心轉移到手掌。將右大腿外側推向左上臂，借力提起左腿並用左腳輕觸牆面。當感覺平衡時，也讓右腳掌提起輕觸左腳，雙手按實地面，雙腳穩定抵住牆面(圖 12.15)。
4. 試著讓目光不要放在手上，停留三到五個呼吸後，將雙腳放回地上，鬆開並換邊。

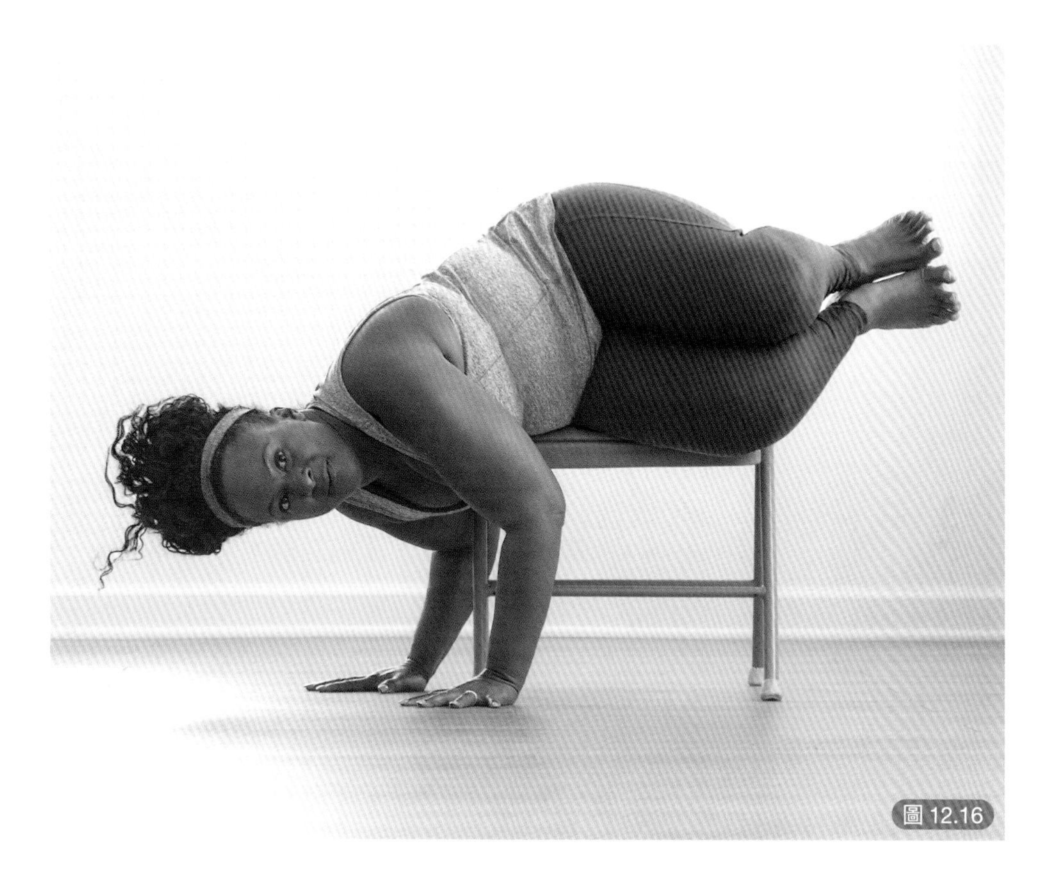
圖 12.16

變化式 3：椅子輔助

這個變化式比牆輔助得到更多的支撐，且需要更少的手臂力量和手腕負重。

1. 側坐在椅子上，身體左側對著椅背，雙手放在心口前，脊椎延伸向上。
2. 身體扭轉回椅子前方並面向前方。雙腿併攏且股骨仍紮根在椅子上以保持平衡，身體向右傾並將雙手放在地上 (或放在一樓的磚上) 與肩同寬，同時雙腳抬離地板且雙膝彎曲併攏收往左手肘的方向 (圖 12.16)。
3. 讓臀部在椅面上保持平衡，視線向前方或看向雙掌之間。
4. 停留三到五個呼吸，再回到起始位置後向右轉身，使身體右側對著椅背，換邊練習。

飛鴿式 *Eka Pada Galavasana*

獻給聖哲 格拉瓦 (Sage Galava) 的手平衡

飛鴿式原名為**單腿格拉瓦式** (*Eka pada galavasana*)，因為姿勢形似飛起來的單腿鴿王式 (圖 8.14) 而得名。可以使用瑜伽磚或搭配牆壁做輔助來探索，為這個特別有趣的體式創造非常不同的體驗。

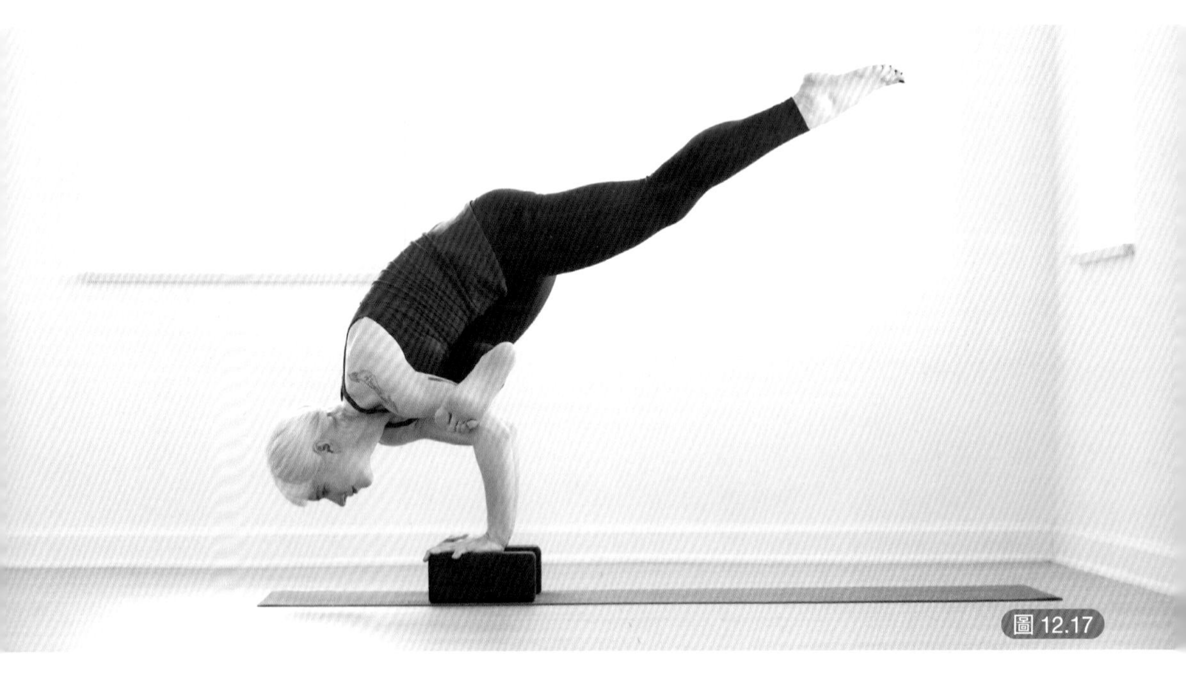

圖 12.17

好處：這個體式需要良好的肩部和核心穩定性，或者經過長期鍛鍊也可以強化這些部位。對某些人來說，在地面操作的單腿鴿王式可以提供非常好的開髖效果，身體騰空而起的飛鴿式更能給予振奮人心的體驗。

練習

我們先從使用瑜伽磚輔助的飛鴿式 (圖 12.17) 開始探索。推薦使用磚的原因是可以排除練習側的臀部空間限制，而且更容易進入體式，同時可輕鬆保持手臂呈鱷魚式 (圖 6.37) 時的正位，避免肩膀低於肘部，從而提供更穩定的基礎。

1. 站在墊子上，雙腳分開與髖部同寬，將兩塊瑜伽磚縱向平放在腳趾前方數公分處。

2. 雙手放在髖部兩側，左腿站直、屈右腿並將右腳踝交疊在左大腿上呈 4 字形站姿。臀部往後坐形成單腿幻椅式，雙手放在心口或任何感覺舒服的位置。先停留在這裡享受單腿平衡的挑戰或臀部拉伸的感受。
3. 當準備好探索手平衡時，請保持脊椎延伸，髖部向前並讓臀部坐得更深。接著雙手與肩同寬放在磚上 (或者用手指扣住磚)。
4. 將右腳掌盡量扣高到左上臂，身體前傾，將右脛骨壓向右上臂，凝視前方並將重心前移，讓更多重量來到指尖，並將左腳跟抬高以左腳拇趾球支撐，讓左腳踝盡可能推向坐骨後，將左腳從地板上拎起。雙手向下推磚，好像要把磚推離自己一樣，保持肩膀高於肘部。
5. 停留在這裡，目標是保持三個呼吸 (或更長的時間)，或者挑戰看看把左腿伸直向後。
6. 接著和進入體式時一樣，儘可能在控制下退出體式，重新彎曲左腿並放回地板上，先回到 4 字形站姿，再起身回到雙腿站立，換邊。

提示：如果擔心面部著地，請在臉部下方的地面放一個抱枕或折疊的毯子，以防萬一撞向地板。

變化式 1：腳踩牆

如果一開始很難將腳掌從地板上抬起，可以試試看這個很好的變化式，或者單純享受一下爬牆的樂趣！

1. 將墊子的短邊對齊牆壁，背對牆站立，與牆面的距離以 4 字形站姿往後坐時，以臀部後側會幾乎碰到牆面為準。如果手臂需要用到瑜伽磚支撐，請將兩塊磚縱向平放在站立的腳趾前方數公分處。
2. 右腿在上呈 4 字形站姿，啟動脊椎與臀部反向的行動力，接著雙手放在磚上 (臀部可能會稍微觸碰到牆壁)，右腳盡可能提高繞緊左上臂，並讓右脛骨壓入右上臂 (身體會因此向前移動，這時候臀部可能會離開牆壁)。
3. 輕柔地凝視前方，保持右腳鉤好左上臂，再將重心向前移，讓左腳重量來到左腳拇趾球上。從這裡起步，將左腳踝盡可能靠近臀部後輕跳到牆上 (不要猶豫會更容易做到，想越多會越不敢跳)，並以左腳貼平牆面。

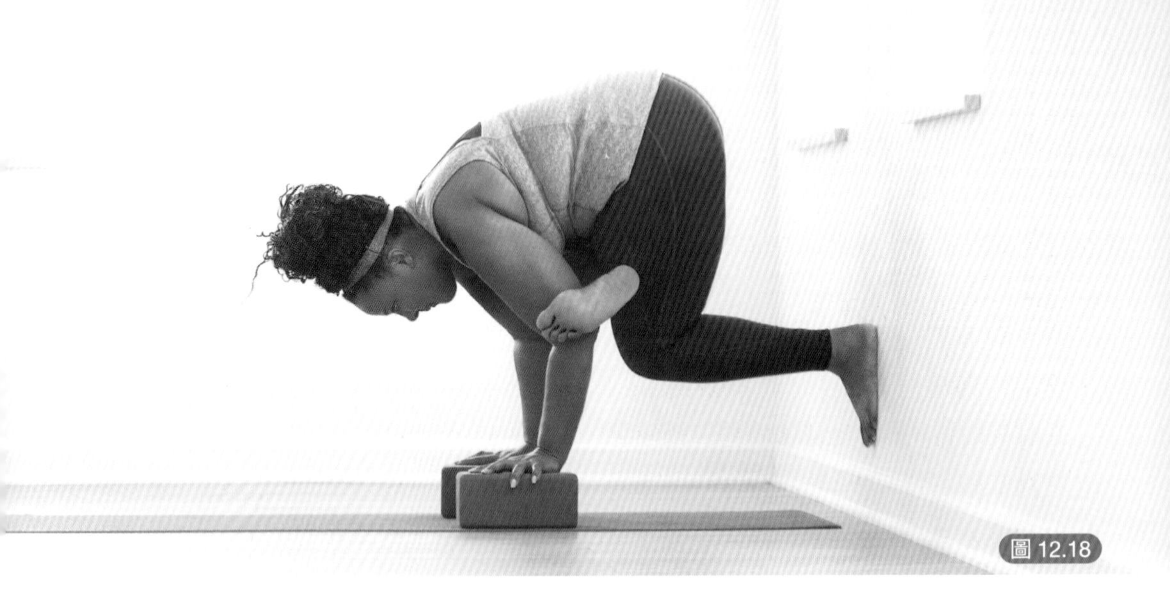
圖 12.18

4. 持續將雙手推向磚，保持肩膀高於肘部，左腳掌踩實牆面 (圖 12.18)。或者也可以試著將重心稍微向前移動，使左腳離開牆。
5. 探索完之後，回到 4 字形站姿並換邊。

提示：如果右腳會微微從左臂滑下來，請嘗試退出體式後再靠近牆一些。

如果在 (圖 12.18) 的體式中想要讓踩住牆面的後腿更加伸展，就需要站得離牆更遠一些。與牆面的理想距離取決於每個人的身體比例，找到適合自己的距離可能需要一些經驗，可以嘗試以下的測量方法作為一個好的起點：

1. 將磚縱向平放在距離牆面一條腿的距離，接著以 4 字形站姿踮腳站在磚後方約三公分的位置。
2. 當後腳準備要跳起時，不是直接將腳掌踩往牆面，而是先將腳踝盡可能地收向坐骨的方向，再從這裡將腿向後伸直，並將整個腳掌踩上牆。
3. 如果腳掌已經在牆上卻還是無法伸直後腿，表示離牆太近，或者感覺可能很容易面部著地，那就請退出體式並加大與牆壁之間的距離。但如果是腿伸直了而腳掌卻一直無法碰到牆壁，請退出體式並縮短與牆的距離。
4. 如果手腳靠得太近，就很難將下腳抬離地板，因此使用瑜伽磚墊高手的位置是一個方法，若不打算使用磚，那就讓雙手放離腳掌遠一些。

變化式2：腳踩磚

這個變化式可以提高腳的高度，使它更容易提到空中。此版本最困難之處是如何讓下腳踩到磚上！以下將探索兩種方法來達成，這次先從反向開始(筆者身為改變事物的堅定支持者，當然總會從不同的方法開始！)

第一個方法是跳上磚

1. 從山式(圖 6.1)開始，將一塊磚以最低(一樓)的高度放置在右腳前(磚是縱向或橫向皆可)，左腳踝放在右大腿上，進入4字形站姿。
2. 身體前傾，雙手掌分開與肩同寬或稍寬，放在磚前方幾公分處，接著將右腳跳到磚上。

第二個方法是站在磚上

1. 將一塊磚縱向以最低高度放在地上，然後右腳站在上面，再將左腳踝越過右大腿，進入4字形站姿。
2. 身體前傾，雙手放在地上與肩同寬或更寬，此時可能需要將右腳向後踩一點，讓右腳掌可以在磚的中心。

現在已經完成以4字形姿勢上磚了，請繼續下面的步驟：

1. 接著身體向前傾，踮右腳並將重心放到右腳拇趾球上，將左腳鉤住右上臂，然後將左脛骨壓入左上臂，再向前傾一些。

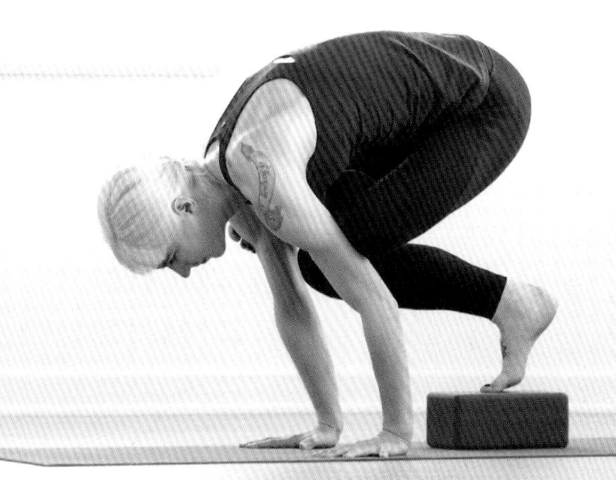

圖 12.19

2. 可以將右腳趾持續踩在磚上或將更多重量轉移到指尖，讓腳趾可以試著從磚上抬起並將腳跟儘可能地收向坐骨。可以選擇停留在此，或嘗試將右腿向後伸直，停留幾個呼吸後回到起始位置，站起來之後換邊。

變化式3：脛骨放在磚上

示範影片

如果抬起下腳的挑戰性太高，那麼將下腳脛骨放在瑜伽磚上會是個不錯的變化式，要比將下腳抬到牆上來得容易。

1. 從山式開始，在右腳前縱向放置一塊最高(三樓)的瑜伽磚，將左腳踝放在右大腿上，呈4字形站姿。
2. 臀部向後坐，軀幹前傾並將雙手與肩同寬放在磚前面的地板上，將左腳趾鉤住右上臂，並讓左脛骨壓入左上臂，視線柔和凝視前方，接著將右腳抬離地板，將右脛骨放在磚上。
3. 雙手壓向地板，保持肩膀高於肘部。
4. 可以讓右脛骨維持在磚上，或者右腳跳離磚時，嘗試看看是否可以將右脛骨懸空停在磚上，讓腳跟盡可能收向坐骨。如果能將脛骨懸停在磚上，則可以嘗試將右腿向後伸直。
5. 練習完成後，如果右脛骨有往後延伸，請先放回磚上，再回到4字形站姿，然後站回山式，換邊。

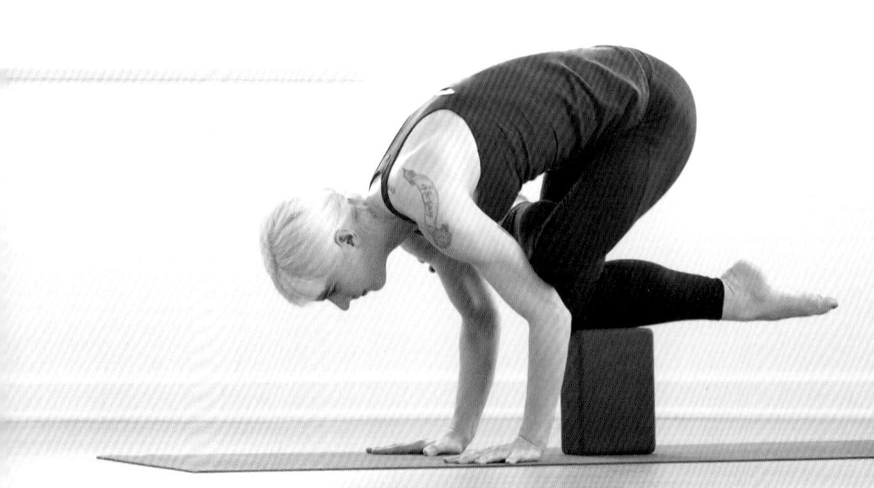

圖 12.20

飛行劈腿式 *Eka Pada Koundinyasana II*（單腿康迪亞二式）

獻給聖哲 康迪亞 (Sage Koundinya) 的手平衡

這類手平衡的探索帶來各種可能性的樂趣！有很多方法可以進入體式，包含許多結合輔具的有趣方法，不管是串連在流動練習中或是單獨練習都很好玩。

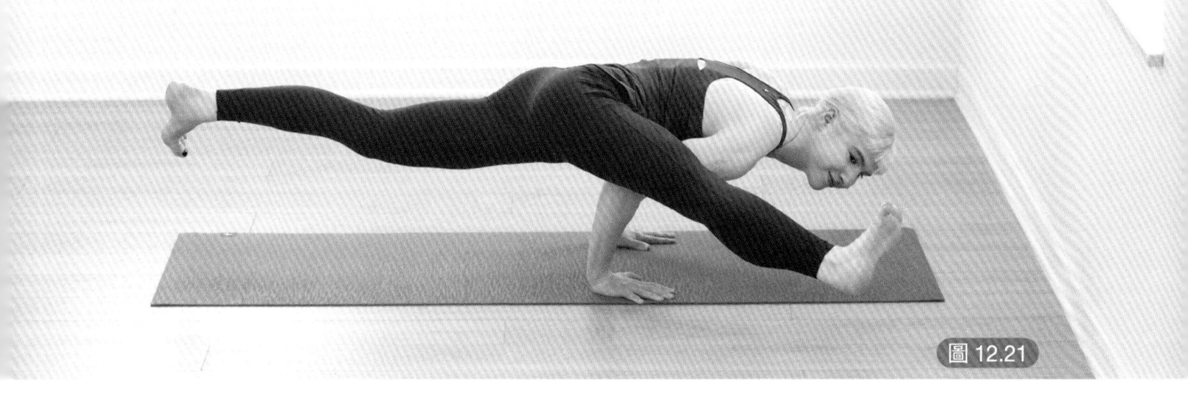

圖 12.21

好處：飛行劈腿式作為手平衡體式，同樣需要(也有助於培養)肩部與核心力量及穩定性，不過最重要的是，可以享受體式帶來的力量以及樂趣。

練習

以下介紹進入飛行劈腿式的兩種常見方法。

一、從頭開始

1. 從右腳在前的高弓步開始，身體前傾往下將雙手放在右腳內側，可以嘗試讓雙腳的距離更寬或更窄，試試看哪種方式適合自己。
2. 接著開始將右上臂或肩膀塞到右腿下方。讓腿舉過肩膀：踮起右腳尖，將右手掌放在小腿後方，小腿肌肉往膝蓋方向提，接著將右大腿向後移動(讓臀部向右移動)，創造右腿下方給上臂和肩膀的足夠空間，繼續執行以下三個動作：

    (i) 小腿肌肉向上

    (ii) 大腿肌肉向臀部收

    (iii) 讓上臂和肩膀盡可能地塞到前腿下方

3. 接著放回右腳跟，讓雙手分別放在右腳兩側的地板上，肘部彎曲 (想想圖 6.37 鱷魚式的手臂動作)，保持胸口寬闊，肩膀前部提離地面，視線凝視向前。
4. 接著開始讓右腳朝向墊子的右上角走，或許可以走到完全抬離地板。
5. 保持左腳持續在地板上，或將重心向前移動一點，並嘗試將左腳趾也抬離地板。
6. 退出體式時，先把後腳放回地面，再放低前腳，讓肩膀和上臂從前腳下鬆開，準備好後換邊。

二、從三腳狗開始

這個進入方式是將飛行劈腿式結合到流動練習中常見的方法，有些人認為這個方法比上一個更容易進入體式，試試看哪個方法更適合自己吧！

1. 從下犬式開始，吸氣時將右腿向上抬起進入三腳狗。
2. 呼氣時，右腿彎曲向前，身體進入平板式，並將右腿帶到右上臂外側，彎曲肘部 (如鱷魚式一般)，將更多重量向前移到指尖，同時伸直右腿，凝視前方。
3. 可以選擇將左腳趾放在地板上，或者繼續讓重心向前移動，看看能否讓左腳趾也離開地面。
4. 退出體式時，先將左腳放回地板上，將右腿伸回三腳狗，或者可以直接將右腿向後伸，進入單腿鱷魚式！

變化式 1：後腳踩磚

示範影片

1. 將一塊瑜伽磚以最低的高度放在墊子後端，右腳在前，左膝點地，左腳趾放在磚上，進入低弓步。

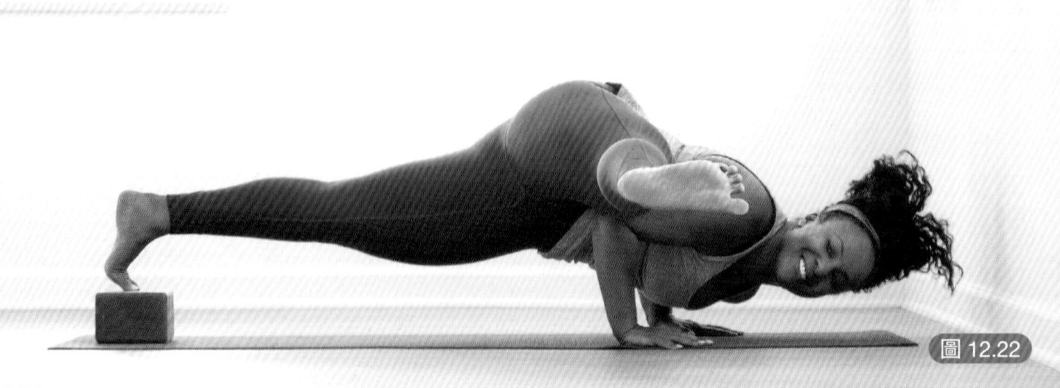

圖 12.22

2. 將雙手放在右腳內側，右肩在右膝下方 (如前述飛行劈腿式的第一種方法)，右大腿內側靠在右上臂，想像手臂如同架子般將左臂抱入左肋骨。
3. 接著將身體的重心放低向前，讓右腳跟向右側伸出，直到可以將右腳抬離地板，保持胸口寬闊，雙手按實地面。
4. 啟動左腳跟向後踢的力量，將左膝抬離地板，向下凝視地板或看向伸直的右腿 (圖 12.22)。如果可以的話，在此停留幾個呼吸後，將左膝放回地面，右腳踩回弓步，鬆開肩膀，然後換邊。

變化式 2：牆角加上磚的輔助

使用瑜伽磚和兩面牆的夾角，可以提供更多維持在這個體式時所需要的力量。

1. 找到一個適合的牆角，準備好一個磚在身旁。讓一面牆在身體的右側，另一面在身後。右腳向前，左膝點地，左腳趾踩地從低弓步開始。進入低弓步時，與身後牆壁的距離要足以讓左腳踩到牆面，因此距離不要太遠。
2. 如前述的變化式，雙手放在右腳內側，將右肩和上臂塞到右腿下方時，將設置在最高高度的磚放在肋骨下方做支撐。
3. 當肩膀放到右腿下時，用右上臂後側當右大腿內側的架子，將左肘收向身體，保持胸口寬闊。左膝抬離地板，雙手按實地板，左腳輕跳到後方牆上。
4. 當右腳腳跟向側旁伸出時，重心交給肋骨下的磚，再將右腳掌踩到側邊的牆上，讓雙腳主動推牆、雙手推地以減少放在磚上的重量，並保持胸口寬闊。
5. 視線凝視前方，停留幾個呼吸後，回到低弓步並放鬆肩膀，接著換另一側。

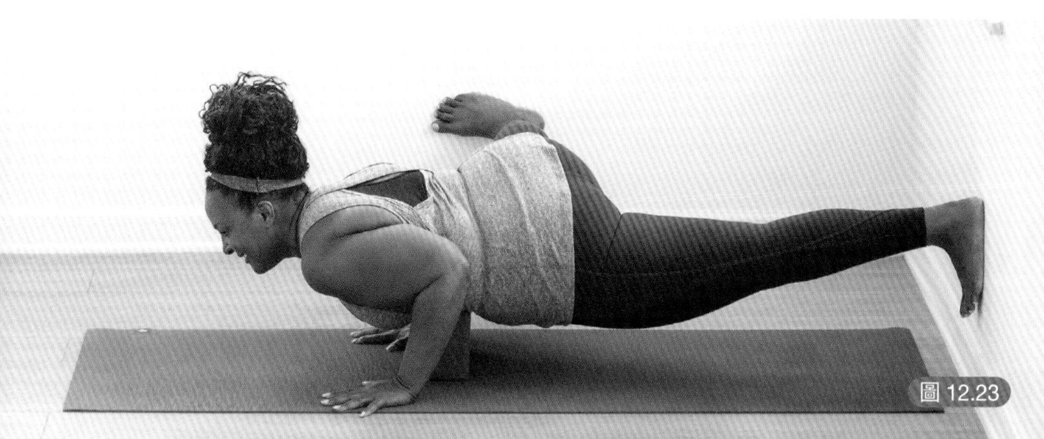
圖 12.23

變化式3：後腳踩牆，雙手推磚

此變化式與上一個版本類似，差異在於不是用雙腳踩牆，而是單腳踩牆。放在掌心下方的瑜伽磚則為體式提供了更多的手臂高度。

1. 背對牆壁從低弓步開始，右腳向前伸直，後腳掌則向後踩牆。雙手下方分別設置一個最低高度的磚，讓手指扣住磚的邊緣，把磚想像成手的延伸。
2. 進入體式時，手會帶著磚一起移動，因此可以選擇將手帶著磚從右腳內側開始，但當右肩要準備塞到右大腿下方時，右手和磚也會同時移到右腳外側。
3. 一旦手臂盡可能地來到了右腿下方時，同時彎曲右腳兩側的手肘，來到鱷魚式的手臂姿勢，右腳伸直向前，或許可以提離地面，接著將重心向前移動到指尖。
4. 再將左腳掌踩到牆上，也許左腿剛開始會有點微彎，儘量伸直左腿，讓整個左腳掌踩入牆面，這將使重心更多地轉移到指尖 (圖 12.24)。保持胸口和鎖骨寬闊，視線持續向前。
5. 退出體式時，輕輕地將後腳放回地面 (準備放回時稍微彎曲後腳)，接著才彎曲右腿，將右腳踩回低弓步。鬆開上半身，又或者如果身體感覺舒適，可以選擇將右腿往後伸，進入舒展與自由的三腳狗，讓右腳跟踩上牆面，雙手維持在磚上，準備好之後換邊練習。

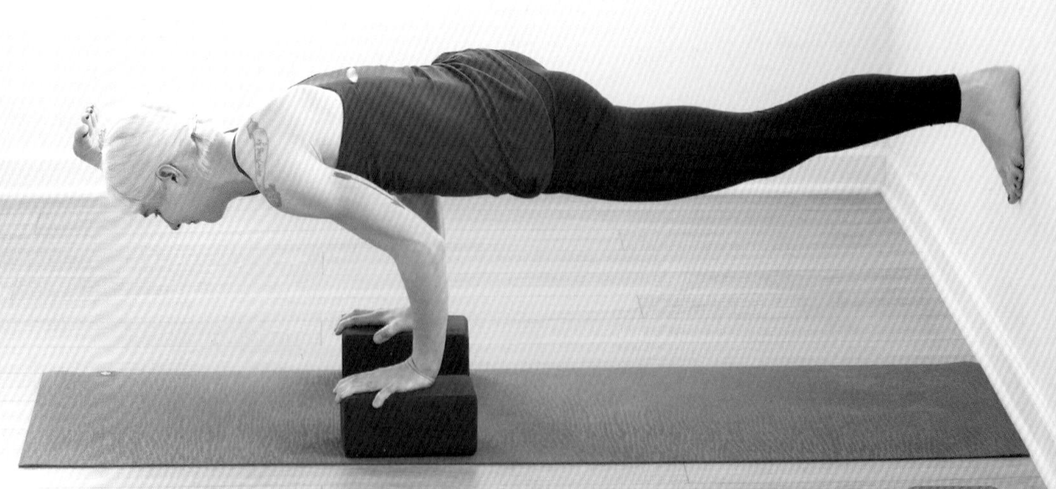

圖 12.24

螢火蟲式 *Tittibhasana*

螢火蟲式的命名源於雙腿在體式中類似於螢火蟲的觸角，化身為螢火蟲有些異想天開，不是嗎？練習時就和這個體式的名字一般開心的發光吧！

好處：螢火蟲式是需要(也有助於增強)上半身力量的體式。

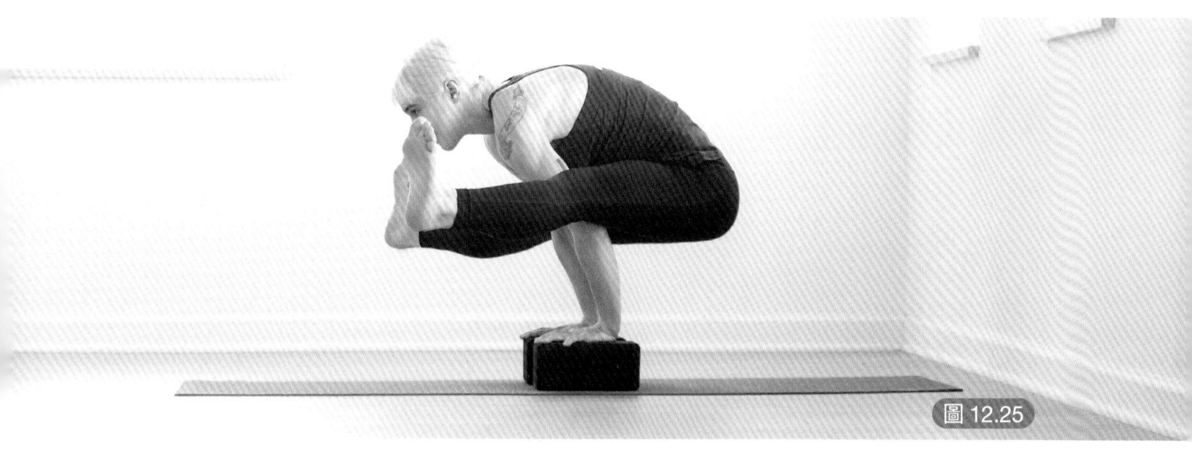

圖 12.25

練習

以下要介紹使用瑜伽磚的版本來探索螢火蟲式，在手的下方墊磚可以幫助你飛得更高、提供更多的空間，因此可以更輕鬆的進到體式中，不過也歡迎隨時跟著自己的練習節奏選擇回到地板上練習。

1. 請從站姿前彎(圖 6.10)開始進行設置。雙腳分開比臀部稍寬，接著將磚以縱向最低高度放在腳跟後側，彎曲雙腿，保持臀部抬起。
2. 接下來將雙邊肩膀塞到雙腿下方：首先，抬起右腳跟，踮在右腳拇趾球上，可以用右手幫忙將右小腿的肌肉向上提往膝蓋的方向，右大腿則向後移動(臀部向右移動)，騰出空間讓肩膀盡可能在腿下方。
3. 繼續使用這三個步驟：小腿向上，大腿向後，肩膀向下直到上臂與肩膀盡可能到達腿下方。

提示：當練習右側時，可能需要將左手放在右脛骨外側，將脛骨向內推以增加穩定性。

4. 接著將右腳跟放回地面，來到左側重複練習過程。

5. 一旦雙臂都可以來到兩側肩膀下方，請將肩膀向後推往大腿，掌心則放在腳跟後面的磚或地板上，可以選擇用手指扣住磚的正面和側面。
6. 臀部向後坐，肘部向後彎曲，使大腿坐在上臂。雙腳朝前走，臀部向後伸，胸口向前延伸，看看是否可以抬起腳跟，且只有腳趾尖著地。
7. 雙手按實在磚或地板上，想像要把磚往前推遠，藉由往前推的力量伸直手臂和背部，在伸直腿的時候，也許腳趾就可以輕輕從地上飄起來了。持續地將臀部往後送、雙手往下推，感覺雙腿是輕鬆自由的 (圖 12.25)。
8. 停留幾個呼吸，接著彎曲雙腿回到站姿前彎，將自己從雙腿在肩膀上的姿勢中解開、放鬆，再盡可能優雅地將臀部坐回地板上。

變化式1：使用牆面

1. 背對牆面大約三十公分處站立，雙腳距離比髖部稍寬，將臀部往後坐到深蹲，並讓臀部靠在牆上。此時肘部在膝蓋內側，將上臂推往大腿內側，接著啟動位於腿下方的上臂向下推的力量 (這時也許臀部會離開牆面)，然後將手放在腳跟後方的地板上。
2. 將臀部推往牆面，並將手臂推往大腿，大腿也反推手臂，然後開始將雙腿向前延伸，腳跟放在地板上 (圖 12.26)。試著伸直雙腿，可以嘗試用更紮實的力量推往地板和牆壁，看看是否可以抬起腳跟。
3. 視線柔和凝視前方，停留幾個呼吸後，如果腳跟有抬起，請先放回腳跟，然後回到深蹲姿勢或坐到地板上後再站起來。

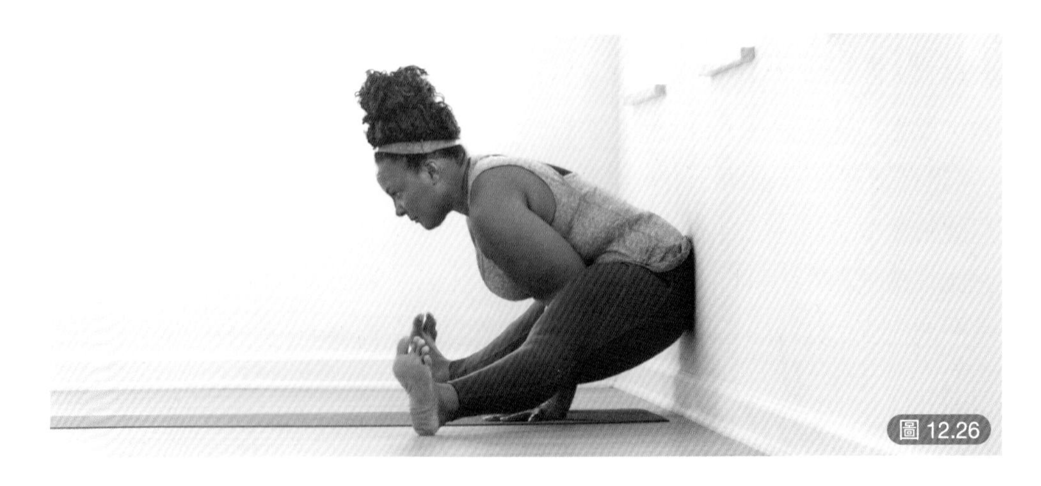
圖 12.26

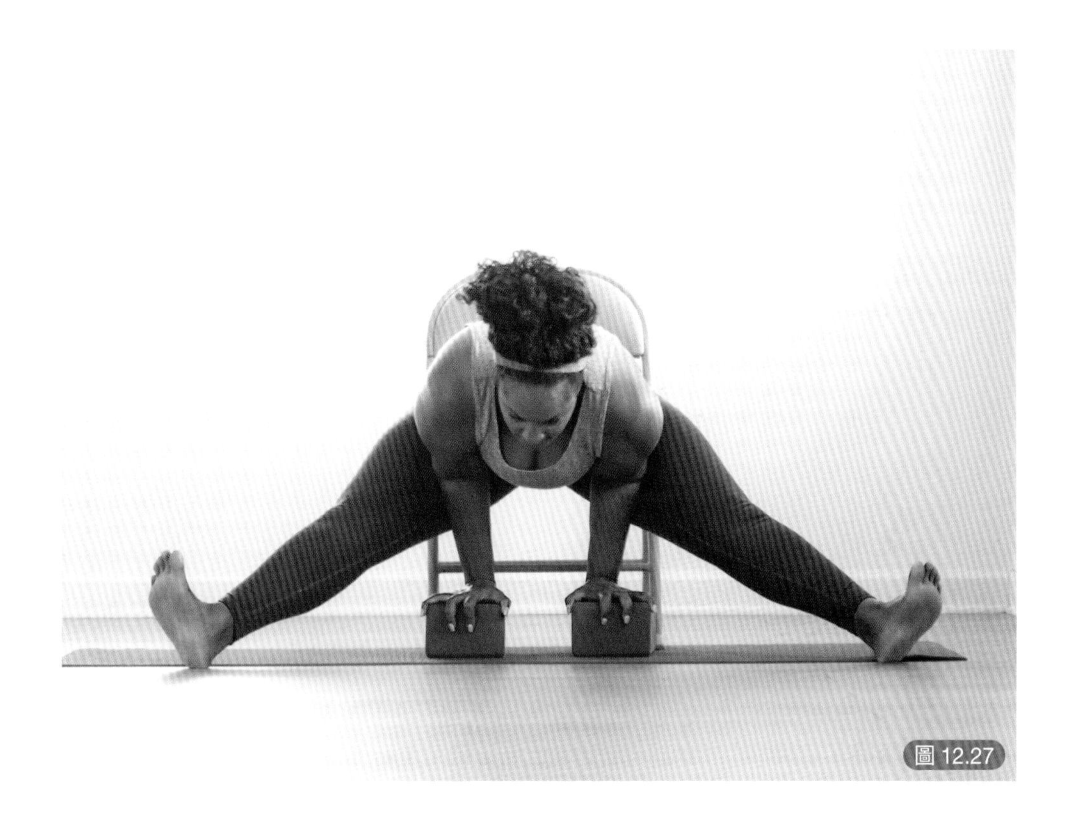
圖 12.27

變化式 2：使用椅子

這個體式會用到椅子與兩塊瑜伽磚做輔助。

1. 坐在椅子上並在椅子前方地板上放置兩塊磚，彼此距離與肩同寬，並設置為最低或中間高度。
2. 來到椅座邊緣，雙腿分開，同時保持脊椎延伸。
3. 從髖部開始向前傾，讓雙手放在磚上。彎曲肘部，將上臂後側推往大腿內側(確保雙腿打開足夠的寬度，可以讓手臂後側確實推穩大腿內側)。
4. 透過腳跟持續推穩墊子的力量讓雙腿伸直。身體持續前傾，繼續將手臂三頭肌推往大腿，同時也讓大腿推往三頭肌 (圖 12.27)。
5. 停留三到五個呼吸，完成後彎曲膝蓋，然後坐直身體回到椅面。

13 chapter

仰臥體式

仰臥手抓大腳趾式 *Supta Padangusthasana*

這是一個經典的瑜伽仰臥體式，可以讓雙腿有更靈活、更自由、更輕鬆的活動空間。譯註：練習時可將下方腿的腳掌踩進牆角，提供下方腿更多的穩定力。

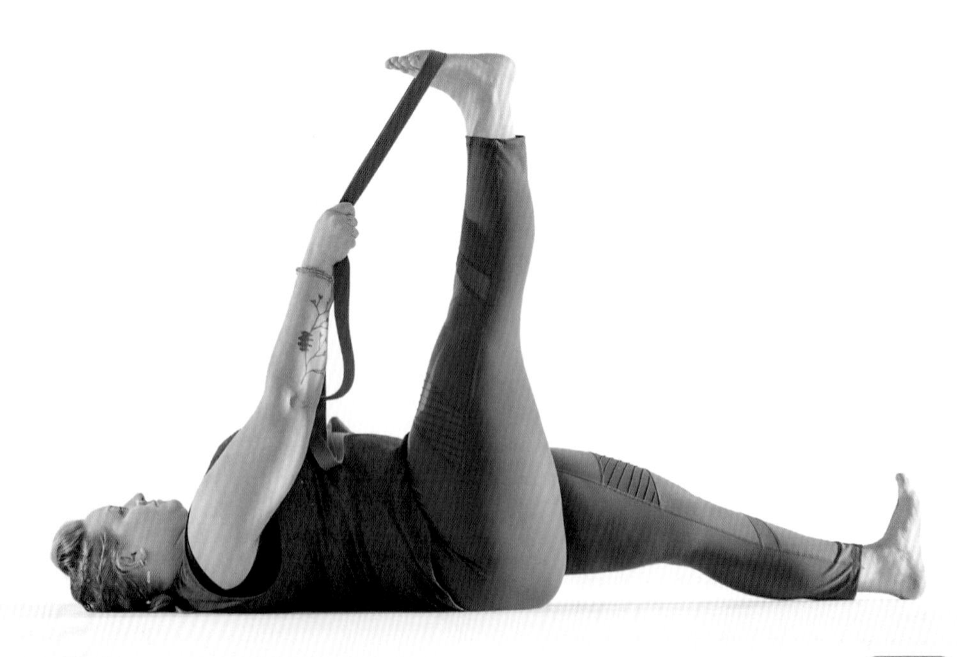

圖 13.1

好處：仰臥手抓大腳趾式是一個能夠放鬆與伸展腿部的體式，同時改善腿後肌的柔韌性。

練習

1. 採仰臥姿，彎曲右腿並將右膝抬近胸口，左腿則伸直在地板上，讓左腳趾和左膝蓋朝向天花板，並維持雙邊臀部平貼地面。
2. 用右手食指扣住右腳大拇趾，或用右手掌握住右腳掌外側，也可以將瑜伽繩套在右腳底 (圖 13.1)，讓右腿伸直朝向天花板，將右腳跟向上踢的同時也把伸直的右腿拉向身體。
3. 如果是用右手扣住右腳，請將左手臂放在身體旁邊提供支撐，或將左手掌放在左大腿上方以提醒左大腿保持著地。如果是使用瑜伽繩，則請將雙手沿著繩子兩側向腳掌的方向移動，盡可能靠近腳掌，同時讓肩胛骨放鬆平貼地面，手臂保持彎曲或伸直皆可。
4. 在這裡停留幾個深長的呼吸，然後將右腳掌從手或繩子上鬆開，慢慢地將右腿放回地面，同時保持右腳跟延伸出去，這時候你可能會有右腿比左腿長的感覺。接著換邊抬起左腳來練習。

變化式 1：下腿彎曲

如果在做仰臥手抓大腳趾式時，感覺腿後肌特別緊繃而難以將下腿伸直時，可以試試這個變化式。

1. 同樣採仰臥姿，彎曲左腿並讓腳掌平貼地板 (圖 13.2)，抬起右腿將瑜伽繩套在右腳腳底。
2. 將右腳往上踢並伸直右腿，同時將右腿往身體方向拉近。

變化式 2：使用繩圈

1. 先用一條或兩條瑜伽繩做一個很大的繩圈。
2. 將繩圈帶往頭頂上方，將繩圈的一端套在上背 (腋窩下方) 後躺下，讓繩子的扣環位於可以隨時調整繩圈大小的位置。譯註：請確保繩圈不會套在下背、腰椎處！

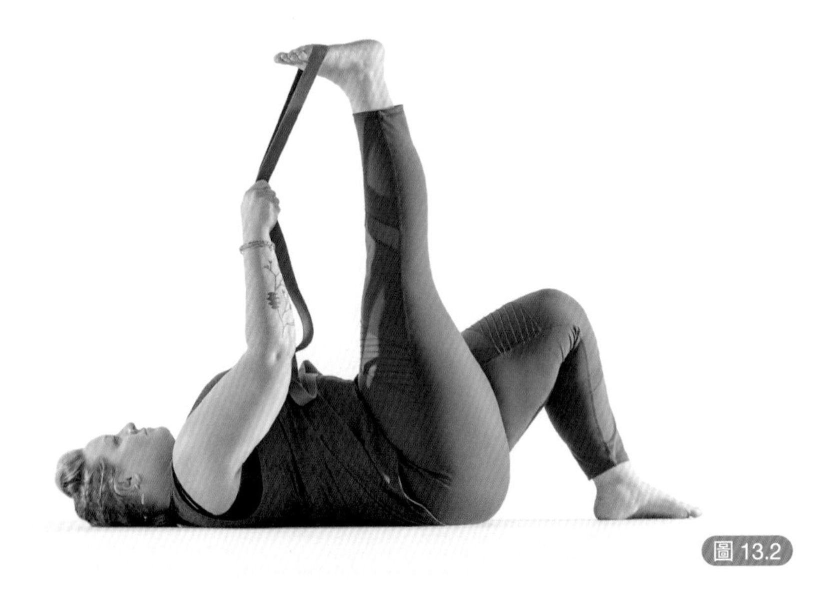

圖 13.2

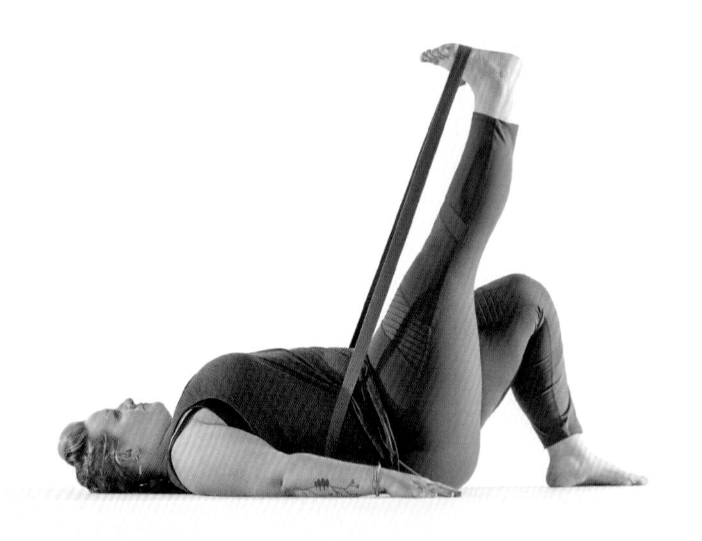

圖 13.3

3. 屈右腿並讓右膝收向胸口，然後將繩圈的另一端套在右腳腳底板上。調整繩圈的大小，讓右腿伸直時繩圈可以保持張力而不會鬆垮。可以花一些時間讓背側那端的繩圈往下移動到舒適的位置，保持右腿盡可能伸直。
4. 在繩圈的支持下舒服地躺在體式裡，左腿可以選擇曲腿或直腿(圖 13.3)。停留幾個呼吸後，屈右腿並將右腳解開後換邊。

扭轉仰臥手抓大腳趾式 *Parivritta Supta Padangusthasana*

扭轉仰臥手抓大腳趾式 (圖 13.2) 與仰臥手抓大腳趾式 (圖 13.1) 一樣對腿後肌有極好的伸展效果，因為又加上扭轉，可以為體式增加深度，和體驗不同部位的伸展效果。

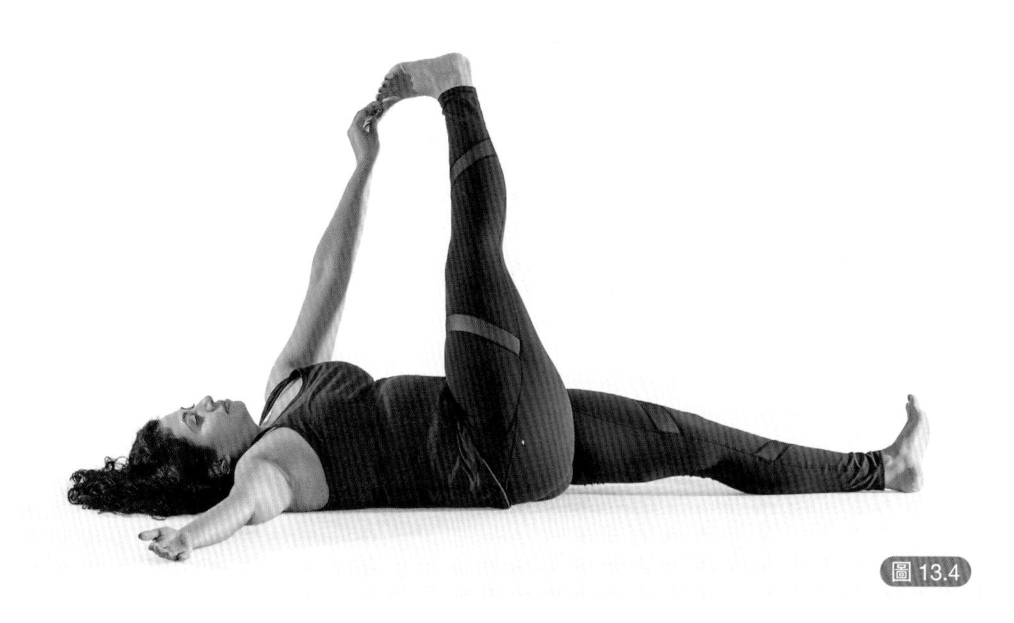

圖 13.4

好處：這個體式可以為臀部、腿後肌和髂脛束提供很好的伸展效果。

練習

1. 從仰臥姿開始，屈雙腿並讓雙膝靠向胸口。接著左腿保持彎曲並放下使腳掌平踩在地板上，右膝仍然靠向胸口。
2. 用左手抓住右腳掌外緣或大腳趾 (或用瑜伽繩固定腳掌)，讓左腿平放在地板 (譯註： 若腳掌能踩在牆面，可提供更好的穩定支撐作用)，並讓左腳趾和膝蓋朝向天花板。
3. 在下一個吸氣時，開始伸直右腿向上踢向天空，接著右腿維持伸直踢往左側 (如同圖 13.5)。此時會在右大腿的外側產生拉伸的感受，停留在感覺適當伸展的位置即可。此時左腿可能會不自覺地往左邊打開一些，在身體感覺良好的前提下是沒有關係的。

4. 右手臂平貼地面，與肩膀同高並往旁邊延伸，掌心可以選擇朝上或朝下，保持視線朝向天空(圖 13.4)。
5. 在此停留幾個呼吸。在下一個吸氣時，將右腿帶回向上垂直的位置，然後放回地面後，換邊。

變化式：使用繩子和抱枕

示範影片

抱枕和瑜伽繩可以為上腿在伸展的同時提供支撐，能幫助加深扭轉。

1. 採仰臥姿，雙腿平伸，左腿旁邊放一個抱枕。然後屈右腿抱向胸口，並將繩子套在右腳掌上。
2. 先保持左腿平伸，讓左膝和腳趾朝向天空。接著左手抓住繩子，盡可能抓往腳掌的方向。然後右腿往上踢直(如果無法完全伸直也沒關係)，右手臂平貼地面，往旁延伸與肩膀同高。
3. 接著將右腿踢直跨到身體左側，並使右腳掌放在地板上，盡可能讓右肩胛保持貼地而不要隨著右腿往左而被帶離地面(圖 13.5)。
4. 在這裡停留幾個呼吸。在下一個吸氣時，讓右腿回到垂直地面的位置，然後將右腿繩子解開放回地面，換邊。

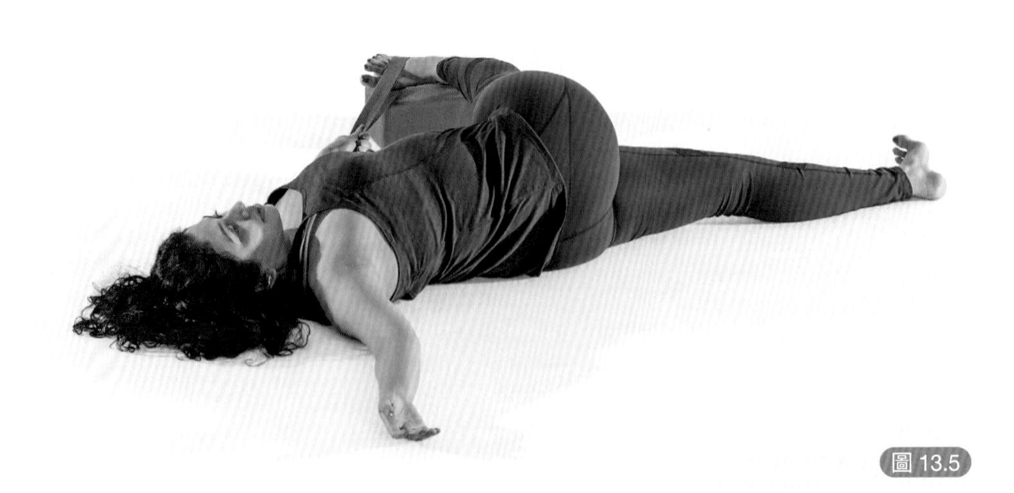

圖 13.5

仰臥扭轉 *Jathara Parivritti*

Jathara parivritti 其意義為**腹部扭轉式**，是許多瑜伽課中常做的收尾體式，而此處是採用仰臥姿操作，由於背部有地板支撐，比坐姿或站姿的體式更能輕鬆做到。

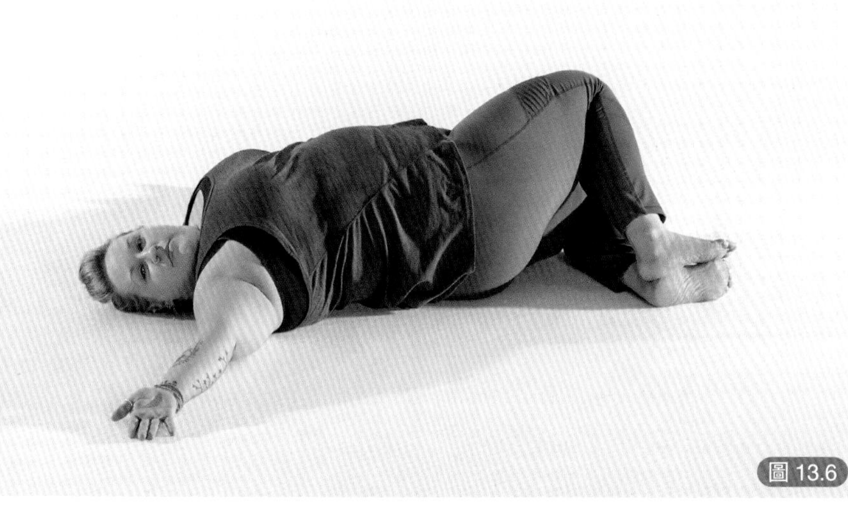

圖 13.6

好處：對許多人來說，仰臥扭轉是非常舒服也適合放鬆的姿勢，特別是在後彎或開髖體式之後練習，可以提供很好的釋放。

練習

1. 從仰臥姿開始，雙膝抱向胸口，將雙臂平伸到肩膀兩側，掌心可以選擇向上或向下。
2. 一個吸氣後，在下一個呼氣時將雙膝同時倒向身體左側並放低到地板上。視線朝向天花板凝視，或將頭轉向右或左皆可，請嘗試一下哪個版本最適合自己。
3. 每次呼氣時，讓腹部再向左扭轉，而讓膝蓋維持在原地不要收向腹部。
4. 保持三到五個呼吸，在下一個吸氣時將雙腿帶回中間位置後換邊。

提示：如果上述進入體式的方法會讓你感到不適或扭轉不過去，那就試試以下的方法：從仰臥姿開始，腳掌平放在地板上，然後腳掌踩穩並抬起臀部，如此可以將臀部先向右移動一些再放回地面，之後再將雙腿膝蓋倒向左邊，從這裡進入扭轉。

變化式：使用毯子或抱枕

1. 加上抱枕的支撐是具有修復效果的扭轉體式。其中一種方式是將上腿放在抱枕 (或毯子) 上獲得支撐，同時保持下腿延伸 (如圖 13.7 的示範)。
2. 如果雙膝之間還有很大的高度落差，請將抱枕 (或毯子) 放在雙膝之間以獲得更多的支撐高度。

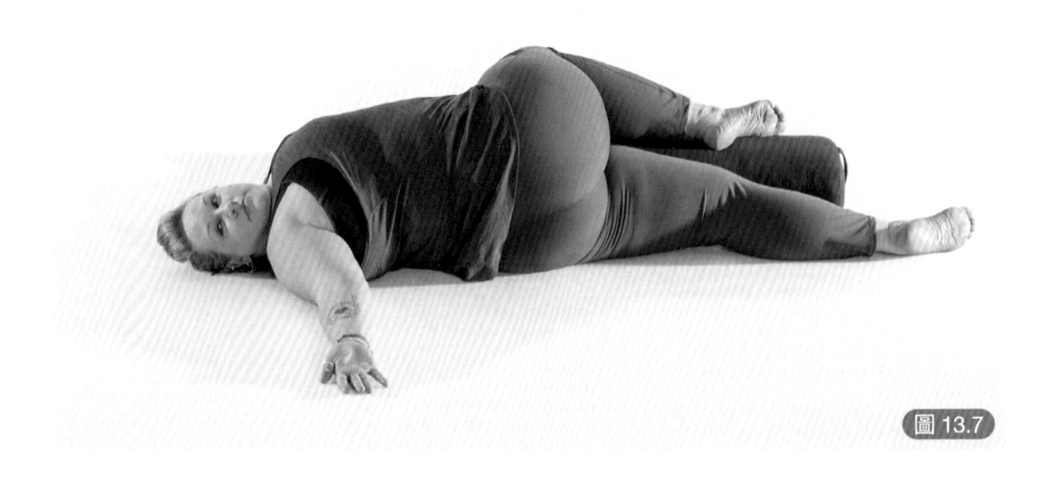

圖 13.7

仰臥嬰兒搖籃式 *Supta Hindolasana*

仰臥嬰兒搖籃式和其變化式可以在睡前，或在腿部鍛鍊和一連串站姿體式練習後提供特別好的伸展效果。有很多方法可以調整這個姿勢的高低深度，使它符合當下身體的需要。

好處：這個體式可以提供臀部外側、腿後肌、大腿內側和下背部舒適的伸展。

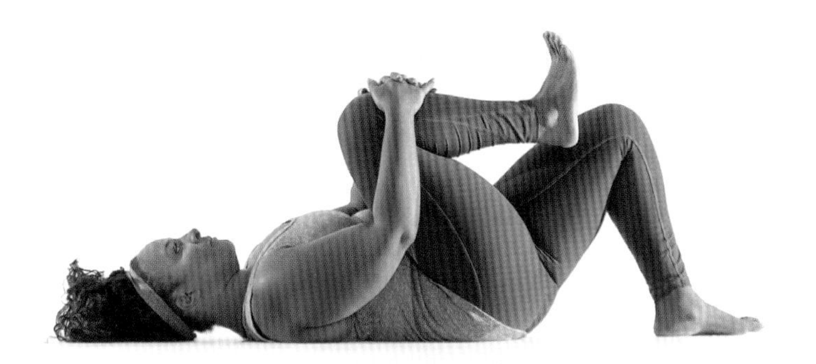

圖 13.8

練習

1. 從仰臥姿開始，屈雙腿並讓腳掌平貼地面。將右膝貼近胸口，用右手抓住右小腿或右大腿後側 (也可以用瑜伽繩固定大腿)。繼續將右膝抱往胸口，在這裡享受幾個呼吸。
2. 也可以嘗試讓右膝更靠近右腋窩與胸腔外側是什麼感覺，如果感覺舒適也可以在這裡停留幾個呼吸。
3. 左腿可以彎曲讓腳掌踩地 (圖 13.8)，或者伸直讓左膝蓋和腳趾朝向天花板 (圖 13.9) 皆可，為自己選擇最適合當下的練習方式，完成後換邊。

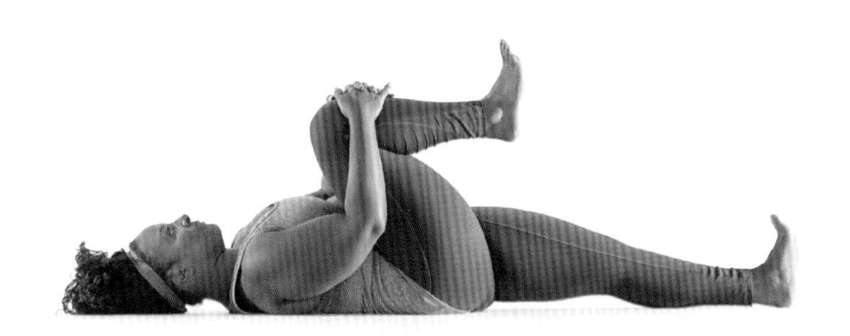

圖 13.9

變化式 1：手握嬰兒搖籃式

1. 如果想讓臀部外側有更多的伸展感受，可以將右腳踝抵在左大腿上 (左腿彎曲，左腳掌平放地面) 來進行 4 字形伸展。可以停留在這個姿勢，或用雙手抱住左小腿前側或左大腿後側往身體方向拉，讓左膝靠近胸口以加強伸展。
2. 如果想再進一步加強拉伸，可以嘗試手握嬰兒搖籃式。以左手握住右腳掌，右手握住右大腿後側 (膝蓋外側) (如圖 13.10 的示範)。
3. 保持右腳趾對齊右膝蓋，且腳踝朝膝蓋方向回勾。將坐骨壓回地板，將右腳拉向胸口，同時右膝別太貼近胸口，目的是使右小腿與軀幹垂直。停留幾個呼吸後換邊。

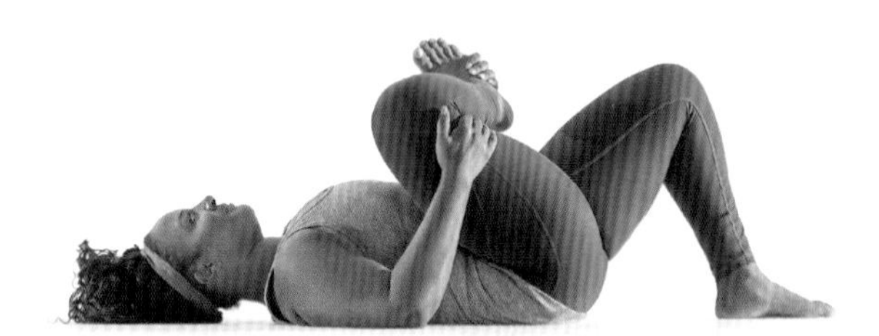

圖 13.10

變化式 2：肘部抱膝

如果可以做到前一個變化式，那就來試試手握嬰兒搖籃式的加深變化式。

1. 用雙手環抱右小腿與右腳，將右腳掌放進左肘窩、右膝蓋放進右肘窩，保持右腳彎曲和腳踝回勾。將右腳拉向胸口，使右小腿與軀幹垂直。
2. 此時的左腿是彎曲或伸直皆可，左腳跟可以留在地板或稍微抬起，只要保持左腿的膝蓋和腳趾皆朝上即可。
3. 如果想要再嘗試一點變化，也可以讓頭和肩膀抬離地面，停留幾個呼吸後，放鬆右腿回到仰臥姿，再換邊。

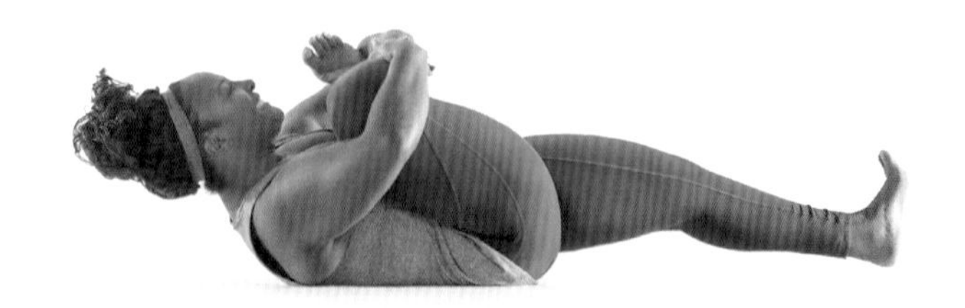

圖 13.11

14 chapter

攤屍式與其替代體式

攤屍式 *Savasana*

在我們心滿意足的鍛鍊後，經常會以攤屍式做為『大休息式』來款待自己，除了體式本身具有的休息效果之外，也可當作課堂最後階段的放鬆練習，用靜默、音樂或引導的方式放鬆。雖然攤屍式通常為仰臥姿，但重點不是外在的形態，而是內在感覺舒適和放鬆，並且可以長時間停留。

好處：在仰臥時練習放鬆地呼吸，可激活副交感神經系統的「休息和消化」功能，啟動「放鬆反應」，讓身體得到休息和恢復，放慢心率、降低血壓並促進消化。

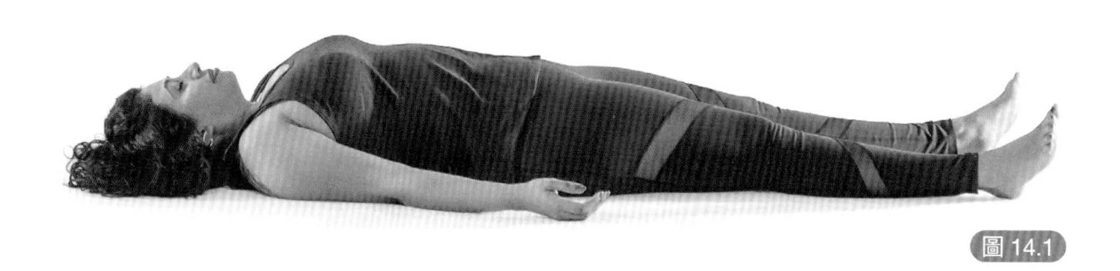

圖 14.1

練習

1. 呈仰臥姿，雙腿伸直且舒適地往兩旁張開(腳跟向內，腳趾向外)，或者也可以保持雙腿彎曲且腳掌著地。若選擇雙腿彎曲的版本，請將兩個腳掌分開與墊子同寬，並讓雙膝靠在一起。
2. 手臂放在身體兩側，與身體保持舒適的空間。掌心朝上，讓背後的肩胛彼此內收靠近，以創造胸口敞開與寬闊的空間。
3. 保持下巴與前額水平(如果下巴會不自覺抬起，請在頭下方墊一個枕頭或折疊的毯子)，可以選擇閉上眼睛或微睜雙眼保持視線柔軟。請用鼻子吸氣和呼氣，保持腹部柔軟並隨著呼吸起伏。
4. 瑜伽老師通常會建議攤屍式佔整趟練習時間的 5-10%，例如一堂 60 分鐘的瑜伽課會包含 5 到 10 分鐘的攤屍式，這是設計瑜伽序列時的參考，並非不可更動的規則，因此當有需要的時候，就盡情的享受每一次的攤屍式吧。請記得！就算是簡短的放鬆練習，也可以發揮長遠的效果。

巨石陣

1. 攤屍式有一些替代的方法可以提供有效的修復效果，例如在膝蓋下方放一個抱枕靠墊或捲起來的毯子，也可以嘗試在兩塊瑜伽磚上面再放一個抱枕，形成更高的巨石陣設置。兩塊磚的高度與距離需要來回嘗試幾次，以找出最適合自己的方式。
2. 接著躺下來，將膝蓋和小腿靠在抱枕上，根據需要調整姿勢，進入放鬆舒適的狀態。

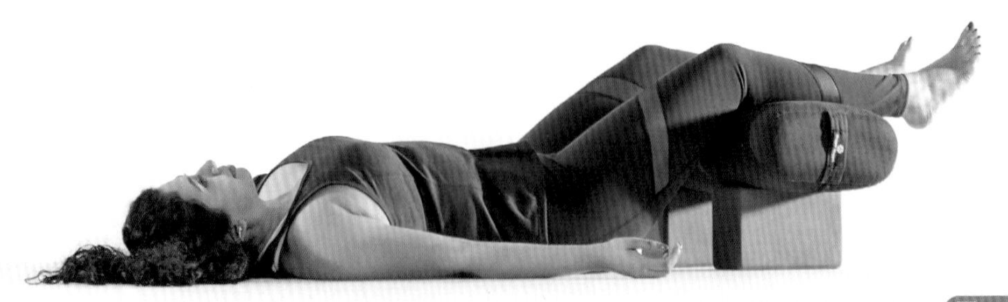

圖 14.2

鱷魚休息式 *Makarasana*

如果仰臥的攤屍式會產生任何不適感，那麼採俯臥姿的鱷魚休息式會是非常好的選擇，這也稱作**俯臥攤屍式**。

1. 呈俯臥姿，將前額放在交疊的前臂上，再將手臂往腿的方向施力回拖，讓上肋骨和胸口處離開地面(下肋骨仍留在地面)。如果疊放前臂會感到不舒服，也可以將手掌朝下疊放，並將額頭放在手背上，然後將肘部往腿的方向拖動，使上胸部和胸腔抬離地面。
2. 將雙腿分開舒適的距離且腳趾朝外，如果會感到不舒服，也可以嘗試將雙腿併攏並保持雙腳處於中立位置或將腳趾朝內。臉部肌肉保持柔和放鬆，關照呼吸時的身體部位起伏。可以在這裡停留任意時間。

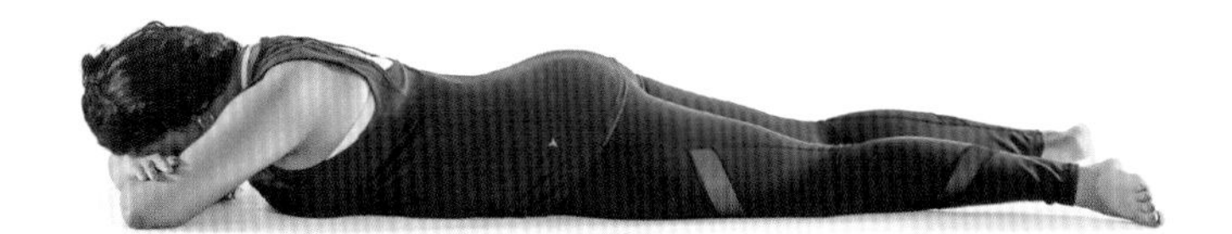
圖 14.3

側臥攤屍式

如果仰臥或俯臥都不舒服，那就試試側臥攤屍式。

1. 躺在自己喜歡的任何一側(但有身孕者建議採左側臥)，位於下方的手臂朝頭頂方向平伸於地面，並將頭靠在手臂二頭肌上。若手臂朝其他方向伸，也可以將頭靠在折疊的毯子或抱枕上。上方手臂可以放在任何舒適的位置。
2. 在兩腿膝蓋之間夾一個抱枕或折疊的毯子也可能會感到更舒服，亦或是在身後的地板上放一個抱枕為背部提供額外的支撐。眼睛要閉上或睜開皆可。用鼻子吸氣和呼氣，只要感覺舒適，可以在攤屍式裡長時間停留。

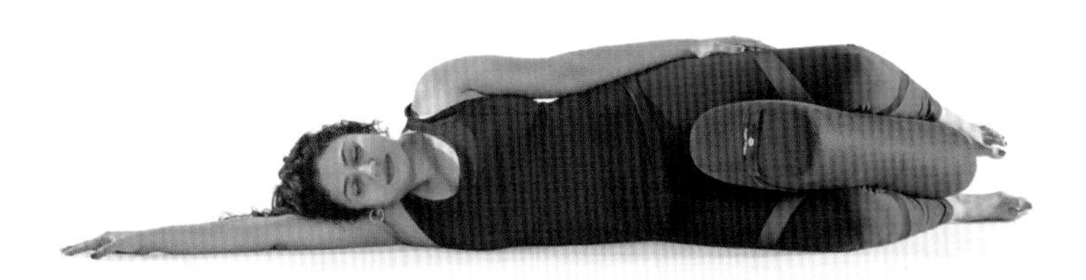
圖 14.4

15 chapter

冥想和培養慈悲心

瑜伽能將墊上的體式練習以更深刻的方式延伸到生活中，而冥想和培養慈悲心正是練習的核心。

冥想可以作為提升覺知的練習，學習如何不帶批判地完全投入，不在於變得更好或更不同，也不是關掉大腦停止思考，而是放慢速度向內看。

冥想或禪那 (*dhyana*) 不只是瑜伽的一部分，更是必不可少的傳承，同時也是許多宗教傳統不可分割的一部分，也許是很純粹的精神層面，也或許是世俗化的。正如瑜伽有多種派別一樣，冥想也有很多種風格，可以在許多書籍、影音媒體裡找到，除了部分常見的冥想技巧之外，這裡也會分享一些我們最喜歡的冥想練習。

編註：想學習冥想也可以參考《冥想入門超 EASY：10 天學會內心平靜 , 思緒清晰的腦內運動》一書 (旗標科技公司出版)。

相當多的科學研究都指出冥想對身心的好處，包括能明顯在生活中觀察到專注力、信心和應對技巧的提升，在此非常鼓勵學員們維持規律的冥想練習，即使只有幾個星期的時間，也請好好觀察冥想會如何觸動生活以及輔助瑜伽練習。

培養慈悲心的練習提供了一條路徑，以沒有分別的心去認識自己，只是知道自己現在身處何處以及如實的樣貌，本章中也分享了一些給自己的反思練習。

維持規律冥想的方法

設定目標

建立日常體式練習設定目標時要給自己一個聰明 **SMART** 的作法：具體的 (Specific)、可記量的 (Measurable)、可實現的 (Attainable)、相關的 (Relevant) 和有時限的 (Time-bound)，可以增加行動力，讓練習成為一種習慣。例如，目標可能是每天睡前冥想三分鐘，持續一個月。

找到適合自己的冥想方式

冥想方式中包含呼吸法、咒語、培養慈悲心、行禪、瑜伽睡眠 (一種經常以躺下進行的引導式放鬆或觀想練習)，還有更多方式可以探索，如果以上方式都不能與你產生共鳴，那也許會有另一些更適合的方法。

選擇一天中適合自己的時間

冥想的最佳時間就是最有可能真正冥想的時間！如果不是早起的鳥兒，可能隨時會想跳過清晨的冥想，轉頭倒下選擇更多的睡覺時間，因此午休時間或睡前反而會更適合練習，又或者以冥想開始新的一天可以達成更多目標，並且更專心一意。

如果原本就有固定練習體式的習慣或已經參加固定的練習課，也可以嘗試練習前後在墊子上冥想幾分鐘，無論選擇什麼時候，都建議持續一段時間 (例如幾週)，也不需要立下過於硬梆梆的規則，例如不小心在週一的清晨冥想中睡著了也沒關係，可以考慮在當天晚上進行另一次冥想。

找到舒適的姿勢

如果身體感到痛苦或不舒服，就很難堅持冥想！雖然可能常看到瑜伽行者呈蓮花盤寧靜打坐的圖像，但事實是，蓮花盤對多數人來說並不是一個非常輕鬆或易於掌握的冥想姿勢。如果正在練習坐姿冥想，那麼理想的冥想坐姿就是感到舒適的坐姿，不一定要是蓮花盤，可以散盤、跪坐、坐在墊子、瑜伽磚或折疊的毯子上，以幫助保持脊椎延伸。如果選擇散盤，也可以嘗試背靠著牆，或在膝蓋下墊個毯子或瑜伽磚以提供更多支撐，也可以試著坐在椅子上冥想，嘗試找到適合自己的姿勢，就算不適合坐姿冥想，也許睡眠瑜伽或行禪等練習會比較合適。

從小處著手，從簡單開始

不一定要長時間冥想也可以獲得冥想的好處，可以從三分鐘起步，設定好計時器，保持簡短的鍛鍊，之後也許會自發地想要延長冥想的時間，如果是這樣，那太好了！再給自己增加一分鐘左右，如果冥想開始讓人感到不知所措或者像是一件苦差事，那就回到小而簡單的狀態。

給自己一個溫柔的提醒

在手機行事曆中添加提醒、在記事本中寫下冥想計劃，或者嘗試可以隨身穿戴的簡單提醒，

例如在冥想之前將手鐲戴上，然後在冥想之後將手鐲換到另一邊手腕，也可以戴上念珠(常用於持咒冥想的串珠)。

如何練習冥想

咒語冥想

咒語(*mantra*)代表著神聖的或有意義的聲音，在梵文中，*man* 指的是心念，*tra* 的意思是「引導」或「保護」，從字義來看，咒語就是用在冥想時心念引導的詞或聲音，而將咒語與呼吸結合通常也有助於提升心念專一，有很多方法可以在冥想中使用咒語，以下將探討其中一部份。

1. 在吸氣時觀想自己同時吸引著心中想要培養的品質或咒語，在吐氣時觀想自己同時分享著心中想要送給世界的品質或咒語。

   例如：

   吸氣：和平
   呼氣：愛

吸氣：喜悅
呼氣：慈悲

2. 將吸氣和呼氣與能夠帶來力量的肯定句結合。依照傳統，肯定句與咒語略有不同，但可以用類似的方式使用肯定句：

   吸氣：我很強壯。
   呼氣：我能夠做到。

   吸氣：我是有力量的。
   呼氣：我是滿足的

3. 嗖吭 *Soham*（發音為 so-hum）是傳統上與呼吸配對的梵文咒語，也是許多冥想者學到的第一個梵文咒語，經常被解釋為「我是那（I am that）」，在吠陀哲學中，被理解為與宇宙的能量結合，可以與呼吸協調如下：

   吸氣：嗖 *So*
   呼氣：吭 *ham*

開始練習

選擇一個能與你產生共鳴的咒語練習，接著找到一個舒適的冥想姿勢，無論選擇哪種姿勢，盡量坐直，讓後腦勺與骨盆後側對齊，並通過頭頂向上延伸脊椎。

如前述介紹的方法，建議為自己的練習設好計時器，這樣就不必擔心時間到了沒，如果還不熟悉冥想或已經有一段時間沒有練習，請嘗試從三分鐘為起始點，並在日常生活允許的情況下依照自己的直覺逐漸延長冥想的時間。

1. 雙手放在任何舒服的位置（也許是大腿上），掌心朝上或朝下皆可，有些禪修者相信掌心朝上代表著接受，而將掌心朝下則表示連結。
2. 如果感覺舒服，請閉上眼睛，或者睜開眼睛並保持視線放柔軟。
3. 接著將注意力來到呼吸，如果可以，請用鼻子吸氣和呼氣。

4. 每次吸氣時允許上腹部和胸腔自然擴張，呼氣時自然下沉 (下腹肌肉會微微的啟動，以保持坐直)，調整吸氣和呼氣的長度和質量，讓吸吐氣的品質相等且均勻。
5. 接著將選擇好的咒語帶入呼吸的節奏中。
6. 當意識到心念飄忽不定時，要不斷地把覺知帶回呼吸和咒語上，這正是練習的一部分，因此就算心念一時飄走，也不要覺得做錯了。
7. 當計時器響起時，請停止咒語的練習，讓意識回到吸氣和呼氣，如果此時眼睛閉著，那就請睜開眼睛。

如果願意，請嘗試在冥想或培養慈悲心的練習後，將雙手放在心口或呈祈禱式，感謝自己願意花時間用練習照料自己，也感謝生活中發生的所有好事。

身體欣賞冥想

這是一種身體重置冥想，旨在重新建立、接受與身體之間的關係，解除對身體負面的價值觀。多數人在經歷社會化的同時，已經習慣用消極和不信任的態度看待身體，這並不是與生俱來的，沒有人是生來就討厭自己的，蹣跚學步的孩子只會對自己的身體感到快樂和好奇，讓我們回到那段可以全然享受身體的幸福時光，就像孩子一樣。

這個練習可以重新建立對自己的觀照力，看見自己無論是在身體上、情感上或是精神上美好的部分，也可以幫助自己看見多層次的觀點，理解到人類是多麼精彩且平衡，希望以下的練習可以成為道路，走向與自己和平相處的地方，回到最初的樣貌。

1. 首先找到一個舒適的坐姿，或選擇躺姿，眼睛可以輕鬆閉上或是微微睜開。
2. 接著允許自己將注意力帶到呼吸上，觀察吸氣如何照亮身體，呼氣如何使身體放鬆，當意識到思緒開始漂移時，再次輕輕地把覺知帶回呼吸。
3. 透過深層的呼吸使肋骨與腹部緩緩擴張，如果感覺舒服，請屏息幾秒鐘，再慢慢釋放，一遍又一遍地重複這個練習，直到身體開始變得輕盈柔軟。

4. 在每一次呼吸時，感覺肺部隨著空氣進出而起伏，讓呼吸成為想像中的浪潮：呼氣時，潮汐向大海推送，吸氣時，海浪又滾回岸邊。
5. 觀想隨著每一波浪潮，體內的緊張感慢慢釋放，然後輕輕流走，放鬆肩膀，放鬆下巴，放鬆眉心，讓身體的重量完全沉到墊子、椅子或地板裡。
6. 對自己說：我存在當下，我是滿足的，我是安全的，我是充滿愛的。
7. 現在，繼續深呼吸的同時，將意識轉移到身體上，探索身體感受。
8. 耐心地回顧這個身體可以做的所有事情，覺知到它如何去愛、去感覺以及好好呼吸的能力，接著觀察身體的感受，各個部位接觸到衣服或空氣是什麼樣的感覺？
9. 謝謝自己身體裡所有值得感激的事，也把雙手放在身體上經常被自己批評的地方，給那些地方理解和愛，把呼吸送到那些自己不滿意的空間，讓那些空間平靜下來，告訴自己，你可以安住在這個空間裡，就如同此刻安住在當下。
10. 花一些時間去看見自己對身體的想法和期望，在觀照呼吸的同時意識到自己是如何想？如何看？當心能夠投注身體時，去感受，去知覺。
11. 感受著自己正與身體和解，不一定會是喜悅的感受，但嘗試卸下心中的憤怒或厭惡，站在心中的平衡島上，感受自己可以踏實地在此時此刻所處的位置上。
12. 當身體感到舒服時是什麼感覺？開始看見身體是成就自己的生命與生活，全然神聖的存在。
13. 身體為自己做了哪些不可思議的事情？也許是每次需要能量時身體如何讓你恢復活力，需要休息時身體如何讓你放鬆。
14. 安心地做自己，再重複一次，安心地做自己，你是豐足的。
15. 可以嘗試許多帶來和平與包容的咒語，並讓與自己最有共鳴的咒語，不斷的重複在一吸一吐中：

吸氣：我是豐足的。
呼氣：我可以創造豐盛。

吸氣：我擁有的已經足夠了。
呼氣：我的身體是滿足的。

吸氣：我的身體展現著神聖的本質。
呼氣：我在平靜中。

16. 現在，感覺自己正走在自我接納的道路上。
17. 當你準備好時，透過幾次深呼吸把自己的意識帶回來，一邊持續深長的呼吸，一邊慢慢以舒服的方式輕輕動一下身體，然後再將注意力重新帶回身處的環境中，如果有閉上眼睛，請緩慢的睜開眼睛，感受著冥想後的餘韻。

如何培養慈悲心

正如冥想的方法有很多種，培養慈悲心也有很多不同的練習方法，規律寫日記是其中一種有效的做法，可以使用提問或省思，也可以選擇自由寫作。

不需要花很長的時間寫日記才會有效，只要試著寫下任何浮現的字句，哪怕是兩分鐘，如果有靈感也可以寫更長的時間，不需要評論或判斷寫出來的內容，觀察文字會如何流動，和冥想一樣，建議選擇一天中固定的時間，並與自己約定一段時間嘗試寫日記，看看會產生什麼影響。

日記中的提問或省思

- 任何想要感謝的事？(適合放進每天的日記中！)
- 有什麼想要完成的事？有什麼值得肯定的事？(適合放進每天的日記中！)
- 我現在感覺如何？呼吸的狀態、衣服觸碰皮膚的質感、我的情緒？

- 我的核心價值觀是什麼？我的核心價值觀是否與我喜愛的事物、行為與感受一致？
- 喜歡做的事情的行為和感受一致嗎？
- 我是否心口不一或言行合一？
- 我正在為自己編織什麼樣的故事？這個故事是真實的嗎？
- 我將如何照料自己？
- 我將如何創造喜悅？
- 我想在生活中創造什麼感覺？我渴望與誰分享？
- 我該如何歡慶我的生命？
- 我的瑜伽練習進展如何？冥想進展如何？
- 有什麼反思或啓發嗎？
- 是什麼觸動了我？
- 有什麼是我可以放下的？

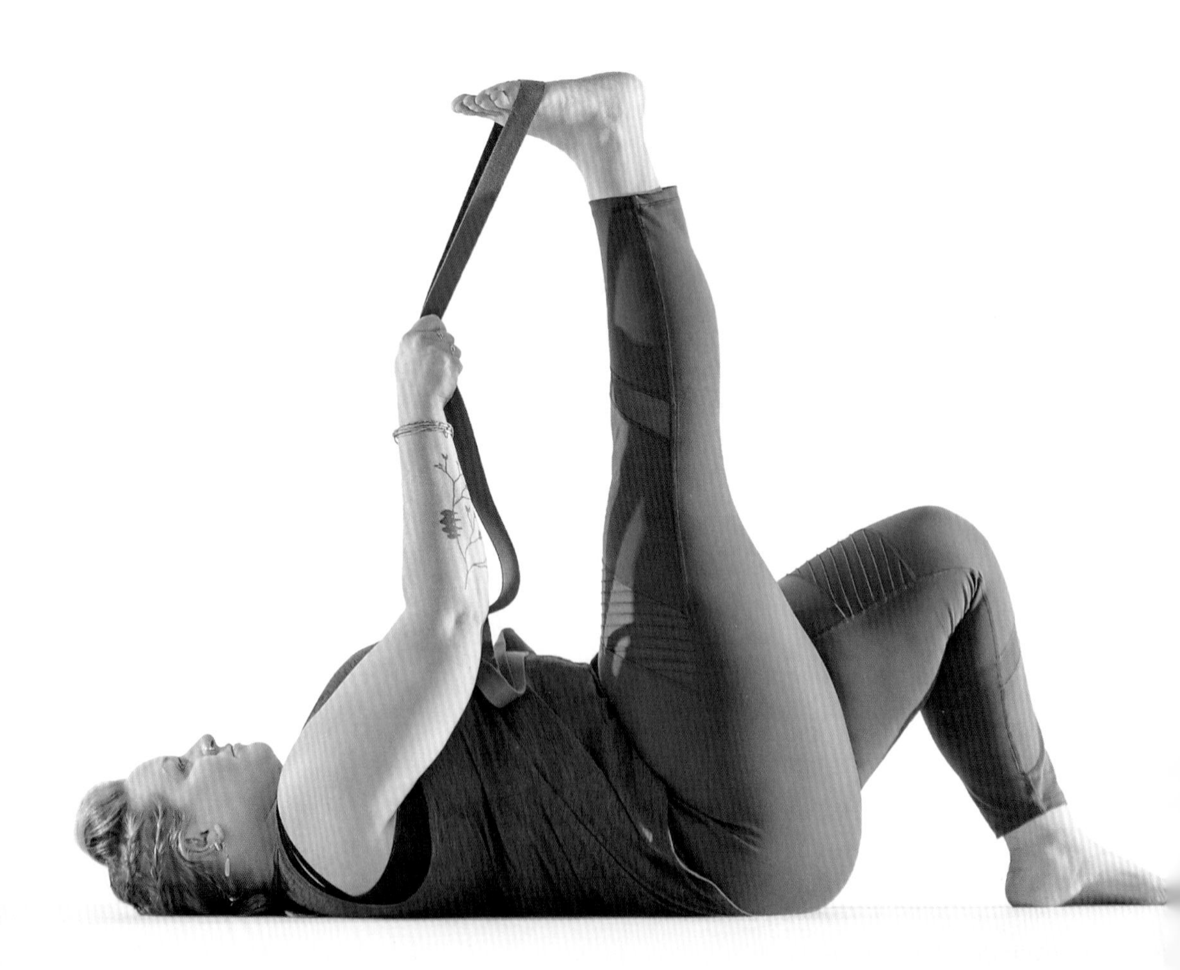

Part 3

設計屬於自己的練習

16 chapter

人人都可以開始的練習序列

無論是為了自己的練習設計序列，還是打算在課堂上與學生分享，我們都希望你能牢記這些核心理念：如何歡迎自己和學生到墊子上練習很重要；與自己和學生交談的話語也很重要。瑜伽練習不僅僅只有姿勢，更重要的是：試著創造機會，打開與自己、學生和世界的交流！

本章不僅希望能對老師、培訓師有所幫助，也希望能夠幫助那些在家精進練習的瑜伽人。首先，來談談如何安頓我們的墊子、班級還有學生；如何與自己和彼此交談；再來討論編排序列的藝術。

來吧！因為是你

要記得！瑜伽不只是讓身體伸展和修復，而是為了更瞭解自己，無論今天在哪兒，都可以和自己在一起，練習會不斷地和你一起成長和改變。昨天所做的事並不代表今天也必須做，同樣地，今天沒做的事也不代表永遠不能再做，每次練習和每個動作都是獨一無二的。如果這是你最近一次回到墊子上，那太好了！好好歡迎自己回來吧！無論停練了多久，瑜伽的大門始終為你敞開！

歡迎你的學生

在瑜伽練習中為學生創造和維持一個安全的空間來享受瑜伽練習並不是一件容易的事，老師不僅需要確保在練習過程中的身體安全，在情感上也是。胖胖的學生、年長的學生、來自不同背景的學生、身體能力水平不同的學生，坦白來說，學生在瑜伽課上或多或少都會感覺不自在，那種身心不屬於自己的感覺很可怕，這也是為什麼我們的第一步會是歡迎學生！

好好關心和支持學生，並鼓勵他們來上課！這會是課堂上打造理解和欣賞每個不同個體和能力氛圍的第一步。

為所有人創造安全練習空間的十個要點

1. 如果教學目標是為特定人群服務，那麼就該專門安排一門課程(像是胖胖瑜伽、酷兒瑜伽、老人瑜伽等)。創建專業特定的課程會是確保所有學生都感到被關愛、包容、歡迎、稱讚、和鼓勵的一種方式。
2. 自我練習(*svadhyaya*)：持續自我練習，並檢視自己是否對和自己不同的人產生偏見。如果自己對性別、體型或種族產生偏見，會如何影響教學生涯及學生上課體驗？一旦意識到偏見，就必須做出什麼來改變和解決？
3. 設計課程：為每一堂瑜伽課做好準備，雖然無法預知誰會出現，計劃也可能會偏離，但有一個主題計劃備著並不是件壞事，學生們會很高興學習到生活與瑜伽的連結，也可以邀請他們參與練習來更「認識自己」，但仍要記得提醒他們：瑜伽練習不僅僅只是姿勢！
4. 確保學生感覺自在 — 特別是新手！用一個微笑來自我介紹和開啟對話吧！誠摯地邀請他們來到練習空間，讓新生能夠安心地上課。
5. 記住學生的名字表示足夠的關心，這對學生來說是件暖心的事。
6. 清楚學生的練習資訊，願意和他們討論任何練習上的困難或疑慮，並保持友善的態度，清楚學生的能力在哪兒。

7. 促進學生間的互相交流：可以向班上原有的學生介紹另一位新同學，試著讓舊生帶著新同學認識輔具、參觀工作室與如何到洗手間，這可以營造溫馨友善的氛圍，同時也可以鼓勵學生多多分享彼此的練習經驗。
8. 永遠不要預先判斷學生的情況：老實說，這會是個艱難的過程，因為人們總是很容易無意識地去批判他人，所以務必再三檢討反省，找出讓人不舒服的原因，並為瑜伽教學實踐做出改善，避免以貌取人，學生即使有著更大的體型、更大的年齡或個體差異，仍然能練習瑜伽。
9. 清楚的表達：明確地敘述、聲音宏亮、清晰且緩慢地說話。
10. 保持簡單說明：不建議說得過於龐雜，可以在課堂上多留出一些空白的時間讓學生與自己相處。

語言背後的目的和力量

在想著如何邀請自己和學生來到墊上之前，留意話語背後的含義，善待自己的身體和瑜伽練習並尊重你的學生。

有些瑜伽老師習慣用這句話：「完全進入體式。」來概括那些體式在照片中該有的「經典」或「典型」模樣，這句話非常具有誤導性，而且也慢慢過時了。因為這句話傾向框架住人們對自己身體姿勢應該是什麼樣子的看法，自此內心的對話可能會轉變為一種自我懷疑和批判，斷定自己永遠無法做到的想法會開始蔓延，所以必須改變原先的看法，明白「完全進入體式」真實的意涵：自己本身就是獨一無二的完美詮釋。

不要依賴像是「完全進入體式」這樣的限制性話語，而是開創新的指令，例如：「來到**你的**下犬式」。給自己和學生探索瑜伽海洋的自由，鼓勵學生用更正向的話語來認識自己，像是覺察自己的感受、探索身體空間、不勉強自己去觸碰動作的邊界等，並提醒他們要在身體感覺舒適的條件下去練習。

小叮嚀

- 小心使用帶有性別的用詞，例如女士們、先生們，可以盡量用中性用詞，例如大家、朋友們、各位等。對於懷孕女性的用詞也要特別注意，並避免刻板印象，例如：女性往往更感性或男性往往更有野心等 ......。
- 體式的替代或變化並不會減少體式所帶來的好處，可以好好解釋替代式或變化式的價值所在。
- 請記住：學生往往會因為老師的用詞而受到鼓勵或打擊，使用邀請的語氣來練習瑜伽，而不是命令，當學生有疑問時，也要保持善意。

序列

有許多不同的方法可以在家中或課堂上編排瑜伽序列 (sequence)，我們在本節會將重點放在瑜伽老師身上，但大多數的概念還是能應用在居家練習中。

有些老師喜歡臨場教學，而有些則偏好事先安排好課程內容。如果你是瑜伽老師，我們會更建議事先安排好，有計劃地安排課程能讓你高枕無憂，同時培養自動自發的好習慣，會因此看起來更專業、更自信，並且對學生更加投入。

身為老師，需要對新生的需求保持敏銳、對經驗豐富的學生保持開放態度，透過課程可以向學生展示自己的深度，並為照料自己、個人成長和精神連結創造空間，可以透過精彩且縝密編排過的序列來創造靈感和歡樂，可以改變身體移動和呼吸連結的方式，甚至可以改變想法，為新的可能敞開心胸。

為什麼需要學生練習？

筆者深受瑜伽老師賽爾 (Christina Sell) 的啟發，她在序列編排上的用心令人佩服。首先她大致將學生分為三種不同的類型，但這並不意謂著只有這三種類型的人會練習瑜伽，而是這些人都有共同的特徵，這些特徵值得我們一再思量，請盡可能多了解學生的需求、目標和興趣，這能幫助你建立漸進式、平易近人和充滿包容的瑜伽課程。

第一類人是**靈性派**，他們希望能受到啟發並追求更靈性的瑜伽體驗，其中可能包括充滿儀式感的昏暗燈光、傳統西塔琴音樂和薰香等，想要沉浸在瑜伽的心靈之旅，練習對他們來說是為了追尋更平和、更高等的靈魂昇華。

第二類人是**實務派**，他們會更在乎體式的應用技巧，對體式的練習方式和原因很感興趣，可能會熱衷於解剖學、生理學或是生物力學，甚至是瑜伽的練習架構，就像是瑜伽界的科學家，好奇膝蓋的擺放角度以及為什麼要做這些體式，如果他們能從課堂中學到東西，就會願意繼續上課。

第三類人是**運動員**，他們會根據身體狀況來衡量課堂效率，瑜伽練習對他們來說僅僅只是呼吸、運動流汗、肌肉伸展，和肌力強化而已，他們喜歡課程連續進行，不希望因為示範或調整動作而停下。對他們而言，瑜伽是身體鍛鍊的一部分，通常會喜歡學習序列並希望能用自己的力量獨自完成序列。

我們還額外添加了一個類型：**怕生謹慎派**。這些人通常是瑜伽新手，可能因為身體受傷或是需要壓力排解而選擇練習瑜伽。其中有一部分是殘疾人士，因為受傷焦慮和身體能力受限，在練習中會需要老師更多的包容與關注。

老實說，所有的學生都會是這些或是其他類型的組合，儘管老師們可能會特別偏好其中一種，但編排序列的最佳方法仍是去瞭解學生，並關心他們在練習上的問題，找出不同學生對什麼有興趣，仔細的觀察和深入瞭解學生是成為一名優秀瑜伽老師的關鍵。

序列的種類

安排課程有許多不同的方式，取決於個人偏好以及學生的練習需求，小心觀察和保持開放的學習心態。以下是關於如何編排序列的幾個範例：

1. 使用固定的瑜伽序列，如同吉瓦木克堤瑜伽 (Jivamukti)、阿斯坦加瑜伽 (Ashtanga) 和希瓦南達瑜伽 (Sivananda) 中所展示的。
2. 使用正位原則來編排，就如艾揚格瑜伽 (Iyengar) 所教授的。

3. 朝著體式的「高峰」發展。例如，如果是以向上弓式或輪式來進行排序的話，先確定需要做哪些預備體式才能完成「課程預設的高峰體式」，去練習該體式或它的變化式，然後隨著課程進行再慢慢來到最後的放鬆序列。

4. 什麼都有一些的綜合編排。

課程主題

為課程設定一個主題或焦點，這樣才能講一個完整的故事並給予學生完整的體驗，如果想安排主題，這邊有些選擇主題的小建議：

» 就像創建音樂的播放清單一樣，試著在每首歌曲中找到共同點，或是用最愛的歌手來製作一個完整的播放列表。

» 選擇一個需要被照料的身體部位，例如肩膀或臀部，甚至也可以是一個概念，例如找到平衡。

» 可以有一個專注於季節性變化的主題，它可能會源自於有「瑜伽的姐妹科學 (Yoga's sister science」之稱的阿育吠陀 (Ayurveda) 的某些原則。

» 可以為課程設計一個以詩歌、引文或短篇小說為核心的主題。

» 創建一個專注於品質或美德的主題，例如勇氣或感恩。

» 主題也可以是想傳達的理念，例如專注在呼吸、放掉懸念或在體式中與身體和平相處等等。

編註：阿育吠陀之所以被稱為瑜伽的姊妹科學，是因為兩者有許多相似的特點，也被認為是瑜伽的衍生或擴展。

編排序列的關鍵參考因素

» **從靜心練習開始（坐著、站著或躺著）**

讓學生擺脫雜念，意識來到身體。

» **暖身**

在有初中高階練習者的混合班中，選擇每個人都可以輕鬆完成的姿勢，並盡量讓大肌群都能動到。

» **確保課程中有八成的人可以全部或幾乎完成序列**

可以安排一個或兩個具有挑戰性的體式，讓學生嘗試看看或是練習變化式，且記得告訴學生，變化式的安排是有意義的，它可以很有趣、很親切且讓人充滿信心，也可以為那些具有挑戰性的體式奠定良好的基礎。

» **冷卻**

留出時間讓學生放鬆並準備攤屍式（*Savasana*，見第 14 章），可以針對他們在課堂上運用的身體肌群來安排「冷卻緩和的體式」。

» **為攤屍式空出時間**

安排至少幾分鐘的完全放鬆練習，根據教學風格、學生的興趣和需求，攤屍式可以是靜默、有引導的放鬆，或是音樂的形式。

保持身心靈的樂觀
幫助學生克服自我意識

有許多人像是年長者、初學者、肢障人士和體型較大的人，他們在練習瑜伽時可能會感到不自在，對此要明白：**身為老師，需要關注學生能做什麼，而不是不能做什麼。**將意識拉回課堂上可以做的事情：專注地「認識自己」，告訴每一位學生他們都是自己最好的瑜伽老師，這也能間接提醒學生：不論在媒體上看到什麼，還是在課程中看到什麼，其他人無法真正影響自己在瑜伽練習中做與不做的收穫。

面對不同的學生群體，必須嘗試和班級裡所有人建立聯繫，不是每個學生都會要求回報，但根據經驗，如果能保持開放真誠的心，一定會有越來越多的人想和你一起練習！

打造一堂充滿包容、平易近人且能夠進步的課程

作為老師，一開始會先以學生所處的階段為主給予支持，但也不希望他們一直停滯不前！即便面對學生卡關，很重要的一點是不要氣餒，必須把這些經歷當作機會，才能更加了解練習、學生和自己。可以留意的地方是：有時候公開的大型團課並不能很好地幫助到每個學生，這時選擇私人或較少人的課程反而可以更好地去幫助那些學生。

充分了解各等級瑜伽練習者在課程中會面臨到的挑戰、包容性的教學精神可以更貼近學生。這些挑戰通常會是：

» 胸部、臀部、大腿等較大面積的身體部位可能會限制某些體式的練習

» 學生自我意識過於強烈和面對他人眼光的不自在

» 學生對於無法完成體式的害怕

» 老師對學生能力水平的判斷 (可能來自他們自己、其他學生或老師)

» 老師對性別、文化的不當評論和針對特定性別的偏見

» 上課所採用的音樂 (像是歌詞中包含侮辱、不恰當的文化或性別歧視語言等)

透過瑜伽練習成為一名更有意識的老師，能讓你克服這些挑戰。覺察學生，同時對自己要求他們做什麼保持覺知，以及如何要求他們做的，去體會與自身不同的經歷，能真正有效的做到換位思考，打破既定習慣的「教學模式」，親身實際去了解學生的需求，才能幫助你成為他們眼中最棒的老師。

以下是我們在面對各階級學生能夠做好教學本分的三大秘訣：

1. 專注在學生身上
2. 同理心
3. 對說出來的話語保有意識

輔具帶來的力量

輔具能夠支持和加深所有學生的練習體驗，輔具可以很好地辨別課程是否具包容性，本書在第 5 章已深入討論輔具使用，在課程中宣導能將輔具作為練習工具，幫助調整姿勢、支撐身體，並能在整堂瑜伽課中協助改善身體健康。使用輔具能讓課程內容變得廣泛且具包容性，特別是它能夠滿足不同體型的需求。

以下是體現輔具力量的重要技巧：

1. 介紹和規範輔具的使用，即便學生認為自己不需要輔具，還是讓他們在課前將輔具放在手邊，接著可以鼓勵學生在體式中使用輔具，並觀察輔具在練習中提供不同的感受，體會輔具也可以是增加感受的選擇，並不是像「拐杖」只能用來支撐無法完成體式的人。
2. 教導學生如何善用各種輔具，建立能在其他課程或是自家練習中自在使用輔具的信心。
3. 在準備課程時，先用自己的身體去練習輔具的使用方法。
4. 先教好體式使用輔具的「標準版本」，這樣才能讓輔具被正常的使用，也不會讓任何學生因此被排除在外。

過渡

新手、年長者和體型較大的學生，可能對於瑜伽體式的「忽上忽下」變化而感到困擾，如果能最大幅度地減少這些過渡，就能讓課程變得更加平易近人和舒適。

對於體型較大的學生和新手來說，最困難的過渡就是「跨步」。通常會從下犬式開始，學生將雙腳向前跨到雙手之間，進入弓步或站立姿勢，如果臀部緊繃或腹部、大腿、胸部較大的學生，在跨步時通常會遇到困難，所以在這裡最好的解決方案是利用「後撤步」，讓學生從站姿前彎開始，向後踩出一隻腳來完成姿勢，而不是從下犬式向前跨步。

在使用「後撤步」時，也可以透過將腳趾轉向墊子的長邊來進入四肢側伸展式，這能讓學生能以更穩定、更平易近人的方式過渡到側向姿勢(例如英雄二式、側角式、三角式和半月式)。本書第 6 章對下犬式的描述中有關於「如何從下犬式逐步過渡」的相關練習。

循序漸進的編排序列

站牌排序法（*The Bus Stop Method*）— **緩慢而穩定的取得勝利！**

我們很喜歡賽爾老師的「站牌排序法」，提供讓課程更加平易近人的小妙招。首先，選擇想教的體式並先實踐在自己身上，花點時間觀察體式的形態，想一下有哪些姿勢是相同模式的，然後將這些姿勢和體式排序組合在一起。

要怎麼用站牌排序法？

1. 從體式的基本形式開始，再慢慢到最後目的地。
2. 邀請學生在第一站「上車」。
3. 隨著姿勢的堆疊變得更加複雜，為學生提供在到達目的地之前，在不同站點下車的機會。
4. 提醒學生放慢速度，享受旅行！

站牌排序法的範例

» **站牌 1：**單腿保持平衡，讓另一腳膝蓋靠近胸部。

» **站牌 2：**為了來到英雄三式，將雙手放在磚上從前彎開始，單腿穩定，同時將另一條腿抬到身後，透過腳跟向外拉長。

» **站牌 3：**進入英雄三式，可以試著只將一隻手搭放在磚上，另一隻手向外延伸，或是來到用一隻手搭磚輔助的半月式。

小提醒：

- 確保教學的每個體式都有兩到三個變化，並在上課之前先在墊子練習一下，花時間拆解課程中的每個姿勢。
- 允許學生在任何站點下車。
- 注意在課程中所有學生的狀態，要記得：安排的課程中，所有學生都要可以輕鬆舒適地執行八到九成的姿勢。
- 對於剩下的進階練習者，你可以將更有挑戰性的姿勢作為教學如何安全練習的機會，在安全的情況下，學生通常會願意在課堂上學習新事物。
- 要有創意！

混合級別的課程安排

儘管混合級別這個詞很常見，但通常還是用詞不當，現在許多「混合級別」或「所有級別」的課程中所看到的內容通常都是中階學生的水準。那麼，該如何教學真正的混合級別課程呢？建議將課程拆解為可消化的板塊。

1. 如果你正在對課程體式頂峰進行排序，請先確定好頂峰體式，然後開始研究同一組中的姿勢(即那些相同類型的姿勢)，使用同一組的簡單姿勢來編排一個暖身序列，或者先確定好課程主題，找尋相關的姿勢，然後用簡單的姿勢來構建編排。
2. 開始在暖身中的姿勢加入變化，並告訴學生他們之後可以在練習頂峰體式之前，用這些姿勢來做好暖身準備。
3. 觀察學生並找出那些讓他們在熱身過程感到困難的姿勢，應用這些觀察結果來調整課程內容。

序列的安排範例

這裡有許多不同的方法可以安排瑜伽練習或課程。「正確」的練習是最能夠好好善待自己和學生的方式，以下的序列是我們的最愛，能幫助你打造全方位完整的課程，可以隨意地使用或修改，設計出屬於自己的序列。

不必為每個主題類別都安排一個姿勢！可以捨棄任何不符合當前需求、目標或練習主題的內容。

聚焦 從輕鬆的坐姿、跪姿、嬰兒式、攤屍式、鱷魚休息式或山式來靜心，並進行簡單的省思和呼吸覺察練習。

暖身 選擇簡單、動態的、體式的預先準備動作。例如，等等要練習高弓步，則可以先從低弓步開始。

下犬式 在開始時先進行動態暖身，例如踩踏腳板、左右擺正骨盆和腳跟，同時提供一些練習選項，像是彎曲膝蓋、手放在磚上，或是也可以用四足跪姿來替代下犬式。

拜日式 拜日式A、B或是任何你偏好的變化皆可。

站姿動作 英雄系列、三角式、側角式、半月式、站姿平衡姿勢或是弓步變化等。

核心鍛鍊 船式和其變化，甚至從其他運動，像是皮拉提斯等加入練習。

開髖練習 許多手平衡姿勢會需要側髖、腿後肌的柔軟度，像是飛鴿式、飛行劈腿式、飛行羅盤式或螢火蟲式等，所以先在地上進行像是鴿式、火木式，牛面式等開髖練習是很重要的。

手平衡和倒立 如海豚式、肘倒立、頭倒立、手倒立和蠍子式。

股四頭肌和髖屈肌伸展 英雄系列、臥姿英雄式、亞瑟王式。(這些能很好地為接續的後彎做準備，後彎會需要相當多的股四頭肌和髖屈肌柔軟度)

後彎 弓式、駱駝式、橋式、向上弓式等。

坐姿、躺姿的扭轉和前彎 坐姿前彎、頭碰膝式、仰臥扭轉，以及任何能夠幫助靜心降溫、為攤屍式做準備的姿勢。

靠牆抬腿式 或是其他恢復性姿勢也可以。

攤屍式 可以選擇在攤屍式放鬆，或是鱷魚休息式、側臥攤屍式等。

調息和冥想 可以是一個簡短的口語引導，或片刻的靜默，主要是為了幫助我們加深呼吸的覺察和省思。

小提醒：

- ♦ 允許每個人的不同之處，並支持學生在練習中為自己的身體做出明智的選擇。
- ♦ 撥出時間幫助需要額外關照的學生，選定停留的體式、設定時間、四處走動並隨時提供他們協助。

有創意的序列和客製化的串聯

無論你是正在尋找新的課程編排方法的瑜伽老師，或是想要嘗試新奇的瑜伽練習者，這裡有一些我們最喜歡的排序法，能夠協助打造基本的課程藍圖：

- » 主體附加法
- » 停留再流動法
- » 交給命運決定的驚喜法

主體附加法

這個方法非常適合喜歡創造有趣、有創意的流動，但又不想讓學生感到不知所措的瑜伽老師。

怎麼實踐：在進行開場暖身過後，先在一側練習一個簡短序列，然後換邊，接著再練一次這個序列，但在過程中額外添加一到兩個姿勢，重複這個過程，直到完成序列，但記得在最後的大休息式前安排一到兩次的流動。

好處：因為多次重複許多姿勢，這個排序法有助於建立一種掌握感，重複練習所培養出的熟悉感也能更好去加入新體式或過渡動作，並在不向學生丟出太多資訊的情況下，提供額外的選擇和變化。

最適合的課程類型：流動瑜伽。

小提醒：從小地方開始，避免一次加入太多姿勢(每輪只需一到兩個姿勢就好)，老師可以告知學生他們有很多機會可以練習序列，而且每次都會加入一些新姿勢。這可以消除學生希望在一開始就「做對」或每次都想練習「最難、最高級」體式的壓力。

以下是一個序列的編排示範：

開場

» 用嬰兒式或鱷魚休息式進行呼吸練習或是冥想。

熱身

» 在下犬式隨心所欲地伸腿、踩踏腳板。

» 接著向前走至站姿前彎。

» 慢慢站起來，做一到兩輪拜日式或其他替代的暖身動作。

流動（第一輪）

» 幻椅式

» 站姿前彎

» 慢慢屈膝踩或跳回下犬式

» 抬起右腿的三腳狗並向前跨到弓步

» 接著將左腳向前跨到右腳旁，有力地站起進入幻椅式

» 換邊

流動（第二輪）

» 幻椅式

» 站姿前彎

» 屈膝的下犬式

» 右腿三腳狗並向前跨到弓步

» 上升到高弓步

» 英雄三式

» 左腳踩回進入幻椅式

» 換邊

流動（第三和第四輪）

» 幻椅式

» 站姿前彎

» 屈膝下犬式

» 右腿三腳狗並向前跨到弓步

→ 續下頁

- 高弓步
- 英雄三式
- 退回弓步
- 右腳在前的英雄二式
- 雙手點地，來到低弓步
- 左腳向前跨向右腳，起身進入幻椅式

冷卻

- 從最後一次幻椅式，慢慢降低身體坐下
- 左右各一回的牛面式
- 束角式
- 攤屍式

停留再流動法

與主體附加法相似，這個排序法會採用重複練習來培養成就感。

怎麼實踐：在進行開場暖身之後，先在左右邊各做一回相同的序列，並在每個姿勢停留久一些的時間 (三到五個呼吸)。然後再次重複一次序列練習，但這次是以「一個動作搭配一個呼吸」的方式進行，重複幾回後再根據課程長度，選擇直接進入冷卻緩和階段，或是用這個停留再流動法再進行不同的序列練習。

好處：流動瑜伽課程中，有些人能夠輕而易舉地完成姿勢，不過如果使用此方法，不僅可以快速進入流動，更多了可以在體式間調整呼吸的機會。同樣地，重複性的練習可以減少要在第一次「做對」的壓力。

最適合的課程類型：流動瑜伽

小提醒：也可以把上面兩個方法組合在一起使用：先教學序列的第一部分，並在每個體式停留三到五個呼吸。在第二輪中，用一息一動的方式來完成上回練習過的動作，並一樣在新加入的體式中停留三到五個呼吸，像這樣重複循環，直到練完整個序列，並在最後用呼吸再次串聯每個動作！

交給命運決定的驚喜法

這個方法加入了驚喜的元素，並且是個能在慢節奏課程中更動內容的好方法，特別是那些會在體式停留長時間或針對「技巧鑽研」的瑜伽課程。

怎麼實踐：用一些紙卡寫下想在課堂上教學的特定姿勢或動作類別，例如站姿體式、平衡體式和核心鍛鍊等等，接著再把這些寫著不同動作的小卡分別放進幾個準備好的紙袋中。待暖身結束後搖搖紙袋，讓命運決定接下來會發生什麼吧！從每個紙袋中取出一張小卡，然後開始練習，可以根據在紙袋中搖出的循環次數來分配上課時間，但一定要在最後留出足夠的時間來進行短暫冷卻跟攤屍式。甚至也可以有個放著冷卻小卡的紙袋，像是橋式、鴿式和仰臥扭轉！

好處：這種編排上課方式對學生來說會很有趣，而且可以培養團隊意識，想想看！當老師從紙袋裡拿出一分鐘的平板支撐時，沒有什麼能比集體哀嚎更能把大家凝聚在一起了！它還減輕了老師或居家練習者要一直創造新鮮感的壓力，可以連續使用幾個類別的相同袋子，並且每次都以不同的順序結束，還可以更換每堂課的一些小卡，讓瑜伽課變得有趣好玩！

最適合的課程類型：會在體式停留一段時間的課程，像是專注於增強肌耐力的哈達瑜伽、陰瑜伽和療癒瑜伽。這個方法也適用於交叉訓練編排，例如高強度間歇(HIIT)。

> **小提醒：**確保紙袋中的姿勢和練習不需要大量的預備姿勢。將紙袋依不同類形的體式做分類也是一個不錯的主意，這樣就不會意外地讓整堂課全是英雄系列或全是核心鍛鍊。並且要在小卡上具體寫下停留時間、呼吸週期或重複次數，並讓每張小卡花費的時間相對一致，如果要停留在體式一段時間，可以用手機或是計時器來協助。

以下是一些小建議，可以在以感覺舒適、拉伸為重點的課程中加入下列姿勢：

紙袋1：下半身伸展

- 鴿式(每邊2分鐘)
- 跪姿趾關節伸展(1分鐘)

→ 續下頁

» 牛面式(練習下半身部分即可，每側各2分鐘)

» 頭碰膝式(各2分鐘)

» 火木式(每邊2分鐘)

紙袋2：上半身伸展和後彎

» 牛面式(手臂部分即可，下身輕鬆散盤或金剛坐姿，各2分鐘)

» 臥姿英雄式(2分鐘)

» 支撐橋式(2分鐘)

» 仰臥扭轉(各2分鐘)

紙袋3：超級放鬆的仰臥姿勢

» 靠牆抬腿式(2分鐘)

» 用瑜伽繩輔助的仰臥腿後伸展(各2分鐘)

» 仰臥嬰兒搖籃式(各2分鐘)

» 仰臥扭轉手抓大腳趾式

以下是一些以肌耐力為重點的課程中所包含姿勢練習範例：

紙袋1：站立姿勢

» 英雄二式(每邊1分鐘)

» 靠牆幻椅式(1分鐘)

» 從半側角式(30秒)到無支撐的側角式(30秒)(也可以有停留在半側角式整整60秒的替代選項)

» 英雄三式(每邊1分鐘)

» 女神式(停留1分鐘，可以依次踮起和下放腳掌)

紙袋2：上半身肌耐力訓練

» 平板式變化(降低到肘支撐然後再回到平板式，30秒)

→ 續下頁

» 「瑜伽式伏地挺身」(肘部靠近身體指向後方，像是鱷魚式，膝蓋點地或離地，30 秒)

» 一般的伏地挺身 (肘向外呈 45 度，30 秒)

» 桌式的三頭肌推舉 (坐在墊上，膝蓋彎曲，雙手放在身後，並抬起臀部來到反轉桌式。

» 接著將肘部向後彎曲，讓臀部稍微降低，然後再伸直手臂，重複 30 秒)

» 跪姿肘平板的三頭肌推舉 (來到跪姿肘平板，手肘位在肩膀正下方，接著將手肘抬離地面一點點，在不讓手肘碰地的情況下上下推舉，持續 30 秒)

紙袋 3：下半身肌耐力訓練

» 幻椅式深蹲 (即來回進入幻椅式) 或深蹲跳 (30 秒)

» 交替弓步蹲或「跳躍交替式」弓步 (30 秒)

» 四足跪姿，並將膝蓋離地在離地板約三公分 (維持 30 秒)

» 女神式下蹲或從幻椅式到女神式來回跳躍，就像是「瑜伽的開合跳」

» 在有支撐的英雄三式中彎曲和伸直雙腿，雙手放在磚上，脊椎保持拉長 (每邊 30 秒)

紙袋 4：核心鍛鍊

» 平板式或肘平板支撐 (1 分鐘)

» 船式 (1 分鐘)

» 雙腿在束角式位置的仰臥起坐

» 腳踏車捲腹

» 超人式 (身體趴著並讓腿、手臂和頭部抬離地面，維持 1 分鐘)

17 chapter

序列範例

無論練習時間是短短的幾分鐘還是一個小時，這裡有一些我們最喜歡的序列都值得你去嘗試、變化和分享它們。希望因此啟發你去嘗試新的事物，或許只是過渡動作、輔具變化，或是使用牆壁輔助的瑜伽練習。

在先前的章節裡已經有許多體式的詳細說明，有需要可回去翻閱參考。雖然在這些序列範例中並沒有放上調息或冥想，但我們鼓勵你能把它們加進練習裡，更充分地體驗瑜伽。

在體式停留的時間長短取決於你。我們在此提供了一些建議，但如果你需要更多的時間來調整動作，也可以隨時停下來探索身體的感受。

序列01：基礎序列

不論你身在瑜伽練習的何處、擁有有多少時間，這個序列都能讓體式練習變得簡單且平易近人。它從延伸的山式開始，連接呼吸、大地和力量。可以在每個體式停留五到十個完整的呼吸。

1. 山式(p.44)
2. 站姿前彎(p.51)
3. 下犬式(p.66)
4. 平板式(p.69)
5. 下犬式(p.66)
6. 站姿前彎(p.51)
7. 高弓步(右)(p.54)
8. 英雄二式(右)(p.76)
9. 側角伸展式(右)(p.86)
10. 下犬式
    (p.66，在左側重複高弓步、英雄二式和側角式)
11. 下犬式
    (p.66，在嬰兒式休息，然後慢慢地躺下來)
12. 仰臥扭轉(p.213)
13. 仰臥嬰兒搖籃式(p.215)
14. 倒箭式(p.179，5分鐘)

序列02：用瑜伽磚輔助的拜日式

我們對各級別的學生都喜歡用瑜伽磚來教導拜日式，因為能讓學生在熟悉的序列中找到全新的體驗，還可以在過渡之間留出更多身體空間。你可以在感覺舒適的情況下使用任何磚的高度，並按照自己的節奏練習。嘗試在每個動作之間加入一次完整的呼吸，如果可以的話，試著多停留幾個呼吸時間吧！

1. 山式(p.44)
2. 雙手放在磚上的站姿前彎(p.52)
3. 雙手放在磚上的下犬式(p.67)
4. 雙手放在磚上的平板式(p.69)
5. 雙手放在磚上的鱷魚式(p.73)
6. 雙手放在磚上的上犬式(p.65)
7. 雙手放在磚上的下犬式(p.67)
8. 雙手放在磚上的站姿前彎(p.52)
9. 山式(p.44)

序列03：用椅子輔助的拜日式

椅子可以讓拜日式增加更多穩定和支撐。有很多方法可以在拜日式中加入一張椅子，這裡只是提供一個建議。一息一動或在每個體式間停留幾個呼吸，去找到適合自己的呼吸節奏！

1. 坐在椅子上的山式（p.46）
2. 坐在椅子上的前彎（p.52）
3. 坐在椅子上或懸空的幻椅式（p.50，站起來移動一下椅子，讓椅面面向自己）
4. 椅子支撐平板式（p.71）
5. 椅子支撐鱷魚式（p.74）
6. 椅子支撐上犬式（p.64）
7. 椅子支撐下犬式（p.67，雙腿慢慢向椅子靠近，然後坐在椅子上）
8. 坐在椅子上的前彎（p.52）
9. 坐在椅子上或懸空的幻椅式（p.50）
10. 坐在椅子上的山式（p.46）

序列04：用牆輔助的拜日式

在牆上練習拜日式可以為各個等級的練習者提供不同的支撐體驗。在這裡，你也可以用一息一動的節奏進行，或者在體式停留更長的呼吸時間。

1. 靠牆山式（p.45）
2. 靠牆下犬式（p.68）
3. 靠牆高弓步（p.55，右）
4. 靠牆下犬式（p.68）
5. 靠牆高弓步（p.55，左）
6. 靠牆下犬式（p.68）
7. 平板式到牆上的鱷魚式（p.69、74）
8. 靠牆上犬式（p.63）
9. 靠牆下犬式（p.68）
10. 靠牆山式（p.45）

序列 05：用牆的完整序列

牆壁能很好地輔助你穩定姿勢並有助於在姿勢中建立平衡。除了做為支撐外，還可以善用牆壁來創造反作用力。試著在每個體式間停留五到十個呼吸，有些體式如果想停留得比其他體式更久一點也沒關係。

1. 用牆輔助的拜日式（序列 04）
2. 靠牆幻椅式（p.49）
3. 使用牆壁和磚來輔助的英雄二式（p.78，兩側）
4. 靠牆三角式（p.91，兩側）
5. 靠牆英雄三式（兩側）
6. 靠牆半月式（p.94，兩側）
7. 靠牆海豚式（p.163）
8. 靠牆駱駝式（p.146）
9. 牆上杖式（p.135）
10. 任何一種扭轉姿勢，像是仰臥扭轉（p.213）
11. 攤屍式或倒箭式（p217 或 p.179，可以停留身體所需要的時間）

序列 06：用椅子的完整序列

對於行動不便或是長時間缺少練習的人來說，椅子會是個非常好的輔助！它能提供穩定性、舒適性和平衡性。不過如果你從未嘗試過，椅子也可能會有一點點挑戰性，因此我們鼓勵每個人都能嘗試看看！一樣在每個姿勢停留五到十個呼吸。

1. 用椅子輔助的拜日式（序列 03）
2. 椅子支撐高弓步（p.57，兩側）
3. 坐在椅子上或懸空的女神式（p.85）
4. 椅子支撐英雄二式（p.79，兩側）
5. 椅子支撐海豚式（p.164）
6. 椅子支撐半月弓式（p.99，兩側）
7. 椅子上的鴿式（p.117，兩邊）
8. 椅子支撐下犬式（p.67）
9. 攤屍式或倒箭式（p.217 或 p.179、可以停留身體所需要的時間）

序列07：用牆輔助的手平衡練習

牆壁是建立手平衡信心的重要支柱。這個序列會很有挑戰性，同時考驗你的勇氣。我們建議先從拜日式變化或其他熱身開始。平板式和鱷魚式可以為手平衡做好練習前的準備，但注意不要練習過多，以免手臂太累而無法進行手平衡動作！停留每個姿勢五到十個呼吸。

在做此練習之前，請先做幾回拜日式或其他熱身動作。

1. 使用牆壁和磚來輔助的英雄二式(p.78)
2. 靠牆半月式(p.94)
3. L型靠牆手倒立(p.170)
4. 亞瑟王式(p.111，兩側；開展臀部和股四頭肌，並讓手臂稍微休息一下)
5. 靠牆烏鴉式(p191，也可以在這裡加入側烏鴉式，p.194)
6. 靠牆飛鴿式(p.198)
7. 靠牆單腿飛行式(p.203、p.204)
8. 靠牆下犬式(p.68)
9. 橋式或其他的簡單後彎體式(p.150)
10. 仰臥扭轉(p.213)
11. 倒箭式(p.179，可以停留身體所需要的時間)

序列08：核心力量練習

首先站在墊子前緣，做三到五個呼吸。感覺下腹能在每次吐氣時收縮，就像在兩個髖關節之間有條拉繩向上收緊。試著在吸氣時保持一些腹部力量的參與，讓胸腔、背部、肋骨向外擴張。並試著在下一個吐氣時保持擴張感受，並找到下腹收束感。在練習這個序列時，維持這種專注的呼吸品質。

1. 幻椅式(p.48，停留五個呼吸或30秒)
2. 站姿前彎(p.51)
3. 平板式(或低平板式)到單手低平板式(p.69、70，單手輪流，停留五個呼吸或30秒)

4. 下犬式(p.66)
5. 高弓步(p.54)
6. 英雄二式(p.76)
7. 半側角式或是伸展下腳來減少手放在腿上的支撐以進入側角伸展式(p.86，停留五個呼吸或30秒)
8. 英雄二式(p.76)
9. 平板式(或低平板式)到單手低平板式(p.69、70，單手輪流，停留五個呼吸或30秒)
10. 下犬式(p.66，換邊重複序列)
11. 平板式(p.69，在這裡慢慢降低你的腹部)
12. 眼鏡蛇式(p.60，吸氣並抬起上半身來到眼鏡蛇式三次，最後一次停留三到五個呼吸)
13. 下犬式(p.66)
14. 幻椅式(p.48，透過臀位慢慢降低深蹲，或是坐下，準備進入船式p.130)
15. 船式或其他船式變化式(p.130，停留五個呼吸或30秒)
16. 橋式(p.150，停留五個呼吸或30秒)
17. 攤屍式(p.217，3分鐘或是自己所需要的時間)

序列09：快樂的臀腿練習

在跑步、健行、騎腳踏車或腿部重訓之後，亦或是想讓下半身做一些伸展的時候，這個序列會是一個很好的選擇。如果在靜態(停留)體式之前想加入一些動態和站立姿勢，在跪姿趾關節伸展之後，可以做幾回你喜歡的熱身或拜日式，並試著加入側角伸展式(圖7.11)，在每個體式間停留五到十個呼吸，並在攤屍式停留任何想要的時間。

1. 跪姿趾關節伸展(p.124)
2. 牛面式(p.105)
3. 火木式(p.108)
4. 仰臥手抓大腳趾式(p.208)
5. 仰臥嬰兒搖籃式(p.215)
6. 攤屍式(p.217)

相關資源推薦

有許多精彩的課程和書籍可以幫助你精進瑜伽練習，以下都是我們的最愛。

線上瑜伽課程

YOGA INTERNATIONAL (www.yogainternational.com)：我們在這有開設各種不同類型的線上課程，裡面也有其他優秀的老師可以和你一起練習。

OMSTARS (www.omstars.com)：筆者和其他老師在這分享很多精彩的課程。

YOGA GIRL OFFICIAL (www.yogagirl.com)：筆者和其他老師在這分享各種精彩的課程。

DIANNE BONDY YOGA ONLINE (可以在 Yoga For Everyone 和 YouTube 搜尋 Dianne Bondy)：每週五固定的簡短序列和靜心省思，大多數都是平易近人的課程且全部免費！

書籍推薦

Linda Bacon (2010)《Health at Every Size: The Surprising Truth about Your Weight》。達拉斯：BenBella。

Jes Baker (2018a)《Landwhale: On Turning Insults into Nicknames, Why Body Image Is Hard, and How Diets Can Kiss My Ass》。紐約：Seal。

——— (2015b)《Things No One Will Tell Fat Girls: A Handbook for Unapologetic Living》。紐約：Seal。

Dianne Bondy (2019)《Yoga for Everyone: 50 Poses for Every Type of Body》。紐約：Alpha。

Bernie Clark (2016a)《Your Body, Your Yoga: Learn Alignment Cues That Are Skillful, Safe, and Best Suited to You》。出版社：Wild Strawberry。

——— (2018b)《Your Spine, Your Yoga: Developing Stability and Mobility for Your Spine》。出版社：Wild Strawberry。

Anna Guest-Jelley (2017)《Curvy Yoga: Love Yourself & Your Body a Little More Each Day》。紐約：Sterling。

Anna Guest-Jelley、Melanie C. Klein (2014)《Yoga and Body Image: 25 Personal Stories about Beauty, Bravery & Loving Your Body》。伍德伯里 (明尼蘇達州)：Llewellyn。

Kat Heagberg, Kathryn Ashworth, Melanie C. Klein, and Toni Willis. (2020)《Embodied Resilience through Yoga: 30 Mindful Essays about Finding Empowerment after Addiction, Trauma, Grief, and Loss》。伍德伯里 (明尼蘇達州)：Llewellyn。

Jivana Heyman (2019)《Accessible Yoga: Poses and Practices for Every Body》。波德：Shambhala。

Michelle Cassandra Johnson (2017)《Skill in Action: Radicalizing Your Yoga Practice to Create a Just World》。出版社：Radical Transformation Media

Melanie C Klein (2018)《Yoga Rising: 30 Empowering Stories from Yoga Renegades for Every Body》。伍德伯里 (明尼蘇達州)：Llewellyn。

Jules Mitchell (2019)《Yoga Biomechanics: Stretching Redefined》。蘇格蘭：Handspring。

Matthew Sanford (2008)《Waking: A Memoir of Trauma and Transcendence》。艾瑪絲 (賓夕法尼亞州)：Rodale。

Christina Sell (2003)《Yoga from the Inside Out: Making Peace with Your Body through Yoga》。奇諾谷 (亞利桑那州)：Hohm。

Beth Spindler (2018)《Yoga Therapy for Fear: Treating Anxiety, Depression and Rage with the Vagus Nerve and Other Techniques》。費城：Singing Dragon。.

Jessamyn Stanley (2017)《Every Body Yoga: Let Go of Fear, Get On the Mat, Love Your Body》。紐約：Workman。

中文版編輯推薦書籍

《最新瑜伽體位法大全 127 式決定版：真人專業講師全圖解示範，軟精裝可攤平邊看邊操作》作者：久保玲子

《瑜伽解剖精解 - 從肌肉運作原理解析瑜伽體位》作者：Jo Ann Staugaard-Jones

《瑜伽科學解析 - 從解剖學與生理學的角度深入學習》作者：Ann Swanson

認識模特兒

瑜伽適合所有體態的人，本書示範體式的模特兒從初學者到經驗豐富的瑜伽練習者都有。

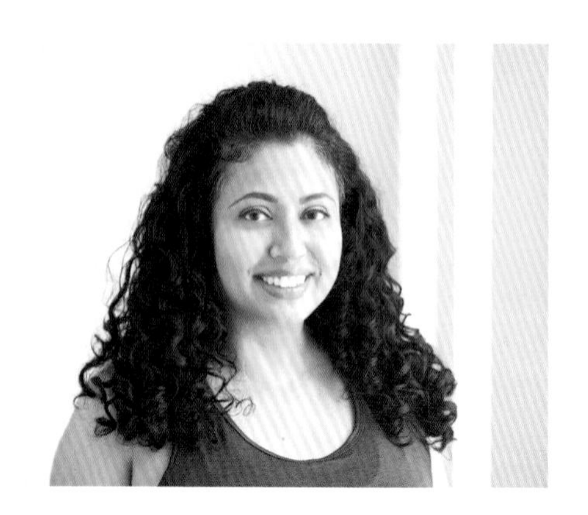

迪帕莉 DEEPALI

你練習瑜伽多久了？
我練七年了。

瑜伽對你來說意味著什麼？
對我來說，瑜伽意味著自我的療癒和幫助、靈魂的擴展和昇華，如果要簡單說明的話就是生命之旅。

最喜歡的體式？
只能選一個嗎？！我的首選會是貓牛式和它的所有變化。

最不喜歡的體式？
青蛙式。

是什麼原因激勵你練習瑜伽？
在練習瑜伽時，那種身心靈合一的感受是激勵我天天練習的動力。

你如何讓瑜伽練習內化？
透過尊重自己，以及珍惜在那一刻的練習。這讓我能專注於體式帶來的內部感受，而非它的外在模樣。

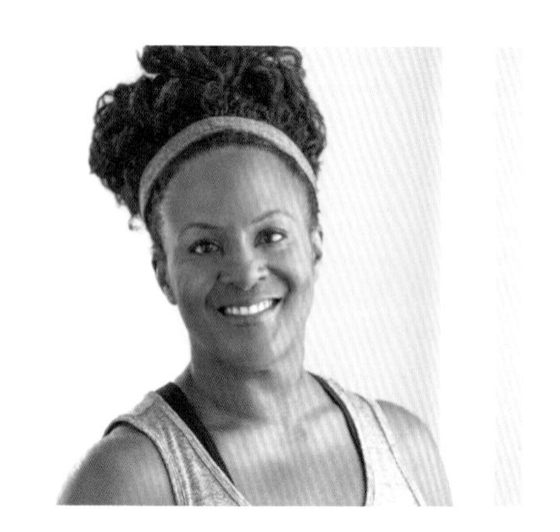

黛安 DIANNE

你練習瑜伽多久了？
好久好久了！瑜伽斷斷續續存在我生活的大部分時間裡。

瑜伽對你來說意味著什麼？
瑜伽對我來說意味著自存、自省，還有行動。瑜伽是對生活充滿覺察並能為改變採取行動的一項能力。

最喜歡的體式？
三角式。

最不喜歡的體式？
單腿康迪亞式。

是什麼原因激勵你練習瑜伽？
我喜歡它讓我感覺到自己充滿力量，並讓我的腦袋清醒、緩解我的焦慮，還有鼓勵我去欣賞自己的身體。

你如何讓瑜伽練習內化？
我家有一個專門的練習空間，而且我每天都會提醒自己：你值得花時間去練習瑜伽。我很慶幸自己能夠真實地存在這副軀體，好讓我能夠竭盡所能地去致敬瑜伽。

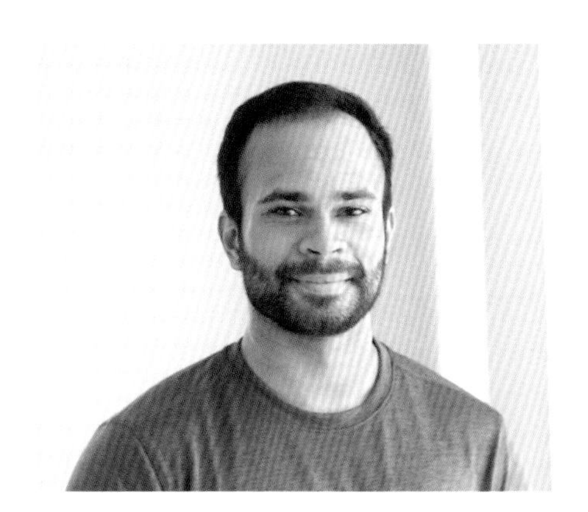

賈伊 JAI

你練習瑜伽多久了？
自從我進入國際瑜伽(Yoga International)擔任攝影與後製以來，我已經在初階水平上練習了大約一年的時間。

瑜伽對你來說意味著什麼？
對我來說，瑜伽是釋放身心靈壓力的一種管道。

最喜歡的體式？
嬰兒式或攤屍式。

最不喜歡的體式？
鴿式。

是什麼原因激勵你練習瑜伽？
在看到其他人愛上練習並成為瑜伽圈子的一員後，我深受其鼓舞。

你如何讓瑜伽練習內化？
了解自己的極限、練習喜愛的體式，但不強迫自己超越能力範圍，透過這些方式使我找到了屬於自己的練習。

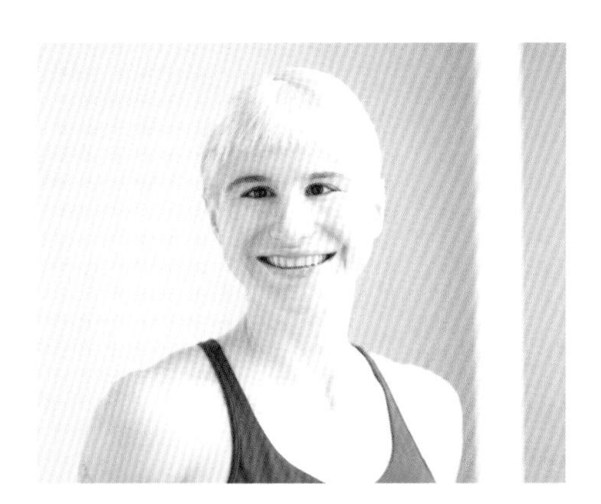

凱特 KAT

你練習瑜伽多久了？
在我 17 歲上大學的第一天參與了人生中第一堂瑜伽課(在我寫這段話的時候，差不多是 15 年前)。然後我 19 歲就開始教瑜伽一直持續到現在！

瑜伽對你來說意味著什麼？
對我來說，瑜伽是一種和自己相處的方式。和自己相處也是會有挑戰性的！不論我身處何處，不論練習時間的長短，瑜伽始終如一存在我生命的每一天，隨著我的成長而成長。而且，瑜伽練習很好玩呀！

最喜歡的體式？
手倒立！

最不喜歡的體式？
輪式。

是什麼原因激勵你練習瑜伽？
練習完後通體舒暢的感覺是我練習的動力，我從來沒有後悔過打開瑜伽墊。

你如何讓瑜伽練習內化？

我透過調整姿勢來配合身體的需求和目標，同時探索新的姿勢變化並將不同形式的運動融入練習中，從而讓練習慢慢內化。我在開始練習瑜伽之前是一名舞者，也曾教過一段時間的皮拉提斯和健身團課，所以我偶爾會將其他不同的運動帶進練習。

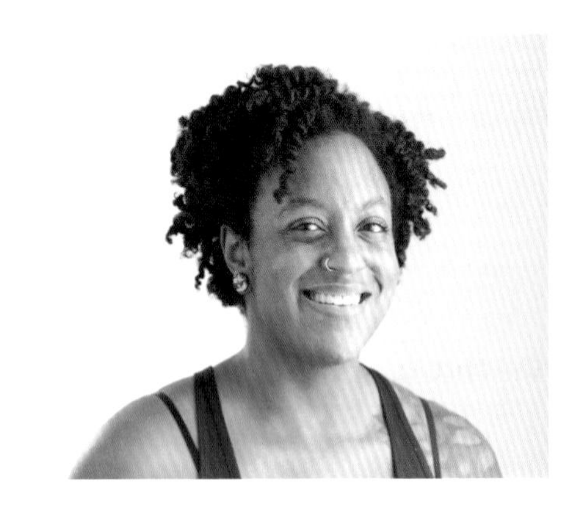

奇亞娜 KIANA

你練習瑜伽多久了？

我一開始是在 14 歲時被介紹去上瑜伽課，但我的瑜伽練習是在德州參加 200 小時師資培訓時，才開始變得穩定。最後我在 2017 年 5 月通過了培訓。

瑜伽對你來說意味著什麼？

我認為瑜伽是一種自我學習成長和愛自己的終生練習，它沒有符合期待的壓力，也沒有自責的餘地，它是與自己獨處的私人時間，並給予自己能夠大口呼吸、隨心而動的空間。

最喜歡的體式？

海豚式和前臂平衡。它們能讓我喚醒深層的內在力量，並且有很多有趣的變化！

最不喜歡的體式？

可以省略的應該是鴿式吧！我確實認同它能很好地去伸展肌肉，但我大概只能堅持五秒鐘 (如果我能堅持那麼久的話)。

是什麼原因激勵你練習瑜伽？

始終如一的練習讓我可以成為最好的自己，成為可以勇敢支持身邊親友和珍惜孕育一切的大自然的人。如果我經常練習，就會有額外的動力來學習和分享有關療癒瑜伽的一切。此外，它還能提醒我每天花點時間去享受在大自然裡，並盡可能地在生活中減少碳足跡。

你如何讓瑜伽練習內化？

對我來說，從瑜伽中創造新的生活方式是最有效的。像是從練習體式到在生活中應用阿育吠陀的養生秘訣。透過改善自己與他人的互動方式，改變根深蒂固的壞習慣和舊思維，這些離開墊子外的練習，才是我真正的練習。

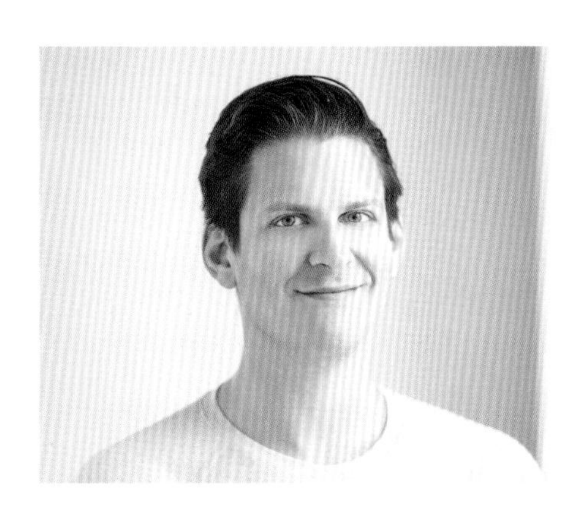

凱爾 KYLE

你練習瑜伽多久了？
我已經練習瑜伽大約七年了。

瑜伽對你來說意味著什麼？
這好難用幾句話說明。

最喜歡的體式？
肩倒立式！

最不喜歡的體式？
任何要用手和手腕來承受重量的體式。

是什麼原因激勵你練習瑜伽？
我還蠻喜歡有現場音樂、非傳統的瑜伽教室上課！

你如何讓瑜伽練習內化？
我有時會將流動瑜伽融入一些奇怪的藝術表演動作。除此之外，我還會大量使用瑜伽磚！

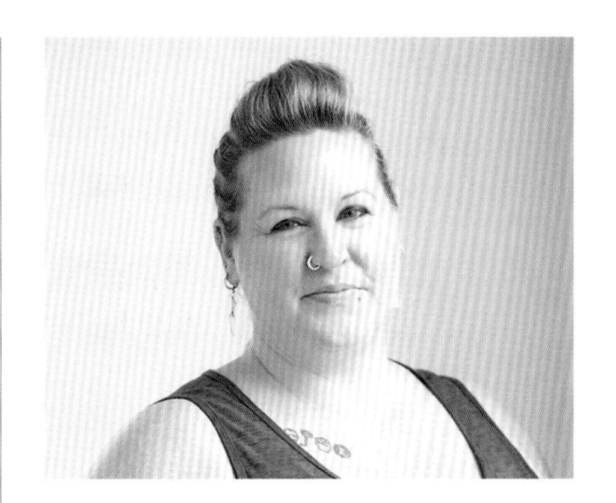

佩琦 PAGE

你練習瑜伽多久了？
我在過去十年左右的時間裡偶爾會做瑜伽。但在這過去的一年裡，我的練習變得更加頻繁連貫。

瑜伽對你來說意味著什麼？
瑜伽是一個能讓我擺脫所有干擾，並讓我的身心靈相互連結之所在。

最喜歡的體式？
英雄二式。

最不喜歡的體式？
青蛙式。

是什麼原因激勵你練習瑜伽？
瑜伽能持續帶給我力量、正位(順位)和指引。

你如何讓瑜伽練習內化？
每當我來到墊子前，都會花一點時間來靜心調整，並為那一次的練習設定一個小小目標。

參考文獻

1. "History of Kemetic Yoga," www.kemeticyoga.com/history-of-kemetic-yoga.
2. "About Yirser Ra Hotep," www.kemeticyoga.com/what-is-kemetic-yoga /about-yirser-ra-hotep.
3. "About Yirser Ra Hotep."
4. David Gordon White, "Yoga, Brief History of an Idea," in *Yoga in Practice*, ed. David Gordon White (Princeton University Press, 2012), http://assets.press .princeton.edu/chapters/i9565.pdf.
5. White, "Yoga, Brief History of an Idea."
6. John LaRosa, "Top 9 Things to Know about the Weight Loss Industry," *Market Research* (blog), March 6, 2019, www.blog.marketresearch.com/u.s.-weight-loss -industry-grows-to-72-billion.
7. Deborah A. Christel, "Average American Women's Clothing Size: Comparing National Health and Nutritional Examination Surveys (1988–2010) to ASTM International Misses & Women's Plus Size Clothing," *International Journal of Fashion Design, Technology and Education* 10, no. 2 (2017): 129–36.
8. Charles Manning and Tara Rice, "What If Runway Models Were the Size of an Average American Woman?" *Cosmopolitan*, February 18, 2015, www.cosmopolitan .com/style-beauty/fashion/a36687/runway-models-average-size-american-woman/.
9. Judith Rodin, Lisa Silberstein, and Ruth Striegel Weissman, "Women and Weight: A Normative Discontent," *Nebraska Symposium on Motivation* 32 (February 1984): 267–307.
10. Mario Palmer, "5 Facts about Body Image," *Amplify* via DoSomething.org, February 24, 2014, www.dosomething.org/us/facts/11-facts-about-body-image.
11. "Survey Finds That Women Are More Likely to Consider Plastic Surgery Than They Were Ten Years Ago," The American Society for Aesthetic Plastic Surgery, 2014, www.dosomething.org/us/facts/11-facts-about-body-image.
12. Palmer, "5 Facts about Body Image."
13. *Anjaneyasana* is named for the mythical monkey god Hanuman, who also goes by the name Anjaneya, which means "son of Anjana" (Anjana being his mother).

作者簡介

黛安邦迪 (Dianne Bondy)

是美國著名的瑜伽老師、社會正義運動者和「全民瑜伽」運動的領導者。她對瑜伽體式和瑜伽哲學的包容性觀點，激發且賦予了世界各地成千上萬的追隨者力量 — 不論他們的外表、身形、種族或能力水平為何。她為 Yoga International、Yoga Girl、Do You Yoga 和 Omstars 等網站撰稿，並且是《Yoga for Everyone: 50 Poses for Every Type of Body》的作者。曾出現在《衛報》、《哈芬登郵報》、《柯夢波丹》和《時人雜誌》等著名刊物中。

凱特海伯格 (Kat Heagberg)

是 Yoga International 網站主編，她自 2005 年以來定期教學瑜伽。她在 Yoga International 的影片課程和工作坊一直是每月觀看次數最多的節目。同時她還是 Yoga Talk Podcast 的主持人，也是《Emboded Resilience through Yoga》一書的合編者。

譯者暨影片製作者簡介

許芝瑋 Chih Wei Hsu

瑜伽是很個人的，也與生活息息相關。享受瑜伽的練習者，也是熱愛分享的教學者，從正位一心的練習出發，以安全與平衡為核心，強調練習流動前需在基礎上紮根，專研內分泌與女性生理調護，應用到實務教學與生活裡。chih yoga 芝瑜伽 https://www.instagram.com/chih_yoga/

專業證照：

- Yoga Alliance RYT 500 Alignment yoga 正位瑜伽 國際師資認證
- Yoga Alliance RYT 200 Vinyasa yoga 流動瑜伽 國際師資認證

- YACEP 30hr Structure Yin Yoga TT 結構陰瑜伽教師培訓認證
- YACEP 50hr Inversion Training 倒立培訓
- Yoga Alliance PRYT 孕婦瑜伽國際師資認證
- Yoga Alliance CET 12hr 脊椎探索
- Yoga Alliance CET 12hr 開髖探索
- GANE, headquarters in the USA 兒童瑜伽中階證書
- 女性生理調護 12 小時研習

教學經歷：

創辦 芝瑜伽工作室

Trainge 線上課老師

Wondercise 線上課老師

動人工作室 團體 / 私人課瑜伽老師

總太社區 團體課瑜伽老師

做得到的瑜伽體式大全

YOGA WHERE YOU ARE

軟積族可擺平腿讀、善用輔具＋真人影片示範

做得到的 YOGA WHERE YOU ARE

瑜伽體式大全

軟精裝可攤平閱讀、善用輔具＋真人影片示範